隣の病い

中井久夫

筑摩書房

目次

I

III

隣の病い

I

時間精神医学の試み

時間精神医学などとおおげさな題をつけましたが、時間生物学というものがある以上、それが臨床上に貢献することがもっとあってよいように思っただけのことです。

睡眠期間中については、いままでにいろいろなことがいわれています。臨床的にも、中間覚醒は一・五時間ないし二時間置きであるのは顕著な事実です。覚醒期間はどうでしょうか。人づてに聞いた話ですが、脳生理学者の故・時実利彦先生は、その間も同じように時間的な構造化があるだろうと言われていたそうです。

精神症状の持続時間に私が関心を持ったのは、山口直彦氏と私が、一九八五年に統合失調症の回復期や慢性統合失調症に、いわゆる知覚変容発作が見られることを報告した時です。その持続時間は三、四十分から四時間に及びましたが、四十分前後のものが多かったのです。これは、私の従来の経験にも一致しました。

私は、このことに興味を持って、その他の精神病理現象の持続時間を患者にたずねてみました。

おもしろいことに、多くの患者が、自分の精神病理現象の持続時間を知っていました。今まで、持続時間について患者が語らなかったのは、単純に、これまで誰も尋ねなかったからのようです。もう一つは、患者はそれぞれ自分だけのことであると思っていて、それがある程度にせよ普遍的であるかも知れないということには考え及ばなかったようです。そういうことを考える余裕がないというほうがあたっているかも知れません。

しかし、ある患者などは、自分の耐え難い精神不穏（イライラ）が、だいたい一時間以内に終わるということをわきまえていて、とにかく一時間待てばよいのだと必死に耐えるのだということを教えてくれました。

持続時間を知っていると病理現象がいくぶん耐えやすくなるのは、わかりやすい道理であろうかと思います。持続時間や発生間隔を聞くことは、話題を冷静なものにするようで、患者は、病理現象の内容を聞くよりも穏やかに答えてくれるのが普通です。

意識が向かう対象極に起こる現象である知覚変容発作に対して、手前の意識が発する極に近いところで起こる現象に、恐怖発作があります。これについては、別に報告を出して、すでに出版されていますが、これも四十分前後で終わる例が目につきます。その他、先の精神不穏、自律神経発作と思われる身体症状——頭痛から下痢まで——などにも三、四十分という持続時間を持っている例が少なくありません。

生理学者に聞きますと、ネコの cerveau isolé（遊離脳）で最後に残るリズムは四十分周期であるとジュヴェーというフランスの脳生理学者が言っているそうです。それはヒトで試すわけには行きませんが、授業時間や精神分析の時間が四十分になっていることや、そもそも一日を十時間や十六時間でなく二十四時間にわけるということなどを考えあわせると、意識の中で一続きのキャンペーンが持続する時間は、数十分なのかもしれません。私の大学の講義は百分なのですが、どうも四十分ぐらい経つとだれるようで、講義する側の私も白けてきます。試みに四十分後に五分の休止を置いてみますと、居眠りをする学生の数が非常に少なくなりました。

これより短い時間単位を捜してみますと、商業心理学でいわれることに、客を十二分待たせてもよいが十五分待たせるとよくないという話を聞いたことがあります。待ち時間の生理学はもっとやられてもいいのではないでしょうか。

もっと短い時間を調べてもいいのですが、報告してくれる患者が少なくなってきます。ある患者は、幻聴が十秒置きだと報告しました。この人は、以前は三秒置きであったと言い、最近になると一分置きだと言っています。

幻聴の最小時間は、直接記憶の保持時間と関係があるかもしれません。ある限度より頻繁な幻聴は、もはや言語性幻聴でなくなって、つぶやきやざわめきに近いものになってしまうかもしれません。実際、幻聴の初期はそういうものです。とすれば、言語性幻聴はある程度病気の圧力が弱まった徴《しるし》かもしれないと思います。
直接記憶の保持時間は、視覚性記憶が一秒で聴覚性記憶が十秒とあります。これは、幻視が少ないように見える一つの根拠かもしれません（もう一つ、幻視は反復して同じものが出現するということなどの類型化がしにくいということがあります）。

四十分よりも大きい単位では、一・五〜二時間という、ultradian rhythm（超日リズム――妙な術語ですが、circadian rhythm 概日リズムよりも短周期のリズムという意味でつけたらしい）に相当する単位がありそうです。その一端は、覚醒後二時間以内という、覚醒型てんかんの発作発生時期にも現れていると言えそうです。知覚変容発作など、いくつかの精神的に不快な現象は、四十分を超えてしまうと、二時間前後まで続くようです。二時間目に消える機会があって、この機会を逃がすと、四時間前後までのびてしまうということがあります。夜中に眼をさますのは、二時間かその倍数ごとですね。

このような時間の長さによる構造化に重なって、時刻による構造化、昼夜による構造化があります。季節によっても変動します。山口直彦氏が報告した知覚変容発作は、夕方に多いのです。一般に、移行期には事故が多いと見てよさそうです。たとえば、午前八時ごろに頂点がある副腎皮質ホルモンの分泌時期は、生活に重要な意義があるのではないかと思っています。このホルモンを一気に噴出することによって、昼間的な活動が開始できるようになっているのかもしれません。それは、人工衛星を軌道に乗せる際の第一段ロケットに似ています。私は、朝寝する患者に、いったん八時に目をさまして若干の活動をするように勧めています。朝寝する患者が多いのは、自己治療的な意味があるのかもしれません。故・遠藤四郎氏によると、午前中の昼寝はREM期が多いそうで、つまり活発に夢作業をしているということです。

これらの時間的節目は、通分できないのでよいのでしょう。消耗する節目が重なると大変でしょうから。それは波と波とが重なる「三角波」が思いがけない高さに達するようなものです。特に、節目が重なる時が多いのは、夕方で、特にリスクの高い時である可能性があります。〝逢魔が刻〟です。それまでの活動の長さのために疲労して、注意力も覚醒持続力も低下します。身体全体が「昼の身体」から「夜の身体」に変わろうとする時です。私は患者から不安を訴える電話がかかる時刻が、四時から七時までにもっとも多いことに気づきました。八時まで待ってごらんなさいというとそれで済むことが少なくありません。「移行期」が終わって「おやすみなさいモード」になったのです。

さらに、生活のつくる時間の構造化がこれに重なります。たとえば、新幹線に乗っている間だけ幻聴の聞こえた例があります。新幹線の客席では、注意の対象は主に聴覚で、輪廓がはっきりせず、しかも何となく緊張と注意を強いられるという感じがあります。そうしていることと関係があるのでしょう、恐怖発作には、夜間、家族がそれぞれの部屋に引き揚げて独りになった時に襲ってくる例があります。これは、緊張の高い家族でありました。家族が目の前からいなくなった時に、それまで適切なレベルの警戒的過覚醒状態にある意識が、いわば空を打つようです。

このような時間的な構造化を免れているように見えるものがあります。

第一は、非常に強烈な現象です。たとえば、てんかん発作や、発病の際に時々報告される破局現象（中井・上田、一九八五年）で、いずれもごく短時間です。現象の強度と持続時間は反比例する傾向があるようです（$I=k/t$）。でなければ生命がもちません。

第二に、非常に弱い現象も、持続時間が不定です。たとえば、弱い不快感、違和感、イライラ感です。これらも、ある程度以上強まると、持続時間の規則性が見られるようになる傾向があるようです。

第三には、注意を向けると強化されるような精神病理現象です。「精神交互作用」と森田正馬が言った例です。強迫観念、強迫行為、幻覚、妄想です。これらは、注意依存的な現象です。これらが特に厄介な病理現象とされているのは、注意依存性によるところが大きいと思います。幻聴が短距離競走など烈しい身体運動に際しては消失することは知られています。謡曲なども幻聴に対抗するのによい方法のようです。

注意依存性の現象は、最初は意識の先鋭な不安の強い時に現れやすいが、次第に、覚醒時、入眠時、退屈な時など、むしろ注意が弛くなっている時に現れる傾向を示すようです。これは、回復の指標である場合もありますが、慢性化とともに現れる変化でもあるようです。両者の分かれ目は最初はごく小さなものであるのかも知れません。

一日より長い時間についてはどうでしょうか。私はよく患者に「四十八時間で収支を合わせる」ことを勧めます。一日やりすぎても（たとえば睡眠を切りつめても）、翌日、その分を補えば、破綻に至らないだろうということです。

宮崎隆吉氏は、かなり回復した状態で停滞している患者に、しばしば一週間ないし二週間に一夜の全不眠を発見しています。私は、患者が社会復帰的な活動を止めたくなる時が、三日目、四十～五十日目、三カ月目、一年目に多いことに気づき、これを予告し、その時の凌ぎ方を話しておくことで多少事態を改善してきたように思っています。職人のことわざにも、三日、三十日、三カ月という言葉があるそうです。これらの節目に、私はそれぞれの理由を推定していますが、仏教での死者の弔いの日取りに似ているのは、面白いことです。その他、いかに軽く、短期間の統合失調症でも、その後最低八カ月は治療する必要があるという指摘があります。これが、創傷治癒（完全な瘢痕化）の期間にほぼ同じなのは不思議なことです。

（「宮崎県精神科医会会誌」第四号、一九八九年）

共時性などのこと

共時性とはいったい何だろうか。「因果性がないはずなのに意味ある連合関係で二つの事態が生起する」ということらしい。

その感受性に大いにめぐまれていて、かなりひんぱんに共時性現象に遇う人もいる。むろん、共時性という考えを一笑に付す人もいる。いや、そのほうが多いだろう。おまえはどうかといわれると、いささか当惑する。私のアンテナには共時性があまり引っかかってこないようだ。つまりかなりの程度に感受性の問題である。

人間は、意識的には同時にさほど多くのことを思い浮かべておれないものだが、意識のすぐ下には実に多数のことが同時に流れている。私の場合、それは言語的でもイメージでもない。明るみに引っ張りだせば、言語化もイメージ化もできるが、いずれでもないものである。あの人は今どうしているだろうなと私がおもっている人は十人以上いるはずだ。もし今そのうちの誰かの異変の知らせを受けたら、きっと私は今その人のことを考えていたところだと思うだろう。

あるいはこういうこともあるかもしれない。非常にたくさんの事象が私のまわりに生起しているので、類似性のあるものを発見するのは実はそうむつかしいことではないというような――。

気象学にはテレフェノメノンといわれるものがある。これは、地球を半回りするほどにも隔《へだ》たった二地点における、しかもまったく別個の二つの事象が同じ動きを示すということである。北米沿岸のある観測所のある事象とインド洋に面したマレイシアのある観測所の別種の事象とが、あたかも連動しているような動きをするというようなことである。

＊　＊

心理的にせよ、物理的にせよ、そもそも「事象」とは、この布置の中から私なら私が切り出すものである。切り出し方には無数の形があるだろう。実際に多く切り出せば切り出すほど、きめ細かに切り出すほど、同じ動きを示す事象が発見される確率は急速に大きくなる。テレフェノメノンの発見が最近のことであるのは、そのためであろう。

私たちは自分の周囲と内部とに起こり続けていることのごく一部しか光を当てることはできない。この光の当たる範囲が少しひろがるか、あるいは独特な具合に範囲が変われば、共時性というものはごくふつうのことであるかもしれない。それは、因果律ではないといわれている。むしろ、内的外的宇宙という絨毯《じゆうたん》の模様がところどころ似ているということであるのかもしれない。気象という絨毯の模様の、遠く隔たった二カ所の一致がテレフェノメノンであるように。

それは因果律の外にあるのだろうか。一般に関係がないということを証明するのは非常に難しい。といって、事象の間の因果関係が定式化できる場合も、これまたごく稀である。数学的には、「決定論の立場に立っても原理的に予測不能のことが起こりうる」そうである（小川泰『フラクタルとは何か』岩波書店、一九八九年）。著者は「天気予報は可能か」という章でこれを説明している。観測の精度を上げれば予測の精度がどこまでも向上するということはないという。一般に三次元以上の空間においては原因と結果とが一つの線で結びつけられないらしい。なるほどこれは数学の話であるが、内的外的宇宙の一つの極限モデルが決定論的宇宙であるから、現実の世界には予想外を含むものであるにちがいない。

これは、因果律によって織られた絨毯を仮定する「硬い現実主義」に対して、少なくとも「やわらかな現実主義」のほうが〝現実的〟であることを示している。共時性について、その証拠を出せということは、わざわざ「硬い現実主義」に立脚することである。現実が硬い因果律の世界であることを要求する人は、すべてを知れば因果関係がたどれるはずだと考える。しかし、これは神もなしえないことである。現にすべての宗教の神は非決定的である。祈りや奇蹟を持ち出すまでもなかろう。

共時性は、あるともないとも、あるいは偶然とも必然ともいえない中間地帯に指定されていると私は思う。しかしおそらく、たいていの事象は、この中間地帯——コスモスとカオス——のいずれにも属さない領域において起こる。むろん、いかなる事象の結合も人が意味づけるのである。

（日本ユングクラブ会報「プシケー」第九号、一九九〇年）

＊日本ユングクラブの「共時性」についてのアンケートへの回答である。

精神医療改善の一計

私は、今、あまり大上段にふりかぶった議論をする気になれない。この二十年間ぐらい折にふれて語ってきたことを書いてみよう。

精神医療の質の向上について、もっとも手近で、経費がかからず、有効性があると思われるのは、精神科病院、特に公立病院の場合に満床を追求しないように方針を転換することである。公私ともに満床を追求したことが日本の精神科病床をこのようにふくれあがらせた大きな要素だと思う。

満床であるということは、緊急対応性がないということである。したがって、入院予約のまま何日も待ってもらわなければならない。その間に患者の状態は悪化する。そのきわめて苦痛な数日間、十数日間を自宅で待機してもらうのだが、患者はもちろん、家族にも地域社会にも無用の苦痛である。第一、具合が悪くなったらすぐいらっしゃいと普段患者に語っていることが食言になる。信頼関係を裏切ることである。この待機期間と、その後の患者の在院日数の長さとの関係という直接の統計は知らないが、傍証はある。

よく知っている民間病院に八十数床のところを七十床と考えて運営している病院がある。

公立病院で五十床のところを四十床以下に留めようとしているところも知っている。民間の場合には、発想の転換が必要である。公立の場合には周囲の理解がよほどないとできない。上から叱られることである。しかし、実際は怠惰どころか、満床にしておくよりもはるかに労力がかかる。積極的に退院に向けて治療努力をするからである。これらの病院は現に非常に忙しく働いている。この二つの病院は、共に、十数年間、増床を全然していないし、沈澱患者の比率もさほど増大していない。これに対して、似た地域の同じ規模の公立病院が、同じ期間に、二倍に増床している。満床政策に忠実だったからである。戦後日本の精神科病床は実際にこうして増加していったのではないだろうか。

計算したことがあるが、ある年の入退院患者が前年に比してわずか三パーセントかそこら減少しただけで、その病院は二十年以内に、ほとんど沈澱患者から成り立つようになってしまう。実際にそれでは困るので増床が行われて、新しい患者を迎え入れてきたのである。したがって、日本の精神科病床数が三十何万と言っても、活きた病床数、「有効病床数」はそれほど多くない。年間回転率が三回の病床一床は年に〇・一回の病床三十床に等しい。

現在の精神病、特に統合失調症が、長期入院を必要とする病気であるよりも、再発を繰り返す病気であるというふうに変化してきたからには、再入院をすぐ受けいれることの意義は増大しているはずである。

緊急対応は救急精神医療でやればよいという考えがあるが、再入院患者の場合は馴染みの病院に入院してはじめて落ち着きを見出すものである。新規入院患者の場合も、ハードな救急が精神医療の初体験となるのはよくない場合がずいぶんあるだろう。

実際には、実情に応じて若干床の空床をいつも確保するように治療努力をすればよい。そのためには、実際の総病床数よりもその分だけ少ない数を満床と頭の中で考えて運営し、その分に食いこめば、超過入院であると考えるようにすればよい。経済的なことには触れないが、実際やっているところがあるので、絵空事ではない。

病院のベッドがいつも空いていると、いろいろとよいことがあるものである。二、三日、あるいは一日だけ入院して退院する患者がけっこう出てくるのは、実際に、前に述べた病院では以前から起こっていることである。アパート退院患者が増大している今、超短期入院の必要性と有効性が増大している。将来の精神医療は、時々短期入院するだけでやれるようになるのではないだろうか。外来だけでやるのは理想かもしれないが、現在のところ、限度を超えて外来で「がんばらせる」ことが、その後の長い入院という結果になる場合が少なくない。現在、精神病院は、新規入院患者が減少してくる傾向がある。入院患者が高齢化していることもそのことを推定させるであろう。余裕のある病院を作る可能性は以前よりもずっと大きくなっている。これに歯どめをかけないことである。

周知のとおり、精神科医療は、特例として、病床当たりの医師数が少なくてよいことになっている。一般科の三分の一以下である。これは、医師のする有効な手段が少なく、生涯を病む大量の患者が存在した時の遺物であろう。精神医療は、何も医師だけが担っているのではないことを百も承知の上でいうのだが、常勤医の数が多いとてきめんに平均在院日数は減り、事故も少なくなるものである。急性期を後に尾を引かないように経過させるのは、精神科医の腕によるところが大きいからである。むろん、急激に法律を変えれば、員数合わせが起こるだけである。精神科医が一つの地域で倍になるには、研修医数が枠一杯ほど来ても十年以上かかる。病床当たりの医師数の規定をゆっくりと変え、二十年くらいで、一般科に近づけるようにすればどうであろうか。事故率も平均在院日数も必ず改善し、国民経済的にも引き合うと思われる。実際、受け持ち患者が三十名以下二十名に近いと一人一人が個人としてみえてくる。医師一人当たり入院患者何十人という現状のままで、退院許可と事故との関係を医師の責任として性急に追及するならば、その他のもっと重要な観点からの診療に割く注意の量が減って患者の治癒・改善率が低下するだろう。

　病床当たり医師数が一般医に近づけば、何よりも、精神科を魅力あるものにして、優秀な医師を精神科に吸引し、精神科医の士気が維持される。これは、さらに良循環を生む。

　また、特に公立病院に必要なのは、実験精神である。治療環境改善の実験をいろいろとやって、無効ならさっさと撤退するという試行錯誤がなくてはならない。役所というところが、民間と違うのは、立派なものを作ることはしても、いったん作ったものの訂正や改善が困難なことである。これでは停滞せよと言うのに等しい。この点では民間病院に学ぶところが大きいはずである。

最後に、大学病院であるが、ここは医師にとって精神科医療の「刷り込み」が行われる場である。精神科医にとってはなおさらである。医師は大学からしか生まれないので、大学病院は軽視できない。現実に、多くの精神科病院は、院長の出身大学の病棟にどこか似ている。樹木のない大学精神科病棟のある県の精神科病院にはてきめんに樹が少ない。一般病棟の何階かにある病棟では、そもそも精神医療のイメージが生まれないだろう。外来も、一般科なみに殺風景に機械化されてゆく現状はなげかわしい。こうなれば、よい精神科診療所にみられるような、よい意味で精神科らしい診療所を別個に設けたいところである。精神科リハビリテーション部門は、設ける大学がいくつかでてきた。

大学病院が精神科病院に人材を派遣する機能がまだあるならば、同年配の医師を二人以上雇ってもらうように要請することを勧めたい。一人の医師では対応性が少ないという現実的問題の他に、精神科医は、一人だけで勤務している間は成長しないし、長く一人だけで病院勤務をすると伸びるはずの人も伸びなくなる傾向がはっきりある。日本人は、気の合った数人の人間が協力する時がもっとも威力を発揮し、各自が成長するといわれるが、精神科でもまさにそうであると、経験からして言うことができる。

(「精神医学」第三十二巻一号、一九九〇年)

サリヴァンの統合失調症論

一　臨床的基盤

H・S・サリヴァン（一八九二―一九四九）は書斎の人でもなく、物書き精神科医でもなかった。彼は、まず臨床実践者であり、ついで臨床教育者であった。虹のような気炎は吐いたが、ついに研究者として立つことはなかった。

今日のわれわれが、サリヴァンの統合失調症論を推測するのは、初期のごくわずかな、いささか体裁の不備な統合失調症関連の論文（一九二〇年代のもの）と、とにかく生前に出版された唯一の著作である、一九三九年の講演をもとにした『現代精神医学の概念』（Conceptions of Modern Psychiatry）と、死後に編纂された三つの講義録によるほかは、知人のわずかな証言によるのみである。

彼は、自分自身の精神的危機をなりふりかまわず乗り越えた体験と、数冊のユング、フロイト、フェレンツィと、最近になって復刻されるまで本国でも幻の本であったE・ケンプの『精神病理学』（Psychopathology）を片手に、復員軍人局の連絡将校として聖エリザベス病院に派遣される。これは近代的精神科看護をアメリカで最初に開始した病院である。ここで速成の訓練を受けてクェーカー教徒の建てた民間精神病院シェパード・イノック・アンド・プラット（Sheppard Enoch & Prat）に就職する。

ここで過ごした一九二二年から一九三〇年までの時代は、彼の統合失調症論の原体験であった。彼は、統合失調症の治癒可能性に賭け、男子患者のみおよそ五百人とも二百人ともいわれる統合失調症者に対して広い意味での精神療法的接近を行って、高い回復率をみせた。三十歳から三十八歳までのことである。サリヴァンが歴史に残るとすれば、統合失調症を一九二〇年代に、それも少数でなく、多次元的と今日ではいわれるような接近法によって、実際上の治癒に導いた人としてであろう。

その中で彼は、次第に病棟の形、スタッフの構成、入院初期の関係の取り方の重要性に気づいてゆく。彼の設計した受け入れ病棟は現在残っていないらしく、その配置には異説があるが、六床の病床を左右に三つずつ配置し、中央にソファなどを配置した部屋を置き、彼自身の部屋からすぐ駆けつけてこられるようになっていたらしい。これは現在の精神科救急病棟の原形である。

彼は、さらに理想的な受け入れ病棟を設計するが、完成に当たって、彼がその責任者から外されることが明らかとなった。彼が病院を去る直接の契機である。

この受け入れ病棟においては、彼は、女性看護師を排除し、医師の関与をも斥けた。彼は、入院第一夜を重視し、患者の側で、男性看護師と自分の前青春期の体験を語り合うという方法をとった。ときには男性看護師どうしに任せることもあったが、要請があれば近くの自宅からいつでも駆けつけたという（彼は終生独身であった）。

男性看護師の採用に当たって、彼は、彼のいわゆる統合失調気質者を好んだ。同類が同類を治すのだと彼はいった。しかし、これらの看護師の多くは、彼が去ってからも、引退の時期が来るまで病院に勤務しつづけている。彼らが現実的な能力に欠けた人であったということはできないであろう。当時の彼は、男性看護師と事例を検討し、病院の内外で語り明かしたりした。精神科医の青春時代に一度は訪れる高揚の時期ということもできるであろう。彼は、病棟に前青春期（preadolescence）の雰囲気を再現しようとした。統合失調症患者は、この重要な時期に幸福な体験に恵まれなかった人であるという考えの始まりである。治療的共同体の先駆ともいえるであろう。

彼は、テープレコーダーのない時期に、患者との問答を完全に記録した初めての人ではなかろうか。マイクと、階下の速記者をつかったのである。その記録は、彼の初期の論文に長文で掲載されているし、また、一部は死後におこされて出版されている。これでみると、患者に優しく丁寧だったというよりも、ときに攻撃的批判的で辛辣であり、挑発的なときさえあったが、患者のイニシアティヴを前面に押し出し、希望を処方して「ぼくはきみが治ると思っているがまちがいかね」といったそうである。他のスタッフに対しては断固患者の味方に立って、争いも避けなかったといわれる。

サリヴァンは「重症の患者と話すことがどこか患者のためになっている」という信念をもっていて、これが当時としては斬新であった。しかし、患者が「せんせいは私を助けようとして下さっているのですね」というと、「ちがう、私は君のおかれている場に何があるのか発見しようとしているのです」と答えている。とくに妄想内容やその根拠よりも、その始まりの前後の事情を明確にしようと努めている。これが精神医学を対人関係の学とみなす始まりであろう。

彼が最初に気づいたのは、統合失調症には、破壊的側面（malignant aspect）とともに生命維持的（conservative）な側面もあるということである。これが彼の最初の論文（一九二四年）であって、後の「統合失調症的な生き方」（schizophrenic way of life）や「力動態勢」（dynamism）としての統合失調症（統合失調症的力動態勢）という考え方に繋がるものである。ただ、彼がこれらの概念を十分に定式化することはなかった。

彼は、必ずしも、患者を閉鎖された一対一の状況で構造化された面接をしていない。自室に患者を呼ぶことは、アメリカ精神科医の習慣であり、それに従っていた場合もあるが、病棟で話し込んだり、廊下で声を掛けていることも多かったようである。呼び出されたらいつでも駆けつけるというのは、フェレンツィのやり方と同じである。同時に、フェレンツィと同じく、自由連想を初期に放棄し、次第に古典的精神分析学から離れてゆく。彼の基本は、患者とともにほんとうは何が起こっているかを明らかにしようとするものであった。彼の実際は、きわめて現実主義的であり、ごくふつうのことばで語るのを常とした。晩年の講義『精神医学的面接』(The Psychiatric Interview)は一つの傑作であって、患者の対人困難を中心に、きわめて具体的な問題の洗い出し方が述べられている。詳細面接はそのままインテンシヴな精神療法であると彼がいうのは、その意味である。彼は、統合失調症者の言語で統合失調症者と語ることを否定し、あいまいな霧の中を患者と治療者が手を携えてさまようのを好まなかった人であった。いかなる場合でも、患者の不安を起こさせるような話題や話し方を避けた。患者の不安を高めて得るところは一つもないと彼は主張している。彼の精神療法の現場では、タイミングの読みが非常にうまかった。また、彼が重視したのは、音調やいいよどみや脱落であり、これに目ざとく(alert)あるのが精神科面接の基礎であると繰り返し述べている。精神療法でも、言語の音調面を重視し、言語的精神療法(verbal psychotherapy)というものはなく、あるのは音声的精神療法(vocal psychotherapy)であるとまでいっている。これは、意味を重視する欧米の精神療法家においては希有なことであるまいか。

彼は、すべての統合失調症者にインテンシヴな精神療法を行うことは不可能であり、望ましいことでもないと述べており、急性精神病者をアルコールの持続的酩酊状態において急場をしのぐことなどもしている。これは、急性期における向精神薬使用法の先駆であるかもしれない。また、水治療法のような物理的治療にも凝り、精神病院の戸外活動にも関心を示した。また、大恐慌時代に政府が失業青年を自然保護のために活用して森林にキャンプさせたのを、回復者集団のためのよいモデルとしている。都市化が進んだ現在の、回復者クラブにつながる発想といえるかもしれない。

彼が得意としたのは妄想型統合失調症者で、破瓜型の患者の傍らで同僚のE・ハドレーが何時間も忍耐強く座っているのをみて、自分には到底できないと語っていた。ハドレーは後に正統精神分析に回帰し、サリヴァンとの長年の交遊を絶ち、今ではおおむね忘れられた人であるが、いわゆるシュヴィング的なアプローチを一九二〇年代初期に行っていた人として、また統合失調症者の精神療法を早期に行った人として、サリヴァンと並んで記憶されるべきであると思う。

なお初期の論文からすでに、サリヴァンは、「早発性痴呆」(dementia praecox)は器質性疾患であって、統合失調症から除外するべきであるという主張を唱え続けている。彼はある程度ドイツ語が読め、クレペリンやE・ブロイラーもひととおりはみているが、彼のいう「早発性痴呆」とは、単純型統合失調症に相当すると思われる。後に、除外する理由は、対人関係の病いという定義に外れるからだと述べているが、また実践的にいろいろやってみたけれども、まったく実りがなかったとも書いている。実際、彼が治療しえたのは、比較的予後のよいとされる、急性精神病状態で始まる患者が主であったかもしれない。

一九二七年に彼はアメリカ的科学としての文化人類学者たちと接触し、翌年、翌々年の二回にわたってコロキウムをもち、文化人類学の用語で理論を整備しはじめる。彼の言葉として広まっている術語には、ここに端を発するものが多い。しかし、ついに自分の体系を最終的にまとめることはなくて終わった。

彼は病院精神医学の臨床体験から、発病の前段階としての強迫症に着目し、一九三〇年代をニューヨークで開業医として、主に強迫症と「統合失調症病質と彼がいうもの」を診察して過ごした（この中には現在「境界型人格障害」といわれるものが混じっていたであろう）。統合失調症者を外来で診ることは、責任を全うできないとして一切やらなかった。以後、主治医として統合失調症を診ることはなく、スーパーヴァイザーや教育医として統合失調症を取り上げている。彼は、おのれの症例を語ることを三〇年代のある時期からやめたが、これは自己を美化しだしたことを自覚したからだという理由である。

この時期に、E・フロム、F・フロム＝ライヒマン、K・ホーナイに、かねてからの友人C・トンプソン（フェレンツィに教育分析を受けている）をまじえて、定期的に談話会を開催した。この人脈が、彼をネオフロイディアンと規定させた大きな要因となっているだろう。しかし、現在のサリヴァンは、アメリカの生んだアメリカ的精神科医という評価のほうが前面に出ている。時代の流れの変化である。

一九四〇年代に入って彼は、全体主義と闘うアメリカ政府に協力し、さらにヒロシマの衝撃によって、病める世界の国際的緊張を治療しようとして、WHO、WFMH（世界精神保健連盟）の設立に関与し、道半ばに早くも失望して、いくぶん自殺を疑わせる急死をする。

一九四二年、不本意な形で陸軍との関係が断たれて、サリヴァンは抑うつ状態に陥った。それを救うべく乗り出したのが、ワシントン近郊の高級精神病院チェスナッツ・ロッジ（Chestnuts Lodge）のスタッフであって、彼は、当時ここに勤務していたF・フロム＝ライヒマンに一年にわたって症例を提供させ、教育を行う。それから毎日曜日、主なスタッフが副院長の邸宅に集まって、彼の語るところを聴き批判した。その成果の『精神医学の臨床研究』（Clinical Studies in Psychiatry）は、サリヴァンの統合失調症論の中でももっとも突っ込んだものになっている。本稿の統合失調症論は、最終的にはこれに拠っている。

一九五〇年代に、サリヴァンの遺稿類は整理され出版されたが、あたかもこれに拠っている。おうマッカーシズム（赤狩り）の時代であって、サリヴァンが生きていたならば、必ず喚問されたであろう。彼と関係のあった人々や機関は、彼との関係を否認するのにおおわらわとなった。彼は伝説的人物として二十年あまりを過ごし、「闇の帝王」としてアメリカ精神医学界を支配した。しかし、彼の理論を発展させるものは少なく、かえって海外の日本で日大精神科教授だった故・井村恒郎らが彼を高く評価し、彼の立場を継承しつつ、検証性をもつ家族研究を目指して重要な寄与を成し遂げた（サリヴァン自身がすでに井村のように統合失調症者の認知の歪みを調べようとした形跡がある)。

推測すれば、彼の「パラタクシス」の概念は、フロム゠ライヒマンを介してG・ベイトソンの「ダブル・バインド」説に影響を与えている可能性がある(ただしライヒマンの造った「統合失調症をつくる母親」の概念と異なり、サリヴァンは、統合失調症の母親にはいろいろ変わった点があるけれども要約できないと留保している)。欧州の人間学派への影響も無視できない。一人を挙げるとすれば、オランダのJ・H・ファン・デン・ベルフであろう。わが国では木村敏の「あいだ」がサリヴァンの「対人の場」(対人状況 interpersonal situation)に通じるであろうか。

一九七〇年代に、ベトナム戦争とヒッピーの時代にアメリカ精神医学のアイデンティティを問う動きの中でサリヴァンは再評価されたが、一九八〇年代にはいって彼を知るものが次第に少なくなり、DSM‐Ⅲが発刊され、マニュアル化された精神医学となって、再び彼は語られなくなってきた。アメリカにおける統合失調症診断の曖昧さが彼の責めに帰せられるようにもなった。彼は三度目に復活するであろうか。しかし、ナースの世界ではサリヴァンは生きつづけているらしい。

二 一般理論と発達理論

彼は、精神医学は何よりもまず「対人関係の学」であるという。実在するものは、物理学の場と等価な「場」（field）としての「対人の場」（interpersonal situation）であり、個々人はその一部である。晩年に至っては、対人関係の数だけ人格があるとさえ極言している。対人関係の場を離れて個人（individual）というものがあるというのは妄想であると彼は繰り返し述べている。

したがって、精神医学の方法は「関与的観察」（participant observation）しかないと彼はいうが、ここで注記しておきたいのは、participation は、「即融」という訳があるように、「関与」という用語よりも、かなり強い意味である。したがって観察者は場の一部と化していて、そういうものとしての限られた価値の観察しか不可能であるが、しかし対人関係について多少とも科学的な陳述は他に不可能であるというのである。

彼は『精神医学的面接』の中で面接体験を述べている。一回の面接の間に無数の「パラタクシス的な影武者」（parataxic concomitants）が面接室を出入りするので慄然としたそうである。彼の「パラタクシス」という用法にはいろいろあるが、すべて、相矛盾する多重性が同時に存在することであり、この場合、過去の患者（および治療者）の対人関係に登場した人物が面接の進行とともに部屋に出没したということである。そういう亡霊が渦巻くのが、複雑な磁場のような彼の対人の場なのであり、彼にとっては、それがほとんど目に見えるものであったといえそうである。

彼は、その一般理論の上にたって、対人関係をもとにした発達論をつくり、飢え・渇き・親密性などを求める「満足」(satisfaction)の欲求と、心理的・社会的な意味での「安全(保障)」(security)の維持欲求とを、人間が対人の場において追求する二大目標としている。彼は動物にも前者だけでなく後者をも認めるのにやぶさかではない(実際、愛犬家の彼は子犬の観察によって得たものをヒトの発達論の中に織り込んでいる)。もっとも、無力・無防備な幼児として生きる期間の長い人間は、安全の追求と確保に大きな比重をおかなければならないと彼はいう。彼は、快楽の追求よりも、脅威からの回避に、人間行動の主な動因をみている。

彼は出生直後の母子相互作用、とくに授乳の場から始める。「プロトタクシス」的混沌の中から姿を現すのが、まず乳首である。これによって満足の得られない場合、とくに母親が不安な場合に、不安が(エンパシーによって)伝染して幼児が不安になるところから、幼児と母親との間には、人間の種々の対人操作(interpersonal operations)が始まる。この相互作用の相手は最初は乳首であるが、ついで「よいお母さん」「わるいお母さん」「よい自分」「わるい自分」「自分でないもの」などの「擬人存在」(personifications)が分化する。これが一つに統一されてゆくのが小児期である。小児期は言語が発達して、学習(learning)(躾)を推し進め、この過程を促進する。言語自身の発達は、これまた、まったくの混沌である「プロトタクシス的」なものからその人限りの意味が混ざる「パラタクシス的」な言語を経て一般的一義的に通用する「シンタクシス的」な言語へと発達する。

彼はフロイトの快楽原則に異議を唱えていることになるが、安全保障感の追求の優先順位のほうが高いのは、おそらく統合失調症と強迫症を中心として考えるときの自然的結論であろう。また彼にとって「不安」とは、安全保障感が脅威されている感覚であり、人間は「不安」によって、社会的安全を保障されない欲求や傾向性を「意識」(awareness)から排除する。彼の「人格」(personality)は、さまざまな力動態勢(dynamism)が編成(organize)されたものである(この語は、師ホワイトの mental mechanism を意識して、対抗的に作成されたもので、精神分析が防衛機制〔defense mechanism〕と呼ぶものを含んでいるが、彼はこれを満足あるいは安全の追求のために対人関係を結ぼうとする傾向性としている)。人格を分けてみれば、自己(self)と「自己から解離されたもの(what is dissociated)」(あるいは「人格残余部」the rest of personality)からなる。「自己」とは、社会学者G・H・ミードの意味で、「周囲の重要人物の是認と賞賛からつくられたもの」であり、これが不安を番犬のように配置して周到に意識を監視し、意識から安全に関して都合の悪いものを、不安というきわめて不愉快なものを起こさせて排除する。システムとして、「自己」はこのように機能しつつ、対人的な経験を取り込んで成長する(これはすべてのダイナミズムの特徴であって、「自己」自身も一種の力動態勢であるとサリヴァンはいっている)。睡眠と覚醒においては「自己」とそれ以外のものとの関係が異なるが、睡眠においても「自己」の活動は通常進行しており、ただ力が弱まっているだけだとして、一般に

「自己」と「解離されたもの」と「睡眠」の三つを組み合わせて眺めるとよい（三本柱的観点 tripartite view）と述べている。これは「自己」と「自己から解離されたもの」とを「覚醒時」と「睡眠時」の二つの相においてみるという意味に読むとわかりやすいだろう。彼は夢判断に深入りはしないが、夢、とくに悪夢を重視している。

さて「自己」が是認する力動態勢は意識の中に安んじて含まれうる。もっとも、意識の中に含まれないものはすべて解離されたものではなくて、意識が注意を絞るためにはなくてはならない健康な「選択的非注意」もあり、意識されないものがすべて解離されたものではない。彼は無意識という言葉を（おそらく語の含む矛盾ゆえに）使用せず、暗在性過程（covert process）というが、解離されたものはその一部にすぎない（最晩年には彼は解離を重視しすぎたといっている）。解離（dissociation）とは、それを意識の中にもち込もうとすれば、人格の分裂でなく端的な解体が起こるようなもので、それを防止するべく大きな不安が起こる。したがって、解離といえば、一般の精神科医の頭にはヒステリー性障害が思い浮かぶが、彼はヒステリーの解離は解離の戯画にすぎないといっている。統合失調症の場合の「解離」はほとんど「排除」「否認」といってもよいかもしれない。

解離は万能ではない。一般に、性欲や親密性などの満足を求める力動態勢には目標があり、力動態勢が目標を達成すれば、その対人関係を結ぼうとする傾向性は弱まり、場は消失に向かう。ところが、満足の追求によって対人的安全への脅威が起こるときに、これに対処しようとする安全保障に関係した「困難の力動態勢」(dynamisms of difficulty)は、目標に達して消失することがない場合が少なくない。むしろ、いくらでも続き、いくらでも肥大する傾向があり、これを介して造られる対人の場が前面に出ると、人格の障害が生じてきかねない。これらは昇華、恐怖、代理症(心気症、強迫症、妄想症)、嫉妬、解離などの力動態勢である。とくに単一の力動態勢であらゆる種類の問題に対処しようとする生き方は危険である。力動態勢は過度に負荷されると失調する。また発達を妨げられる。とくに性欲のような重大な力動態勢を解離しておくと非常に危険である。なお、統合失調症も一つの力動態勢であるだろうという示唆を述べているが、その意味にはほとんど触れていない。

彼は統合失調症の病因的事態を単純に幼児期に求めようとはしない。さりとて、よくいわれているように前青春期におくわけではない。統合失調症からの回復のさいに、前青春期において有意義な「愛」、すなわち「相手の満足と安全を自分と同等以上に評価・尊重すること」を体験していないものは、絶望して「破瓜型荒廃」(hebephrenic dilapidation)に陥いる。また、前青春期の相手から(相手のほうが異性愛を特徴とする青春期に進み入ったために)置き去りにされた者は、妄想型的解決(paranoid solution)に赴きやすい。すなわち、急性統合失調症の発病以後の持続的危機を支えとおす力を前青春期体験においている。逆にいうと、彼は前青春期の「親友」(chum)による「親密」(intimacy)体験を、それ以前の不利の取り返しをつけうる「修正体験」(corrective experience)として評価し、これを臨床実践にもち込もうとする。

これは当時の精神医学に対する、やんわりとした異議申し立てである。つまり、統合失調症(とくに妄想型)の発病が同性愛ショックと関連しているということが、当時のアメリカでの臨床例の多さを背景にして、アメリカ精神医学では最近まで常識とされてきた。たとえば、師のE・ケンプの教科書では、急性精神病に当たるものを「急性同性愛性パニック」と命名している。これに対して、彼は前青春期の友情を人生の最高地点とする。ただし彼は、この時期の「相手の満足と安全を自分のそれらよりも優先させる」愛の体験を指しているので、通常の同性愛を擁護しているわけではない。通常は同性間だが、弱虫の男子とおてんばの女子との間にも成り立つとも言っている。

三　統合失調症の発病と回復

サリヴァンは、統合失調症が人間的過程であり、急性の統合失調症者がみせるもっとも奇異な行動さえも、われわれの誰しもが馴染みの対人過程、あるいは過去で馴染みであった対人過程からなるものであると主張し、統合失調症者は自我が弱いのでは決してなく、よい自己組織をつくる機会にめぐまれなかった人であるという。

彼は統合失調症の一面を退行という概念で捉えており、世界が善悪二つの勢力に分かれたマニ教的世界が出現しがちなのは、幼児期の「よいお母さん」「わるいお母さん」などが、その茫漠たる性格を伴って再び顔を出すからであると述べている。その一方、すでに初期の論文において、統合失調症における退行とは人格の諸部分がバラバラにさまざまな段階に退行しているのであるといっている。これでは退行というより前に解体ではないか。統合失調症を神経症に比べて、ふつうより深い退行とみるのではなく、退行は結果であり、自己組織の破綻の結果そういうものが現れるとみるのである。彼の統合失調症論は解体と破綻に重心をおく。彼の統合失調症のモデルがカタトニア（catatonia　緊張型あるいは急性精神病状態）となるのはそのためである。

統合失調症以外のすべての精神障害は他人の評価の集大成である「自己」の活動の結果である。その場合には、意識化されるのは不安と葛藤だけである。統合失調症だけは他のすべての精神障害と異なって、「自己」そのものが失調し、意識内容の制御に決定的に失敗する。したがって、解離されていたものが意識の中に奔入してきて、解離された諸システムの活動はどうしようもなく明確に意識され、「自己」の活動が破綻しているのであるから、意識から排除することもできず、さりとてこれを自分の個人的問題に組み入れて統合性を維持することも不可能であり、問題は「普遍化」して困惑は深まり、さらに制御が困難になる。このように問題が宇宙化すると同時に、すべての観念が両義的どころか非常に多義化するので、言語に表現することができない。「自己組織」の破綻に伴う恐慌に続くものは困惑であり、とくに善悪二つに分かれたマニ教的世界の中で患者は絶望的に闘おうとする。

このように「自己組織」の機能が麻痺するので、次第に「自己組織」と「自己組織以外の人格部分」とが似たようなものになってくる。これが統合失調症の独自なところで、このような意識は通常の生活をきわめて困難にする。

発病の前過程として重視されるのは、解離されたシステムを、象徴化のやり直しによって不安を起こさせずに活動させるという方法である。これが彼のいう代理症過程であって、代表例として強迫症、心気症、被虐症、妄想症の四つの力動態勢を挙げている。これらは相互に移行しうる。とくに妄想症は一時的に統合失調症状態に陥りやすいという。晩年になるといささか考えが修正されて、「純粋統合失調症」と「妄想症」とは現実にはありえない「理想型」であって、この両極の間に現実の患者は位置するのであると考え、その上でたいていの妄想症は病歴を遡ると統合失調症状態で始まっていることがわかると述べている。強迫症は一般に睡眠がよいものだが、ひとたび睡眠が妨げられると統合失調症発病の危険がある。一般に、悪夢が始まり入眠を恐怖するようになれば、統合失調症の準備状態にはいったのである。逆に浅い睡眠を長時間続け、「自己」が解離力を発揮できる程度に意識を混濁させて、長年うまく発病を回避させている場合があると彼は観察している。この場合には、最初の発病がすでに再発の様相を帯びている。

もう一つの危険な方法は昇華であって、通常は望ましいとされるこの過程は、ほんとうは満足をもたらさないが社会の是認によって代理的満足を得る方法であり、しかも当人はこのことに気づかない（昇華は必ず当人が気づかないで〔unwittingly〕起こる）。真の満足が得られないために、追求は無際限になり、ついには妄想症さらには統合失調症に陥ることがあると彼は指摘する。症例をみれば、彼が統合失調症の前段階における「一念発起」とその後に続く努力を昇華に含めていることがわかる。

破綻と発病の初期についての彼の叙述は常に精彩を放っており、彼自身が経験したことではないかと怪しまれるほどである。破綻はパニックとして意識され、全世界が脅威となり、「恐怖に打ちのめされた人間は孤独の中で耐え難い脅威にさらされながら、おそるべき相手たちに対する生死を賭けた盲目的闘争を行う」。パニックに続く驚愕恐怖（terror）の中で幻聴をなすところなく聞いたり、宇宙全体からの「促し」（urge）を受けて無目的な逃走を企てたりする。後者は「統合失調症性の遁走」（schizophrenic fugue）である。患者は、しかし逃走ではなく前進だと思っていて、目標に達したら何かをしたいと思っている。そういう患者が何を求めているかを聞き出すことが仮にできれば、せめて世界に平和を得たいという答えが返ってくるだろうと彼はいう。

この状態はまことに恐ろしい。サリヴァンは繰り返し、統合失調症患者の恐怖と孤独を語っている。不安とは「自己」の装備であるから、統合失調症においては不安よりも孤独が勝っても不思議ではない。統合失調症の始まりにおいてもっとも前景にでてくる圧倒的な体験が強烈な恐怖であることは、孤独感と並んで具体的な記述にしばしば出てくる。

ところでサリヴァンがシェパード病院で知り合ったギリシャ系の画家ヴァッソスは、サリヴァンに相談しながら『フォビア』(恐怖)という画集を出したが、サリヴァンは、自分が関与していたことを記さないように言い渡し、これは公衆の好奇心から患者を守るためだといったそうである。サリヴァンが統合失調症の発病にさいしてしばしば決定的だと患者たちの一部が述べる恐怖を前面に出さなかったのは、この恐怖が言葉を超えたものであるほかに、また、こころない公衆や医師によって患者が詰問されるのを回避するためだったらしい。実際、発病過程において、最後は深淵にまっさかさまに陥るような恐怖があり、それに比べれば幻聴も妄想も何ほどのことはない、とはある患者から筆者が聞いたところである。

この状態にとどまって緊張病性興奮や昏迷に陥ったままの患者、でまかせ運動に身を任せている者も少なくない。回復は、しばしば統合失調症的エピソードを人生の一節とするような生き方になる。これは再発を人生の一部に組み込んだ生き方であって、今日の統合失調症モデルに近いものである。また、発病前の生き方をつぎはぎ細工で再現しようとすることもある。あるいは、よい対人環境の中で「安定した不適応状態」ともいうべき、幻想的な対人関係を生きる場合もある。これは弱い困惑状態がえんえんと続いている場合もある。これらをサリヴァン統合失調症的な生き方というのであろう。特殊な場合には「解離されたものが天使の側（善玉）にまわり自己の代用をすることがある」。これは幻聴のいうことを聞いて大過なく日々を送っている場合などであろう。そういう例に臨床で遭遇してなるほどと思ったことが筆者にはある。

緊張病状態は、対人関係の捏造がないという意味で「純粋」な統合失調症状態であり、完全に近い治癒は、もっぱらこの段階から起こるのであって、他の状態はいったんこの状態にもどらなければならない。そもそも忍び足で始まる発症よりも、劇的に発症を起こした患者の予後がよい。これはすでに初期の論文にある。当時もすでに知られていたことであるが、今日まで再発見を繰り返されているといってよかろう。

さきに述べた妄想症的解決状態も破瓜的荒廃状態も、もし再び緊張病状態にまでもってくることができれば、そこから回復することができる。そのためにサリヴァンは、ときには妄想型の患者に対して挑発するようなことを行って、緊張病状態を経て回復したことがあるというが、この改善は必ず起こるとは決していえず、治療関係が悪化して患者が手の届かないところに入ってしまう危険があるともいう。

妄想症的解決状態は、急性期の困惑の「理由」が「わかる」ことで、この「ああそうか」体験を介して患者が急に楽になるが、その代価は彼らが対等な対人関係がもてないことである。治療関係も怒りから怨みへと変わり、最後には卑屈な臣従関係になるという。

四　治療

サリヴァンの晩年に電気ショックとロボトミーが導入されたが、彼はいずれに対しても患者をせいぜい精神薄弱に変えるものにすぎないとして反対している。向精神薬を彼は知らずに死んだ。

サリヴァンは統合失調症の精神療法を定式化していない。彼によれば、統合失調症者は「自己組織」が対人関係に対処する上での有効性が低い人であって、その他には「何よりもまず同じ人間である」からだろうか。彼にとっても統合失調症の精神療法は定式的に表現しがたいものであるからだろうか。彼の症例検討会の記録をみると、非常に具体的に臨場感のあるような質問を重ねている。『精神医学的面接』は、非常にリアリスティックな面接技法であり、現場における alertness（目ざとさ）が強調されている。彼の精神療法論はこうした方がよいというより、こうしてはいけないということが強調されている。たとえば、統合失調症的な現実歪曲を、こちらが容易にわかると患者が錯覚するような態度をとってはいけない。患者が「自分のいうことがわかりますか」と聞いてきたら、「多分、ある意味ではね、そういう気もするが、さあ」というふうにどうも自信がもてないが聴く姿勢はあるという対応がよいという。統合失調症者の言葉を使える治療者が稀にはあるものだが、そういうフリをするのは愚かしいことで、患者とともに統合失調症の森の中をさまよってはならない。一般に間接的接近法をとり、患者の安全感をそこないそうなものはできるだけ避けて断定せず、できるだけありふれたことばで話すのがよい。患者の錯乱は、そういうことも世界の一部だという態度をとってたじろがずにいると、自分のコミュニケーションを好ましく思っていないにしても、幻想的だとしない奴がいるというくらいは気づくもので、幻想的に救われては放り出される妄想世界のほかに、現実的援助を与えてくれる人がいることを知るのが大切である。これは、統合失調症者の自己組織にそっと下支えを提供するという、彼の接近法の一つである。

おわりに

サリヴァンの統合失調症論が、それだけを取り出して論じられることは意外に少ない。あちこちに散らばっているものをこうしてまとめてみると、これだけかという気がしないでもない。おそらくサリヴァンに臨床の場で接した人の体験が口づてでアメリカ精神医学界に浸透していき、またサリヴァンの用語が人々の頭を啓発したことが大きいのではなかろうか。実践的にはF・フロム=ライヒマンから、H・F・サールズまで、理論的にはS・アリエッティを初めとする力動的解釈に影響を与えていると思われる。実際に眼に見えて現れている影響は、主に家族研究にあり、フロム=ライヒマンの精神療法、彼女がベイトソンに接触することによって生まれた「二重拘束論」、井村の家族研究から、最近の

「場としての家族が病むので個人が病むのではない」とする家族システム療法論まで、サリヴァンが一つの源流となっているのではないだろうか。対象関係論も、サリヴァンが親近感を抱いていたフェレンツィに負うところが大きいと思われる。しかしサリヴァンの教えに沿った人たちは、精神医学界では少数派にとどまり、彼との関係を明示することを避ける傾向があった。アメリカにおいて統合失調症の診断があいまいになった責めの一部が彼に帰せられてもいるようだ。E・H・エリクソンが次第にサリヴァンを引かなくなってゆく過程は、伝記執筆者のH・S・ペリー女史が指摘するところである。

サリヴァンの影響がむしろコメディカルの世界に大きいのは、看護師や臨床心理士が、精神医学がいかに変わろうとも、対人関係をつうじて統合失調症者に接してゆく専門職だからであろう。とくに現在、統合失調症者と医師の接触が減少し、医師はもっぱら処方して、精神療法が看護師の手に移っているアメリカでは、この領域でのサリヴァンの力は、今後も決して小さくならないのではあるまいか。そして、それは医師よりもコメディカルの人々を高く評価していたサリヴァンにふさわしい運命であると思われる。彼が治療共同体の先駆者であることは先に述べたとおりである。

文献

サリヴァンの著書と主要伝記を挙げるにとどめる。

（1）Conceptions of Modern Psychiatry, Norton, 1953（中井久夫、山口隆訳『現代精神医学の概念』みすず書房、一九七六年）

（2）Clinical Studies in Psychiatry, Norton, 1956（中井久夫、山口直彦、松川周悟訳『精神医学の臨床研究』みすず書房、一九八三年）

（3）The Psychiatric Interview, Norton, 1954（中井久夫、松川周悟、秋山剛ほか訳『精神医学的面接』みすず書房、一九八六年）

（4）The Interpersonal Theory of Psychiatry, Norton, 1953（中井久夫、高木隆三、宮崎隆吉ほか訳『精神医学は対人関係論である』みすず書房、一九九〇年）

（5）Schizophrenia as a Human Process, Norton, 1962（『分裂病は人間的過程である』——一九二四—三五年までの主要論文集、邦訳、中井久夫他、みすず書房、一九九五年）

（6）The Fusion of Psychiatry and Social Science, Norton, 1974（『精神医学と社会科学との融合』——後期論文集）

（7）Personal Psychopathology, Norton, 1972（『パースナル・サイコパソロジー』発達論的にみた精神病理——一九三三年に完成していたが未刊のままになっていたもの）

ほかにR. G. KvarnesとG. H. Parloffの編んだA Harry Stack Sullivan Case Seminar, Norton, 1976（野口昌也訳『サリヴァンのケースセミナー』岩崎学術出版社、一九八〇年。中井久夫訳『サリヴァンの精神科セミナー』みすず書房、二〇〇六年）がある。

まとまった伝記

Helen Swick Perry: Psychiatrist of America——The Life of Harry Stack Sullivan, The Belknap

Press of Harvard University Press, 1982（中井久夫、今川正樹訳『サリヴァンの生涯』みすず書房、1、一九八五年、2、一九八八年）。他の伝記的な小篇の要約とサリヴァンの全文献目録が第2巻に掲載されている。

Vassos の画集は John Vassos: Contempo, Phobia and other graphic interpretations, Dover Publications, 1976 に再収録されている。近日、再刊予定。

（『精神分裂病・基礎と臨床』朝倉書店、一九九〇年）

隣の病い

「隣の病《やま》い」とは、精神科患者を診察しているうちによくお目にかかる他の科の病いである。それが、人によって違うと思うのは、精神科の中でもその人のよく扱う病いの種類によって随伴してくる身体病もいくらか違いそうだからである。たとえば、統合失調症にはストレス関連の病いがあまり多くなさそうなのは、統合失調症というルツボの中にストレスが何でも吸収され、そこで処理されているからかもしれない。

私が八〇年代によく手こずった病いの一つにアトピー性皮膚炎がある。それは、一つはアレルギー疾患の増加ということがあるのだろう。もう一つは、外来で治療することの多い神経症や心身症にはアレルギー症が随伴する傾向がたしかにあるのではないだろうか。喘息もそうである。むろん、そちらの方の専門家にいわせれば、逆に「精神的問題が多いですね」ということになるだろう。

主に成人のだが、アトピーというものを観察していると、ふしぎな病いだなあと思う。これは皮膚病が目にみえるので、精神科診察の合間にいやでも目にはいるからだろうか。まず、その治癒傾向の大きさである。ずるむけになり、潰瘍になっている個所が、数日かそこらで健康な皮膚に戻る。外傷や感染性の潰瘍ならああはなるまい。アトピーというものが特別なのか、皮膚というものは外傷で離断されたり、感染で乱れないかぎり、あれほど自然治癒力のあるものなのか。

かさぶたにおおわれた患者を診たことがある。皮膚科で騒動を起こして退院させられた患者である。彼は膝の潰瘍を指さして、これを何とかしてくれといった。といわれても、皮膚科ではだめなものが私にどうしようもない。私は、とにかく誠意だけは示そうと思った。「まあ裸になって全身をみせてくれたまえ」。私は背中の上のほう、手の届かない三角地帯だけが健康な皮膚であることをみた。私は膝の潰瘍の上に大きなバンドエイドを貼った。かぶれるかもしれないという考えが頭をかすめたが、すでに充分ひどい状態じゃないかと自分にいいきかせた。「これを外すな」。三日後、おそるおそる剝がしてみると、皮膚はほぼ健康になっていた。三十年近く病んだ皮膚の復元力に驚いた。改善と増悪を繰り返す多発性硬化症を思い合わせた。共に、凍ったり融けたりの水の「相転移」みたいである。

痛みには馴れがあるが、かゆみには馴れがない。あっても乏しい。打撲に馴れがあって、くすぐりに馴れがないのと似ている。どうしてだろうか。くすぐりの場合には、「馴れが生じないように皮膚を刺激するのがくすぐりだ」と定義できそうだが——。それはともかく、かゆさには我慢できない辛さと多少の快感（痛かゆさ）があるからだろうが、「アトピーは自己破壊疾患だ」といわれる一面がたしかにありそうに思えた。彼は、その後、皮膚科の治療を再開し、多少の改善があったが、家族への無理難題と暴力、社会へのいやがらせは止まなかった。彼はある時いった、「身体のアトピーは治っても心のアトピーは治りません」。名せりふである。彼はまさに自分の過去の心の傷のかさぶたを日々ひんめくりかきむしっているのだ。私も彼の「心のアトピー」は治せなかった。

（「メディカル・トリビューン」第二十四巻三十二号、一九九一年）

＊文庫版への注――アトピー性皮膚炎の治療には、皮膚常在菌との共存が必要だとして、石けんを最小限の部分にしか用いず、やわらかい手ぬぐいを用いるというやり方が行われている。身近な患者にみる限り、よさそうに思える。なお、ふつうの汚れは湯だけでとり去るそうである。

基底欠損〔英〕basic fault〔独〕Grundstörung

フェレンツィ（S. Ferenczi）の衣鉢を継ぐ、ハンガリー出身で後半は亡命先の英国で活動した対象関係論的精神分析医バリント（Michael Balint/Bálint Mihályi, 1896-1970）の晩年の鍵概念の一つで、同名の著作において展開された。

彼は、古典的精神分析の理論と実践が可能な領域を「エディプス葛藤領域」（the area of Oedipus conflict）に限るとした。これは「成人的対象関係、成人言語で記述可能な事態、成人的三者関係、葛藤（conflict）という力動形態」を特徴とする。これは、マインドの領域であるが、エディプス期の葛藤形態を通過すれば、成人的三者関係を理解し解決できる発達段階に達した証拠とされる。しかし、成人がこの段階に退行すれば治療がこの段階の特徴に沿ってなされるから治療対象でもある。

この領域の治療は現段階の精神分析では問題がないといってもよいのだが、この領域に属さず、したがって古典的精神分析が無力な事例が多数あるとバリントは指摘し、その特徴を「非成人的（より〝原始的〟）対象関係、成人言語の伝達有効性が不十分であること、排他的な独特の二者関係」とし、これはコンプレックス間の葛藤に由来するのではなく、葛藤以前の、心的装置としてのマインドのゆがみと欠損に発する力動関係であって、したがって、成人言語によって成人的対象関係を徹底操作する古典的精神分析では到達不能な領域であるという。ここでは転移の型がまったく異なり、治療の技法もまた当然別個でなければならない。

彼はさらに一人関係を特徴とする「創造領域」を考え、芸術家の創造過程だけでなく、心身の病気が始まりつつあってまだ自他に認識されていない場合を含めた。こうして、彼の「マインド」は、一人関係、二人関係、三人関係をそれぞれの特徴とする三つの領域からなるという図式をもつようになった。

患者が基底欠損の領域にまで退行するか、治療の過程でこの領域に達した場合、治療の場の雰囲気はたちまち根本的な変化を起こす。これがこの領域に達したことの端的な証拠である。すなわち、言語は奇妙にあいまいとなり、成人的な伝達性を欠くようになり、解釈は度外れた好意あるいは悪意と受け取られ、治療者の一挙一動が重大な意味を帯びて感受され、満足と欲求不満との間の落差が非常に大きくなる。患者が満足しているときは静かに自足しているかに見えるのに、些細な欲求不満によってもかまびすしい騒音を立てる。

こうして、客観的・受身的治療関係の維持が困難となり、治療者は巻き込まれて、時には患者を誰よりも優先しなければならない大事な人と考えたり、時にはテレパシーで治療者の私生活や内心を透視できる超能力者ではないかと畏怖したりする。患者は嗜癖的依存と荒れたアクティング・アウトに陥りがちとなる。しかし、障害は葛藤ではなく欠損である。実際、患者は自らの障害を「何かが私には欠けている」と表現する。したがって治療は、徹底操作ではなく、支持的・補完的アプローチが適当であって、バリントによれば、治療者は四大（four elements）のようでなければならない。すなわち、魚を支える水、鳥を浮かべる風などとなって、荒れたアクティング・アウトをも支えとおし、外的満足を求める「悪性退行」（malignant regression）と対比される、認識を求める「良性退行」（benign regression）への転化とそのなかにおける「転機」（new beginnings）を契機とする前進とを忍耐強く待たなければならない。治療の目標は、「欠損をかつてもっていたことを受容し完全治癒を断念すること」にある。

彼は、師フェレンツィこそ対象関係論の祖であって、おのれはその遺志を継承するものであるとし、理論を立てていった。それは、師が治療しようとして自ら倒れた患者と同じタイプの患者を理解し、治療しようとするものであって、「基底欠損」に極まる彼の理論はその文脈におくと理解しやすい。実際、基底欠損の患者とは、しばしば境界例あるいは境界例的な患者であって、この概念はそれらの治療に資するところが少なくない。しかし、「魚を支える水のごとくあれ」という治療指針は欧米よりもわが国のメンタリティに受け入れられる傾向があるやもしれず、邦訳はこの種のものとしては例外的に版を重ねている。

基底欠損の理論は、それに先行する理論を継承するものである。彼は、一次ナルシシズムを否定し、ナルシシズムはすべて欲求不満に基づく二次的なものであり、原初にあるものは母子一体の「調和渾然体」(the harmonious mix-up) であるという。これは、母親が一次対象となり、子供の一次愛に対して自己を差し出すという関係である。これはラカンの批判するところであるが、一般に分析家は、流派とは別に、幼児の世界を、追放された楽園とするものと悲惨過酷なものとするものの二つに分かれるように思われる。バリントによれば、すべての人間的努力はせんじつめれば調和渾然体の世界を取り戻すことにあるという。空気や水として治療者がおのれを患者に向かって差し出すのも、治療者が一次対象と化して患者の一次愛を受容することであり、こうしてかつての調和渾然体に近いものを体験することが治療のポイントである。

調和渾然体は対象の発生によって失われる。『スリルと退行』に述べられる世界であって、対象に対する態度によって「オクノフィリア」と「フィロバティズム」が抽出された。前者は対象に密着していること、すなわち対象との零距離が安全感の根源となり、後者は対象から離れていること、すなわち対象からの距離が安全を保障する場合である。これは、いずれも特別な二者関係であり、「基底欠損」の極端な型であるが、必ずしも臨床的事例とならないことは、それを記述している『スリルと退行』を読めばわかるとおりである。

参考文献

Michael Balint: The Basic Fault; Therapeutic Aspects of Regression, Tavistock, London, 1968
（中井久夫訳『治療論からみた退行——基底欠損の精神分析』金剛出版、一九七八年）

Michael Balint: Thrills and Regressions, Hogarth Press, London; International Universities Press, New York, 1959
（中井久夫・滝野功・森茂起訳『スリルと退行』岩崎学術出版社、一九九一年）

Michael Balint: Primary Love and Psycho-analytic Technique Tavistock, London, 1956
（森茂起、枡矢和子、中井久夫訳『一次愛と精神分析技法』みすず書房、一九九九年）

（「臨床精神医学」第二十巻十号、一九九一年）

ある臨床心理室の回顧から――故・細木照敏先生を偲びつつ

一

医師は非常に古くからある職業である。また、非常に大きな権能を与えられてきた。したがって、臨床心理学の開拓者は多くが医師である。催眠術から始まって、フロイト、アードラー、ユング、ロールシャッハからラカンまでそうである。この長い列に対して、臨床的心理学の先駆者たちは、彼らの弟子になるか、ジャネやピアジェのように精神科病院に潜入して自分の学問を築かなければならなかった。フーコーまで、その例に漏れない。

これは臨床心理士にとって、自分は何なのか、医師とちがう積極的なものは何かと悩ませる原因になっていてふしぎではない。私が臨床心理士であったならば、そういう疑問に悩む時期があっただろう。

しかし、もう一度、上に挙げた人々を眺めなおしてみよう。臨床心理学に貢献した医師たちは、医師の中では座りの悪い、辺縁にいる人たちである。医学では光に当たっていない盲点に眼を向けた人たちである。

これが臨床心理学との接点となったのは偶然ではない。臨床心理学者も心理学者の中では長らく座りの悪い思いをしつつ辺縁にあった人たちであろうから。

といって、彼らが医師の世界で疎外された被害者であるとか、あるいは医学を嫌って周辺に向かった逃避者であるという評は当たっていないと私は思う。

シャルコーは、なるほど、ロシア皇帝の侍医になるくらいに光の当たった人であった。しかし、彼がサルペトリエール病院に赴任した時の状態はどうであったか。そこにはまったくの無秩序があり、浮浪者とまがう、診断も治療もされていない女性たちが物質的にも悲惨な状態におかれていた。彼が他の医師と違ったのは、ここに宝庫があると感じたことである。

ユングもロールシャッハも、精神科病院の勤務が出発点である。彼らは医師の中でも、決して羨ましがられる境遇にいたわけではない。ご承知の方も多いと思うが、精神病院は昔も今も教科書に書かれているような精神医学の標本箱ではない。そこにあるのは混沌である。彼らはこの混沌の中に敢えてはいった者である。

ジャネとピアジェは心理学者であるがやはり精神科病院でその仕事を始めた人たちである。ピアジェの経歴はサルペトリエール病院の精神発達遅滞病棟から出発している。彼は、精神発達遅滞を病棟内でじっくりと観察することから始めた。彼の出発点である。晩年ジュネーヴの町かどにしゃがんで子どもたちを眺めるともなく眺めていた彼の姿が見られたという。

二

私は何も精神科病院で仕事を始めなければならないというのではない。ただ、私もたまたま精神病院で仕事を始めた者である。したがって、どうしても精神科病院で仕事を始めた者に親近感を持ってしまう。フロイトだって、アードラーだってけっこう出発点では精神病院をみているはずである。いや、今の精神科医も臨床心理士も、常勤でなくともけっこう精神科病院から仕事を始めているはずである、経歴に挙げなくとも。

精神科医二年目の私を、顧問をしておられる精神科病院に紹介され、そこでロールシャッハだけでなく、いろいろの臨床の手ほどきをして下さったのは、後に日大教授になられた細木照敏先生である。先生はご病気のために東大医学部を卒業直前に中退された方で、医学部と文学部心理学科との両世界をご存じであった。

先生は最初の日に「この病院は宝の山だよ」といわれた。当時の精神科病院勤務は一般にいさんでする雰囲気ではなかった。しかし、私はそこがたいへん気に入った。その時代を回顧すると、どうもいいお天気ばかりが眼に浮かぶ。いつも冬で風がぴゅうぴゅう吹いていた記憶の出る別の時代もあるから、この時代はたしかに私には合っていて、ただの過去の美化だけではないだろう。

ここではさまざまな患者に出会った。私は患者を選ぶ立場になかったし、割り当てられた患者を断ったこともなかった。しかし、一人ひとりが背景から浮き上がって個人として目にみえるようになるのにさほどの日にちがかからなかった。

私はそれまでの、精神科とはまったく別領域での研究経験から、「典型的」といわれる症例の見方や当世もてはやされる枠組みにはパン種がないことを知っていた。ただ、臨床であるから、「いかにデータとして欲しくても患者にとって意味のないことはしないようにする」という戒律を自分に課した。当時は学園紛争の最中であって、今日のように年間の論文数が問題にされるどころか、研究自体が悪でないかどうかが問われていた。この状態は、私が邪心を去るうえでたいへんよかった。実際、ここで気づいたことの多くを論文に書こうとすれば、診察時間の不足から患者との関係が疎遠になって、結局あぶはち取らずになっただろう。

細木先生は顧問格であって、常勤としては、何人かの臨床心理士が、すべて女性であったが、それぞれ何年かのまとまった年月を勤務していた。私は三十歳代のすべてをここで過ごした。

心理室には、パウル・クレーの晩年の作品「まだ目のみえない天使 Engel noch tastend」の複製がかかっていて、みな、この、煤のただよう大気のなかを手さぐりしている、盲目の幼い天使の絵が好きであった。それは、患者のようでもあり、われわれのようでもあった。

それだけでなく、この心理室は居心地がよく整えられた部屋だった。乱雑では無論なく、さりとて強迫的に整頓されているわけでもなかった。洗いざらしの木綿の持つ温かい手触りといったらよいだろうか。机やファイルキャビネットは鋼製の事務機器であったのに、しかもなおそうであった。

臨床心理士の部屋は患者を迎え、執務もするという意味で、日本の病院ではユニークな空間である。医師はふつう個室を与えられない。従って、アットホームな、秘密の保てる自分の部屋を持っているのは、病院では、えらい人を別にすれば、実に臨床心理士だけである（それもない病院は呪われてあれ）。厳密な意味で個室ではなくとも、――二人以上の心理士がいる場合だ――そこには「内部空間 Innenraum」的な雰囲気があって、これは「医局」や「薬局」にはないものである。しかも、そこは患者に開かれている。逆にいうと、臨床心理室のしつらえ方がその心理士のマインドをかいまみせてしまうのは箱庭の棚の玩具と同じである。

細木先生は、心理検査には抽象的、無機的な部屋がよいというのは間違いで、ふつうの部屋のようなたたずまいがよいといわれ、そのようにしておられた。

余談だが、部屋というものはふしぎなものだ。住宅整備公団でも、人を雇って空室に一週に一度は風を通している。無住の寺はたちまち荒れる。部屋と人とのあいだには目にみえない交流があって、双方が成り立っている。何も神秘主義ではない。事物と人間との関係には独特の親密性がある。私の所有である必要はない。レヴィ＝ストロースのいう「周辺存在」、つまり自分の「まわり」にあるものとの交感である。本も時々読んでやらないと荒れてくる。ページを開くことが適度の湿り気を与えているだけの物理的なことかもしれないが、それ以上の何かがあるように思えてくる。「曝書」という行事があるのもその代わりだろう。箱庭の棚にもそれぞれの気品があって、これは長く使いこんでいるあいだに生じる「艶」であって、にわかづくりはできない。

先生の部屋はよい部屋であった。お茶の時間には、よく症例の話が出た。症例検討会といった改まったものでない、こういう集まりはたいへん勉強になった。ある年の冬――一九六九年末であったと思う――十一月の末からクリスマスまでに、ほとんど祝祭の日々のような雰囲気の中で――細木先生は「細木少年」といわれるほどにかつてのテニスマンの面影をその長身に残しておられた――箱庭の道具を揃えた。「樹」が探し当てられなかった。ちょうど病院の庭師が剪定をしていた。彼が切り取った枝の山から抜いてきた。この一カ月足らずの間に、「風景構成法」「統合的HTP法」「枠づけ法」など、いくつかの技法が生まれたが、それらは箱庭に想を得ている以上に、この場の雰囲気の産物であった。

細木先生は、どういうアイデアでも「ほう、それはおもしろい」と眼を輝かせ、どんな治療の現場ばなしでも「うんうん、たいへんだなぁ」と聞いてくださる方であった。そういう無形の蓄積があって、私たちの仕事があった。実際、前の年には、細木先生はマーガレット・ナウムブルグという絵画療法家が「なぐり描き法」を発表した本の書評をアメリカの雑誌に発見されて私に示された。原本が届くのが待ち切れず、私たちは、書評だけから、こうもあろうかと想像して実施してみた。それは、幼年時代の絵本にあったものを思い合わせてのことで、後からみると、ナウムブルグのスクリッブル法よりもウィニコットのスクィッグル法に似ていた。

当時の私たちの士気は、新しく導入された薬物にも鼓舞されていたと思う。ハロペリドールの導入は——急性患者への大量使用はあるいは私たちが最初だったかもしれない——一時保護室を空にし「その床が乾く」までに至った。それまで、絶叫する緊張病患者の声が近隣の民家に届き、苦情のたびに当時の副院長が菓子折りを持って謝りに行っていたのだから、変化は劇的であった。また、変化は、通常の診察だけでなく、絵画によってもロールシャッハによっても裏づけられていた。そして、患者が急に好転する時に脳波をとると、これも決まって、従来長い間変わらなかったのに、顕著な一過性の変化を起こしていた（木村敏先生の若い日の仕事「シーソー現象」と同じことであるが、女性に限らず、また非定型精神病に限らなかった）。こうなると「臨界期」や「寛解過程」はわざわざ考えなくとも眼の前にあるのに等しかった。「脳波依頼箋」を書くと九割は異常があるというまでになった。これは木村先生に確かめたことだが、先生も「あっ」と思ったら、即座に脳波室に患者を伴って自分で撮られたそうである。われわれには、すぐ応じてくれる熟練した脳波技師がいた。これらのデータが眠っているのは遠藤四郎先生の早い逝去によってである。

余談かもしれないが、寛解過程は、当時、脳波とマイナーな身体症状と睡眠のあり方と夢と絵画あるいは粘土、箱庭と通常の診察とで追跡されていた。その記憶はなおその病院の看護部に残っていて、こうなればもう病気は下り坂だなどという見通しを語り合っているという。

三

当時のわれわれは、臨床心理士と医師との連携が重要であることを十二分に認識していた。われわれの経歴とトレーニングはいちじるしく異なりつつ、同じ対象に向かいあうからである。

私の診察には、新来の臨床心理士が側につくことになった。かなりの私のカルテは彼女ら（すべて女性であった）の筆で書かれている。これは彼女らにも医師の日々の営みを知るうえでよかったのではないかと思っている。おそらく、現在も、大学の臨床心理学課程や保育学科の大きな悩みは実習先の確保であろう。私は本年ある大学の大学院修士課程の非常勤講師を依頼されたが、そのうちに分かったことは、私が講義に出向くのではなく、私の診察を見学させて欲しいということであった。二、三人だろうと思っていたが、なんと二十人近いではないか。結局、見学は一回二人に限らざるを得なかった。それでも、医学生の見学実習の日だと六、七人、看護学生の日なら四人が見学している上にである。なるべく夏休みなどに来てもらったが、要するに一年で二回来られるかどうかというところである。どこもこういうことなのだろうか。それに「見学者」というものは、治療の場に統合されていない存在である。やはり筆記者にせよ何にせよ、役目を担っているということで患者も臨席を納得するものである。

一般に協力というものは、自分の領域について実体験とほぼ十分な知識とを持ち、相手の領域については討論できるだけの知識を持っているということが条件である（サイバネティックスの創始者ノーバート・ウィーナー）。

まず心理テストについては、医師のほうでもある程度の知識が必要である。この点については、私は、心理テストの依頼を出す時に、どういう結果が返ってくるかを予想することにしていた。ロールシャッハでいうと、反応数がいくつぐらいか、全体反応優位かそうでないか、形態水準はどうか、などの初歩的な予想でも、して依頼するのとしないのとでは大違いである。紙に書いてそっとしまっておくとなおよかった。こうすることによって、私は、心理テストの読みが進むだけでなく、どういう人に、またいつ心理テストを出せばよいかのタイミングをも読めるようになっていった。

おそらく、心理士にとってあまり愉快でないであろうことは、診断や予後の判定の初歩的な手数を省く意味でテスト依頼を出されることであろう。医師にとっては、しかし、困った時にテスト依頼をしたくなるのが人情である。そこで、統合失調症急性期のような、ロールシャッハ・テストにはさほどの意味のない時期に依頼を頻発させ、しかも回復過程でこそ経過を追うことが重要であろうのにテストがなされていないということが症例検討会で暴露されたりする。これは、急性期が収まると、その後の沈黙がちな、しかし支持を欠かせない重要な時期には、医師は次の急性期の患者の処置に忙殺されているという現実の反映でもある。急性期が過ぎると、医師は患者に割くエネルギーを節約しがちである。これが治療上の大きな問題なのだが、心理士がテストの前後にというついでの形でもいいから面接すれば大いに違ってくる可能性がある。医師の側では、依頼のタイミングをもう少し考える必要があるだろう。もし分からなければ、「回復過程においては三カ月ごと」とでも決めておくほうが、まだましである。二週間置いてロールシャッハを依頼し、後はずっと梨のつぶてというたぐいのことがある。これでは第一、心理士の勉強にもならない。

四

コメディカルの人に共通のこととして、医師がレポートをちゃんと読んで活かしてくれないほど、腹立たしいことはなかろう。このコミュニケーションの問題を、ある研究会の席上、甲南大学教授であった故・藤岡喜愛氏と論じたことがあるが、氏の長い経験によっても、一緒に長い間仕事をしてきて気の合った人とのあいだがいちばん通じあえ、それ以外では急に効率が悪くなるとのことであった。これは経験のもたらす言であり、医師同士でもトレーニングの場の違う人が通じあえるには半年はかかる。平凡であるが「いっしょに仕事をする」という気合い、なるべく多くの時間をともにするということが重要なのであろう。

そういう点では、ナースと心理士との間にも問題はある。しかし、実際には、両者の接点のほうが明快で、医師と心理士との間ほど複雑ではないようである。ナースと心理士との間では、人柄を信頼しあうということが第一のポイントであるようにみえる。

医師に対するレポートについていえば、まず、医師というものは、一般に、その経歴が長くなるほど、患者に対して悲観的になる傾向があることを知っておいて欲しいということである。これは、年齢とともに、予後のよくない患者を診る比率が高まるからであって、特に病院勤務の医師には必ず起こることである。精神科医だけでなく、結核医でも癌医でも起こる。予後のよい患者は視界から遠ざかり、初診も、初発の患者ではなく、前に自分なり他の医師が診た再発患者、慢性患者が主な客となるからである。

そこで、私はしばしば、心理テストによって勇気づけられる。それは、荒涼たる風景の中にも残っている生命的なもの、やわらかなもの、無傷な知性、きずなを求めたい心を発見するような報告書を私の職場の心理士が書いてくれるからである。実際、病理性だけを強調する報告書は、医師にとっては先刻承知のことで、むしろ医師の悲観論を裏付け、保証し、医師のエネルギー節約を正当化する働きになりかねない。非常にわびしいプロトコルの場合に空疎な楽観論を書けというのではないが、そういう場合にはある期間を置いてもう一度指示するように勧めておくのがよいだろう。実際、ロールシャッハのような強力なテストは、医師の判断を左右し、その結果、患者の運命にも大きく関与するのである。

五

協力というものは、相互の能力が重なりあうほうがよい。もし、間隙があれば、そこで重要なものを取り落としかねない。したがって、医師もバウム・テストぐらいはできたほうがよいだろう。バウム・テストの判読がやさしいとはいわないが、統合失調症の場合には、まず描けるか描けないかが最大の〝結果〟であり、次には、たいていは「大きく問題あり」の樹であって、「大きな問題がない」というだけで、これまた重要な結果である。その次には、樹がどう変わってゆくかをみてゆけばよい。特に、患者との話題が痩せてゆく慢性病棟において推奨したいことである。

患者に「この画をみて何が分かるのですか」と聞かれると、私は、たいていの場合、「みるというよりね、感じている、feel だ」と答えている。ロールシャッハのようなソフイスティケートされたテストでも、反応数が十個を割ると feel するほうが無視できなくなるだろう。一般に、精神科医は、数量化が苦手な人が少なくないが、感受することなしでは成り立たない職業だから、けっこう、感受はできるのである。

心理士のほうが面接を経験することも重要である。テストの前後には自然にやれることである。心理テストの説明を患者にすることがまず重要な関門だろう。その工夫によって、心理士は面接のプロになってゆくといってもよいかもしれない。

六

心理士に面接が依頼されることがあるだろう。長い目でみれば、アメリカのように、医師が処方し、心理士が心理療法を行うということになるかもしれない。急性期、合併症、救急患者は医師をますます忙殺する傾向にあるので、あるいは、このことは意外に早く到来するかもしれない。

この場合の重要な点を、精神病患者について述べておこう。患者が睡眠障害を持っている時には、インテンシヴな心理療法は一般にしないことである。それは、一般に混乱を引き起こすし、あらぬことを口走った結果が新しい心の傷になるということもあり、また、かりに重要な洞察を得ても稔らないだろう。患者が求めるならば、共にしばらくいるという「プレゼンス」のほうが重要である。鎮静的な薬物を使っている時には賦活的なアプローチをしないほうが、やはり混乱を避けるためによいだろう。

医師のように、外出・外泊・退院決定権、処方権などを持っている者の心理療法には、当然、それによって生じる限界がある。これをどう迂回するかが医師の工夫なのであるが、心理士のほうには、このバリヤーがないという点で有利である。しかし、いっぽう、患者に対して、心理士がいわば医師の代理として面接しているのか、一個の独立した職分として面接しているのかが患者にはっきり分かっていなければならない。

これは、絵画療法の例がもっとも理解しやすい。この画は医師へのメッセージなのか、心理士（あるいは絵画療法士）へのメッセージなのかが患者にはっきりしていないことが多い。その結果がしばしば、分かりにくい画となる。これが患者の病理とされるならば、哀れなのは患者である。むろん、このことをはっきりさせるためには、まず、心理士が医師とどういう連携関係にあるかが、患者に（ナースなどにも）はっきりしていなければならない。むろん、医師と患者との信頼関係がはっきりしていなければならない。これがなくて患者が心理士をどのようにして信頼できるだろうか（一種の対医師共謀関係だけかもしれない）。いずれにせよ、画はそもそもメッセージでなく、退院をねだりとるとか、攻撃、鬱憤のはけ口、あるいは医師を面白がらせる憂鬱な楽しみなどになってしまう。

医師に対しては秘密にして欲しいなどという患者の打ち明け話にナースや心理士が困惑することもあるだろう。何ごとも例外があり、また、患者が医師をあやつるためであることもないではない。退屈だけでそうしたくなる場合もあるはずだ。しかし、一般には、秘密をしょいこむのは重いことであり、医療チームの中で孤立感を持ってしまう。まず、患者にそう話せばよいと思う。つまり、秘密を持つということは重いのだということである。もう一つは、医療チームが共通の知識を持つことの重要性を語ることであろうか。しかし、どういうふうに話したらよいかという、話し方を聞くことはいいだろう。患者は心理士に向かって、医師には「こういうふうにならば話してくださってかまいません」と、事柄を再定式化すること自体によって何かを学ぶかもしれないのである。

七

医師は、比較的硬い人間関係の中で仕事をしている。例外的に、心理士との関係は、ソフトな関係であって、これによって精神的にたいへん救われていることが多い。職員にとっても、学校における保健室のような意味があるに違いない。

独立開業の心理士については触れなかったが、主に精神病院における私の体験からの考えを述べたので、お許しを乞いたい。

（「季刊心理臨床」第五巻四号、一九九二年）

難症論

他科もそうであろうが（たとえば成人のアトピー性皮膚炎である）、精神医学においては、重症というのとちがった意味での「難症」という概念がありうるのではなかろうか。つまり、必ずしも重症とはいえないのに、治療がむつかしいのである。

これは「処遇困難」という概念とも違う。あっちのほうは「扱いに困る」ということである。そういう例も含まれることになるかもしれないが、それは、結果的に、扱いにも困っているようでは治療はおぼつかなかろうというほどのことである。

「治療がむつかしい」という場合を列挙してみる。

（1）「内因性難症」

通常の治療的定石では妥当な方法がみえない場合である。

これは通常の診断基準では、収まるところがなかったり、人によって診断が違ったり、こうも見えるがああも見えるという場合が多い。

こういう人に心理テストをしても、結果が、やはり通常ではないのである。

われわれの精神医学では、診断および治療の谷間に落ちている場合である。重症の強迫症かもしれないが、境界例かもしれず、ひょっとすると統合失調症を経過しているのかもしれない。あちこちの医師で、この三つの診断のどれかを受けていることが多い。

どの診断であっても、治療に結びつかなければしかたがない。ところが、まず薬がさっぱり効かない。副作用のほうが先に出てしまったり、妙な効き方をする。患者も薬を怖がる。心理テストでも決まらない。精神療法を受けにゆく。これも妙な効き方というべきだろう、性格がややこしくなって帰ってくる。家族が、ついで医師がへとへとになる。本人もへとへとになっている場合と、意外にもそうでないという場合とがある。

不明の感染症などで始まる、心気的な状態が抑鬱《よくうつ》的な状態に移行し、抑鬱的な状態が長く続く。昼夜逆転の生活が続く。入院してみるが、それでも診断がつかない。そのうちに疲労ばかりを訴えて、慢性疲労症候群なのではないかと言いだしたりする。ところが、夜間には自転車であちこち遠出していることやサラリーマン金融で大金を借りていることがわかったりする。しかも、回顧的に、関係妄想らしきものがあった時期を仄《ほの》めかしたりする。

こういう人は最後にはどうなるだろうか。強迫症は「すりきれて」前面から退くことが多い。鬱状態をえんえんと続けることもあり、性格障害となることもあり、精神病となってちゃんと治療できるようになって「治る」こともある。

現在の診断基準とそれにもとづく治療体系とが、横断的な診断体系にもとづいているのであるから、ある病いの前段階にながく留まっているものは、どの枠に収めてどう治療してよいか分からなくても無理はない。さらにいえば、ある状態が「独立」の状態ではなくて、ある別の「状態」の「前段階」あるいは「遷延型」であるかどうかは、哲学的には決定できない問題である。操作診断ではいずれでもよいのである。中安信夫氏が「初期統合失調症」にそれ自身の権利を与えよと主張しているのはもっともである（ただこの名前はよくない。本人は言いにくいだろうが「中安症候群」のほうがよい）。アンリ・モンドールによる伝記を読めば、詩人マラルメなどはこの状態が何年も続いたままで終始しているように思われる。しかし、診断基準が「国際的精神医学官僚シンジケート」の手中に陥った今、診断表に手を触れることはきわめて困難で、博学と巧知とを必要とし、しかもそっちを磨いていると臨床感覚が風化する。さしあたりは、診断基準には「一般的敬意」を表するに留めておくのがよいだろう。

私なりに、内因的難症をどうすればよいかと意見を求められれば、こうすれば大丈夫という見解があるわけでないが、とにかく、失敗すると取り返しのつかないような治療、決定的な痕跡の残る治療は控えて、現状維持を目標とする「待ちの治療」に徹するのがよいと思う。「待ち」のあいだには関係がすさんでくるかもしれないが、「ここ一発」の勝負を挑むよりも耐えるほうが後がよいと思う。

治療者も独りでは大変であるから、患者が複数の治療者を行ったり来たりしてよいと思う。無理に一対一の深い関係を維持しようとすると、かえって自殺などの事故を招くのではないか。

われわれの手持ちの枠組みと手段とにかからないのであるから、わかったようなことをするのが間違っているのである。すべての病人を治療しなければならないとか、治療できると思っているのは、ユング派的にいえば「元型としての救済者コンプレックス」に支配されていることになるであろう。

こういう患者は、治療してくれと社会が迫り、受けた医師が別の医師へとたらいまわしをする。したがって、治療しなければいけないような気になるのだが、重症でなく、診断と治療の谷間に落ちていることを少なくとも家族には告げて、治療するというよりも、時間をともに過ごすという感覚で接するほうがよいと思う。その緩急はヘミングウェイの「老人と海」の糸さばきが実によく教えてくれる。患者との距離もだが、患者との関係の緊張度をほぼ一定に保つことである。そのうちに、神あるいは老化過程を含む自然、あるいは医学の進歩あるいは医学の枠組みの変化が、今では考えられない解決をもたらしてくれるかもしれない。一言にしていえば「こじらさないように」ということがいいのである。

私はこういう患者と取り組んでいるドクターによく言ったものである。「現状維持がすでにメリットである。改善はボーナスだ」と。

（2）「治療的難症」

通常の治療的定石では結果が予想を裏切り続ける場合。

これは、見立ての誤りもあり、治療の誤りもあるが、治療の水漏れが起こっている場合がないかどうか、考えてみる必要がある。

治療の水漏れの簡単な場合は、睡眠障害である。実に多くの患者が、特に外来の場合、睡眠障害に気づかれていない。私は、前の晩よく寝ていない患者に、強力な面接を行うことはきわめて有害であると思っている。どんな精神療法家にも、これは避けていただきたいと言いたいくらいである。

心理治療においては、面接直後にそのストレスを解消するために親や友人に話してきかせることが大きな水漏れの原因である。

家族因については、誰かが彼（彼女）を愚痴の聞き役に選んでいる場合に注意したい。私はこれを「ごみ箱にする（される）」と呼んでいる。ある患者の表現をかりたのである。相互にしあっている場合もある。このような家族はわれわれがうっかり介入するには複雑すぎる。

「家族にもかかわらず患者は治るのだ」とは土居健郎の言である。一般に、人間はさまざまな事情「にもかかわらず」、何とかその日を送り迎えしているのであろう。

単純に「余裕のない人は悪人にみえる」ということが意外に妥当する場合が多い。余裕をなくさせている事情がこれまたしばしば意外である。だから、思い出す必要があるのは、もっとも「犯人」らしくない者が実は「犯人」であるという推理小説の定石であるが、この「犯人」は単純ではなく、人間でさえないことが多い。しかし、家族因説は絶えず衣裳を変えて復活する。ＥＥ（emotion expressive）家族というものも、患者をＩＰ（identified patient）というのも、三十年前の「統合失調症をつくる母親」の後身ではないか。

実際、水漏れというより「油注ぎ」というに近い場合もないではない。経験世界では、何ごとも絶対に真でもなく偽りでもないのであろう。

家族と関係のない、実に意外な場合もある。忘れてならないのは、治療者同士の相互作用である。

あるいは、こういう患者の存在もある。誰もが援助したくなるような魅力を持つ患者である。ある男の子であるが、近所の若奥さんが、かわいそうに思って声を掛けたために、その後えんえんとテレパシーによる交信の相手にされてしまったのを皮切りに、前の住居地の医師が患者を定期的にホテルで何年か面接していたこともあり、入院した精神病院の病院長が日曜日に来院させて懇談していた。週に二回ヴォランティア的に面談を続けている人もある。全然動かされなかった人がいるかどうかと見回すと、精神科医でも一人しかいない。私の若いころに、やはり、こういう魅力的な患者がいた。それは、私のいた大都市の医師のあいだで有名な患者であり、多くの医師が「あの人だけは何とかしてあげたい」と取り組んだ相手である。私は急性期の時だけ診る「ポンピエ」つまり「火消し」であった。この人は今は五十歳を過ぎて入院中であるが、あまり治療者に見込まれるのも考えものであるという例である。もっとも、この人たちがこうなったのは、本人のせいではまったくない。本人から押しかけてきたのではない。何かフェロモンのようなものがあって、何とかしてあげたいという気持ちを周囲の人に起こさせるのかもしれない。そうして、たいていの場合には、われわれが気がつかないだけで役を演じているのかもしれないのである。「ひいきの引き倒し」をおそれよう。

しかし「われに触れるなかれ」(Noli me tangere)という信号を送ることによって、けなげにも、人を巻き込むことを避けて孤独の中に沈んでゆく患者のほうが多いかもしれない。むかし、精神病棟をおおっていた独特の匂いは、患者の汗をクロマトグラフィーにかけても特別なものは何もでなかったらしいが、不安になった時に、患者でも、そうでない人も、しかし、特に患者が、瞬時に発散する匂い(通常口臭として)と同じであることを私は何度も経験した。「私はいいからあっちへ行ってくれ」という信号――あれはそういうフェロモンではないだろうかと私はかねがね憶測している。狼に襲われた時には、このフェロモンは種の保存に役立つ。ひょっとすると、昔、医者が病棟にあまりはいらなかったのも、このフェロモンのせいかもしれない。

長年の精神療法は一部の人に独自の副作用を生むようだ。精神療法の場では、自分について語ることが自明の前提となる。そういう対人関係がその人の対人関係の主要なものとして長年続くと、誰にたいしても、もっぱら自分を語る人ができる場合がある。人々に好かれなくて苦労している人をみるとそういう〝原因〟に思い当たることもある。

先に挙げたように、人に好かれすぎる人々のほうが幸せかどうかわからない。ところで、治療者がへばりかけるとそっとキューを出して治療者の士気を回復させるのが実にうまい患者も少なくない。長い眼でみると、こういう患者が結局いちばんこじれないようである。さらに、医者が何かの折に「あの人の番になるとほっとします」という患者もいるのである。

いうをはばかることだが、精神病理学あるいは精神療法の研究対象となった患者の一部の予後はあまりよくない。彼（彼女）らは、けなげに医師に自らを差し出した人かもしれないし、研究者が精気を吸い取りすぎたのかもしれない。これについてできる簡単な説明は、そんな場合は研究と関連していない領域に目がゆかないとか、問題にしている病理が全体に占める比重を大きく見すぎるとかである。そもそも症例検討会に出すだけでも、その後数回はその患者の治療がぎくしゃくする。これは一種の避けられない副作用である。

とにかくどんなに良さそうに見える治療でも患者のパワーを弱め、ゆとりを少なくする治療はよくないと私は思う。

(3)「イメージの〝貧しさ〟に関連した難症」

言語的に据えた見立てに比べてイメージからみた見立てがはなはだしく劣る場合である。これは、言葉による面接に比べて、ロールシャッハでも絵画でもいいが、とにかくそういうものが非常に貧しいとか、危険を予知している場合である。境界例といわれる人の多くがこのような難症性を示す。イメージというものはヘッドライトのようなものである。将来の予想などは、たいていの人の場合には、ぼんやりとした図式やイメージとして明滅するのであって、言語的な明確な命題が浮かぶわけではないだろう。もっとも、バートランド・ラッセルのように、イメージが生涯まったく浮かばなかったと言っている人がいる。彼は父親とその弟妹全部とただ一人の兄とが精神病であり、当人は悪夢を見つづけたと自伝にある。こういう人は、もし、言語的定式化が乱れれば、たちまち、この型の難症になるのかもしれない。

(4) 近代医学的な見立てに比べて中国医学的な見立てが著しく劣る場合。

「中医学的難症」である。これについては、神戸大学の岩井圭司などとともに報告した。

どうして順調に回復しないのかわからない場合に、中医学的には最重症である場合が実に多い。しかも、「虚実混合」であって処方さえ困難である。簡単にいってしまえば「実証」とは防衛が全力を出している状態であり、「虚証」とはエネルギーのプールが枯渇している場合である。「虚実混合」とは長期間全力を出してエネルギーのプールが涸れてきたということができる。実際、舌でみれば、実質の断裂、乳頭の萎縮が起こっているから、これは比喩ではないようである。実際、こういう例を中医学的に治療すると、三年びくともしなかったものが、一週間にして虚証に転落した例を、似た八例中二例にみた。彼らの症状も急変したが、結局はある程度しか実を結ばなかった。

（5）家族に真実を告げうる人が誰ひとりとしていない場合。「家族的難症」

これはいうまでもないことのようである。家族全員が病人の場合には、医者は患者を抱えて彷徨するほかはない。一人に一人医者が付けばよいようなものだが、実際には、そんなに医者はいないし、また、こういう家族を引き受ける医者は少なくて、気がつくと、独りの医者だけが家族全体を抱えてしまっていたという例が少なくない。

（6）さまざまな療法を、しばしば同時に受けて、わけがわからない状態になっている場合。「医原性難症」

中医学でいう「壊病《えびょう》」であろう。

結構ある。特に、薬を恐怖して精神療法を無害だとする人がある。薬は排泄されればおしまいである。精神療法のほうがはるかに永続的な影響を残す。失恋の痛手が生涯忘れられないのと似ている。体の傷のほうはこれほど執拗ではない。精神療法の有効性を物語るものは何よりもその失敗例の無残さである。

(7)患者の「士気」が沮喪している場合。「心因性難症」

患者の士気を再建することは、おそらく、慢性患者の治療の第一歩であろう。

(8)社会的に難症となっている場合。さまざまなものがありうる。一方的に社会が悪いとしても始まらない。「社会的難症」

(9)運が悪いとしかいいようがない場合。「出会い的難症」

ある種の治療者は、治療経過の必然性を好むあまり、患者から「運」を締め出す傾向にある。しかし、人間は、日々身のうえに宇宙線のように降り注ぐハプニングを選択的に利用して何とか生きているのである。ユング派の長所の一つは、ハプニングを締め出さないことであろう。

なぜか、幸運も悪運も、固まってやってくる印象がある。ある数学者が、サイコロをふる回数が少ない場合には、ツキは周期性を帯びてみえるのだと私にいった。ランダムな過程のニセ周期として有名なものに、気象学において、諸力が打ち消しあって天候がフリー・ランになった時の二・三日余りのニセ周期というものがある（この周期性は患者の病状にもあるように思われる）。しかし、心理的説明も簡単に可能である。実際、幸運な人はかがやいてみえる。人に好かれ、人をひきつける。患者がツイていない時に医者はあせらないことである。

(10) ほんとうは難症でない場合。「仮性難症」

医者が困った、困った、という場合も、本人がいう場合も、家族がいう場合もある。いろんな場合があるが、親が深刻に訴えるのでハードな往診を覚悟していたら、何ということもなかったという場合もある（逆の場合もあるが）。一般に、医師の前ではもっぱら愁訴を、つまり「困ったこと」を述べるのが患者あるいはその家族の社会的な作法であると観念されている。患者が思わぬあっけらかんとした別世界をひそかに持っていることを、私は以前に「世に棲む患者」でえがいた。あれは患者が医師の退職の際に初めて語ったことであった。

（「兵庫精神医療」第十三号、一九九二年）

風景構成法（landscape montage technique）

一九七〇年に私が発案した絵画療法技法で、以後芸術療法学会を中心に諸家による研究が発表され、風景に心境を託する風土のためか、わが国の精神科医、心理臨床家などに普及した。方法は患者の前で画用紙の四周をサインペンで枠どりし、断る自由を告げ、「今からいうものを一つ一つ私がいう度にこの中に描き込んで全体が一つの風景になるようにしてください」といい、サインペンを渡す。「画の上手下手を見るのではない」「あなたの風景だからどういう風景でもよい」などと言い添えてもよい。順序が重要で、それは「川」「山」「田」（以上大景群）、「家」「木」「人」（以上中景群）、「花」「動物」「人」（以上小景群）、そして「足らないと思うもの、加えたいもの」である。次いでクレヨンで彩色完成させる。質問は弾力的でよいが、季節、時刻、川の流れの方向や深さ、山の高さ、遠さ、家の住人の数、人と家との関係、木の高さなどである。本法は指定された素白の空間において一つの全体の構成を目指すものである点で、ロールシャッハ法と対照的であり、箱庭療法に近く、その読みを大幅に適用でき、治療指向的で、また標準化と正常の尺度を作ることが箱庭と同じように困難である。完成された画の分析よりも描画過程の関与的観察と複数回の縦断的観察が重要である。診断法ではないが、急性統合失調症状態においてはそもそも不能、回復期の非妄想型では遠景のみの整合的な構成、妄想型では強引で不整合的な構成とそのことの不認知、慢性例では断片化の傾向がみられる。一般的に侵襲度が低いとされ、主に統合失調症患者あるいは児童に適用されてきた。発達との関連は当然あるが、教育者が一般児童生徒の判定手段に使用するのは問題である。また、英語で行う際は単数複数を曖昧にできない点が障害になる。「田」は「牧場」に替えざるをえない。なお、この特殊な型の構成障害を脳の一定部位に関連づけようとする試みがある。

(『新版 精神医学事典』一九九三年)

＊事典項目を時々書いているが、与えられた字数で過不足なくこの方法を表現しようとするのはなかなかむつかしい。

フェレンツィの死と再生

フェレンツィ・シャーンドル（Ferenczi Sándor, 1873-1933）はながく精神分析学界のタブーであった。それがようやく解除される徴候がある。

彼の悲劇的な死後、その著作の出版がいかにむつかしかったかは、最近出版された彼の『臨床日記、一九三二年』のバリント（1896-1970）による序文からも推定することができる。この日記は生前すでに秘書によってタイプされており、フェレンツィ未亡人から全著作の出版権を譲られた弟子バリントは、この出版に腐心し、一九六九年には近く公刊されることが確実となったと判断して「序文」を執筆するのだが、実際にはバリントの死（一九七〇年の大晦日）後、さらに十五年後の一九八五年を待たなければならなかった。しかも、出版されたのはバリントからフェレンツィの版権を継承したデュポン女史のフランス語訳（Le Journal clinique, Payot, Paris）であり、ドイツ語原本の出版はさらに三年後の一九八八年、英訳と同時である（Ohne Sympathie keine Heilung: Das klinische Tagebuch von 1932, S. Fischer, Frankfurt a.M.; The Clinical Diary of Sándor Ferenczi, Harvard University Press, Cambridge, Ma.）。邦訳は森茂起訳『臨床日記』みすず書房、二〇〇〇年。

ドイツ語原本には、仏訳 Französische Originalausgabe を以て正本とするむね記されてあり、翻訳はペイヨ Payot 社とデュポン女史の許可が必要なのだが、書店は「翻訳するならば絶対に（absolument）ドイツ語からしていただきたい」と書いてきた。仏訳はしょせん仏訳なのである。しかし版権が仏訳者にあるとこうなる。

フロイト－ユング往復書簡集が同じ事情で英訳を名目上の正本とするように、亡命者が多く、マニュスクリプトも各国を転々とした国際精神分析運動にあっては、むしろ当然なのだろうが、フェレンツィの場合には、さらに精神分析運動内部の事情が加わっている。フェレンツィ著作集も、第一巻、第二巻まではウィーンの国際精神分析出版社（通称フェアラーク Verlag）で出ていたのだが、最後の第三巻は火事場から救い出されたような話である。すなわち、ナチスのオーストリア合邦、ウィーン進駐の下に、枢軸国ハンガリーの人だったバリントが「フェアラーク」の紙を持ち出してブダペストで印刷させ、これをドイツ占領軍の通過許可を取ってスイスに持ち込み、製本してベルンのハンス・フーバー社から大戦下に出版されるという経緯をとっている。今のフェレンツィ著作集のドイツ語版（Bausteine zur Psychoanalyse（1）－（4））がハンス・フーバー Hans Huber 社から出ているのは、このためである（なおドイツのS・フィッシャー S. Fischer 書店からポケットブック Fischer Taschenbuch で二巻の選集が出ている）。一般には英訳で普及しているのだが（Contributions to the Problems and Methods of Psychoanalysis in three volumes, first, second, and final)、最初の二巻はともかく、第三巻は難航のすえに一九五五年に出ている。私の知るかぎり、この英訳は今はメアスフィールド Maresfield 社のリプリント（高価で粗末）以外では入手できない。この復刻本のカヴァーはフェレンツィのうっすらした肖像に眼光炯々《けいけい》たるフロイトの顔が重ねられて、フロイトのほうが濃く印刷されてある気味の悪いものである。何を示したいのであろうか。

仏訳は Payot 社から Psychanalyse (1)-(4) として最近出版されている。

往復書簡集はゲオルク・グロデック Georg Groddeck（『エスの書』の著者）とのものが仏訳で Payot 社から、ついでフロイトとの往復書簡集がやはり仏訳で別の社から出始めた (Sigmund Freud-Sándor Ferenczi: Correspondance 1908-1914, Calmann-Lévy, Paris)。これは膨大な独仏ハンガリー語母語者の集団翻訳委員会組織によってなされ、最初のふたりの出会いから六年分ですでに書簡四八三通、六〇〇ページに及ぶ大部なものである。

なお、フロイトが絶賛し、大戦間の精神分析文献にもっともよくでてくる『タラッサ』(Thalassa「海」の意味) は上記著作集に含まれない。ドイツ語原本も出ているというが、私の持っているものは仏訳である (Thalassa: Psychanalyse des origines de la vie sexuelle, Payot, Paris)。

フェレンツィは才気煥発の人であり、発想が滾々《こんこん》と湧き出た。フロイトは自分とは気質の異なる彼を非常に可愛がっており、彼のほうもフロイトを慕っていた。一九〇九年、フロイトはユングとともに大西洋をわたって米国に精神分析学を広める契機を作るが、同伴した第三の男はフェレンツィであった。

彼は当時の新しい科学である生物学、特に発生学と進化論に興味を抱いた。当時、ヘッケルの唱えていた「生物学基本法則」、すなわち「個体発生は系統発生を繰り返す」という原則は万有引力の法則ほどに反駁できないものと思われていた。フロイトもユングも、この思想にひかれていた。これを極限まで押し進めたのがフェレンツィの『タラッサ』である。原始の海から出てきた生物の末裔である人間は、その起源である海を恋うて子宮内の羊水に憧れ、ファロスはこの憧れが具体物となったものであり、オルガスムは原始大洋にもっとも接近した状態であるという。バリントの処女論文は、師のこの主張をさらに押し進めて、バクテリアから人類に至る生殖の変化をエロスによる身体の征服として描いた。すなわち、分裂によって増殖するバクテリアはまったく非エロス的であるが、原始的な多細胞生物になると雌雄の接合子という単細胞がエロス化し、ついで精巣と卵巣という「接合子担体」がエロス化し、次第にエロス化は進んで、高等動物になると全身体がエロスに征服される。この征服のために、個体はいつか死ななければならなくなるが、その代償にエロスが個体に与えたものがオルガスムであるという。今読めば生物学ともメルヘンともつかぬものである。バリントは、このような壮大な思弁から次第に離れるが、晩年の著作にも、どこかにその名残りを感じさせるものがある。『スリルと退行』における「オクノフィリア」対「フィロバティズム」、『ベイシック・フォールト』（邦訳『治療論からみた退行』）における「心の三段階」などである。

今からみれば、いささか浮世離れした説であるとみられようが、二十世紀は初頭から生物学の世紀でもあって、その影響は精神医学についても無視できない。たとえば、発生学におけるシュペーマンの発見、すなわち遺伝的決定によってでなく、原口背唇の位置によって頭尾軸が決まるという「後成説」が、ロックフェラー研究所のジャック・レーブ（Jacques Loeb）の啓蒙書によって世に広まった。これは同時代のアメリカ精神医学の「後成説」的傾向とは密接な関連があるだろう。

「タラッサ」説が当時熱狂的に受容されたことは、その反動を生んだ。精神分析の鬼子ライヒの思想に繋がることも社会的には不利であった。これがフェレンツィ著作集から外されているのも、ゆえなしとしない。しかし、フェレンツィは、こういう思弁ばかりでなく、技法上の革新をも行うとしたのであって、それが対象関係論の提唱と積極技法である。バリントの追悼文は、その点を強調している。

フロイトとフェレンツィの決裂は、後者が活動できた最後の年である一九三二年に起こり、治療技法をめぐってのものであったとされる。すでに悪性貧血（pernicious anaemia）を病んでいたフェレンツィは、その八月、ウィーンにフロイトを訪問して、弁明と関係修復とを試みる。会見の内容は不明である。門前払い説もある。その後フェレンツィは急速に憔悴して、ブダペストに帰らず、各地の保養地を転々として、翌年五月二十二日に死亡する。今ならビタミンB_{12}で治療できたはずの病気である。

この辺の事情は、主にジョーンズのフロイト伝第三巻によって知られてきた。しかし、その発刊当時、バリントは根拠薄弱であるとしてジョーンズに反駁し、取材源の公開を迫った。この時、ジョーンズはすでに重い悪性腫瘍の床にあった。両者の間に一回往復した書簡は公開されているが、真相についての決定的なことは何も書かれていない。

フェレンツィの積極技法がフロイトのいう中立性と矛盾することは、彼の治療の大胆さと、時には人をはらはらさせるようなきわどさと相まって、ジョーンズのフェレンツィ発狂説を精神分析界に受け入れさせる土壌となったであろう。また、人間につきものの悪霊「インヴィディア」(嫉妬)もあったであろう。フェレンツィの治療は絢爛《けんらん》にすぎたのである。さらに、ジョーンズは彼に教育分析を受けて以来抜きがたい憎悪を持つようになっていた人であった。その実際能力によってフロイトに重用されつつも、ジョーンズはおのれの凡庸さを知って、臍《ほぞ》を嚙む思いをしていたのであろう。

実際には、フェレンツィの対象とした患者は、精神病水準の患者、統合失調症患者や、今ならば境界例とされるであろうものをも含んでいた。対象の相違ということが大きいであろうと私は思う。

フェレンツィは最晩年、一九三〇年代にアメリカを訪問している。彼の最後期の患者はアメリカ人が多い。また、サリヴァンは自分にもっとも近い精神科医としてフェレンツィを挙げており、実際、親友のクララ・トムソンをブダペストに送って教育分析を受けさせている。フェレンツィが可愛くみえるほどのすごい積極技法――ローゼン、サールズら――がその後のアメリカに発展したのも、さらに後のアメリカの境界例治療技法も、フェレンツィの影響なくしては考えにくい。

一方、対象関係論は、フェレンツィの教育分析を受けたハンガリー人メラニー・クラインによってイギリスに導入された。フェレンツィは無言のうちに二十世紀後半の精神分析界に巨大な影響を与えていたのである。

なお、彼の名は通常サンドル・フェレンツィと呼ばれているが、ウラル-アルタイ語に属するハンガリー語では、人名を日本語と同じく姓・名の順に置くのが本来のあり方である。なお、szで[s]を表し、sは[ʃ]であるのがハンガリー語表記の特徴で、この綴字法は国民的アイデンティティの一つとなっている観がある。母音には長短を区別し、長母音の上にアクセント記号と同じものを付ける。

彼の名では最初のaの上にそれがある。czは古い綴りでcと同じである。古い綴字法が人名だけに残るのはドイツ語でもよく見られることである。なお「シャーンドル」は「アレクサンダー」のハンガリー語である。マイケル・バリント（Michael Balint）もハンガリー語ではバーリント・ミハイ（Bálint Mihalyi）である。「ミハイ」が「マイケル」「ミハエル」に当たる。ハンガリーの人名がわれわれに馴染みの西欧人名の何に相当するかはまるで「あてもの」である。

（「精神分析」創刊号、神戸精神分析学会、一九九三年）

＊『精神分析』創刊号にバリントによる「フェレンツィ」論の翻訳を寄稿した。この一文はそれに付けたものである。

オランダの精神科医たち

十数年前にオランダを旅行した時である。ある精神病理学者の家を訪問した。オランダの精神病理学は、特に第二次大戦下の困難な時期に独自の発展をしている。英独仏からの影響が一時途絶えたことがかえって幸いしたのであろう。私が持っているいくつかの本は故国でも今は揃わないそうで貴重である。

故国から持参の土産が出払って、私たちは駅の花屋で花束を揃えてもらった。これがたまたまこの国の習慣に適っていて、最初からいい出会いとなった。秋雨が植え込みのベゴニアを濡らしていた。

天井までの本棚に囲まれて書斎はあった。欧米の精神科医は一般に自宅のオフィスで勉強し患者を診て休息を取る。話がようやく軌道に乗ったころ、花のような少女がさっと入ってきて、無言のままお茶とビスケットをサービスして、身を翻して去った。暖かい気流が後に淡く残った。

帰国して後に聞くと、少女は精神を病むひとなのだそうである。どういう病いかは詮索しなかったが、父の精神科医は、教授の称号は持っているけれど、医療費のために途中で大学を去って、開業と執筆に踏み切ったのだそうである。レベルの高いその著書がオランダの本屋にずらりと並んでいた。ついでにいえば、そのオランダの小さな書店には近隣諸国よりもぐっと高級な本が天井まで置いてある。

氏はナースのための本を書き、ナースの講習会によく出ているが、それは、お嬢さんが氏を開眼させたためでもありそうであった。

私はどこかで患者の「心のうぶ毛をすりきらせないように」と書いたことがあって、このキャッチフレーズは一部に広まっているらしいのだが、そのもとになったのはヤン＝ヘンドリック・ファン・デン・ベルフ先生のお宅でのこの体験である。

オランダの精神科医には実践的であると感心する人が多い。ヘンドリック＝コルネリウス・リュムケ教授といえばＷＨＯの創始者の一人であり、患者に対した時の微細な対人関係感覚の研究で日本にも知られているが、ユトレヒト大学の教授を退官して後に、長年月入院している統合失調症患者の病棟医長を志願した。彼は、患者が症状とのある種の共存を達成しているのを見いだしている。患者はもう「統合失調症的な色彩」を感じさせなかった。

晩年の彼の自宅を訪問した人は、教授が午後七時から八時半までは客を置き去りにして自室に籠《こ》もるのをふしぎに思ったが、この時間はすべての患者が電話を教授にかけていい時間であった。来る日も来る日も、彼は今の患者、かつての患者からの語りかけに応えていた。

やはりオランダの精神科医プロッケルは患者の絵画の研究者であるが、施設によって病棟によって、絵画が著しく異なることを発見している。実際、それは主治医によって違う。それほどにも、治療的対人関係の及ぼす刻印は大きい。

当然患者の顔も病院によって違う。精神科病院は入院患者の顔で選ぶといちばん間違いないのではないだろうか。

（「月刊健康」一九九三年十月号、一九九三年）

コラージュ私見

1　コラージュの位置づけ

私はコラージュ療法をやったことがないので、まずコラージュとはどういうものかと考えてみないわけにはゆかない。さて、私の理論に照らしてみても、コラージュはなかなか面白い位置にあると思う。

私は、ロールシャッハやなぐり描き法など、すでに存在する曖昧図形や染みや無意味な線を手がかりにして有意味な視覚映像を捉える方法をすべて「投影法」と呼び、風景構成法や箱庭療法など、上下左右の縁で規定された素白の空間に物体なり有意味な図形を描く方法をすべて「構成法」に分類している。この分類でゆくと、どうなるだろうか。コラージュはいちおう「構成法」ということになるだろう。素白の空間にものを置いてゆくからである。

では、構成法の一つとしてどういう特徴を持っているだろうか。

箱庭療法の場合には、既成の物品を棚から選んで置いてゆくということが一つの特徴である。ふつうは物品を自分でつくることはない。加工することも一般にはやらない。また、風景構成法では言葉を頭の中で視覚的な図形に変換してこれを画面に配置して描いてゆく。ところが、コラージュでは「はじめに図形ありき」である。「これをどう切り取るか」「どう置くか」は任意である。その切り方と置き方の順序とが「コラージュ過程」ということになる。「社会的に通用する（成人的な）意味」による「拘束性」が、箱庭よりも、あるいは風景構成法よりも少ないということができるだろう。

むろん、箱庭でも、風景構成法でも、「社会的通用性を持った意味」からある程度自由になることはできる。しかし、「木」はたいてい木であり、「男の子」はふつうそれらしい形をしている。ところがコラージュは、なるほど既成の雑誌なり画なりを使うが、そこに実現している「社会的通用性のある意味」からの「ひねり」「逸脱」が期待されている。この点では、ロールシャッハに代表される「投影法」に近い点がある。実際、ロールシャッハでは、図形を「ただのインクの染み」と呼ばないという約束事の上にすべてが成り立っている。つまり、ロールシャッハは一種の「ひねり」「見立て」の上に成り立っている。むろん箱庭でも多少は「見立て」ということはあるが、その場合には「これは何々のつもりなの」とわざわざ断る必要がある。ところがコラージュにはその必要はない。そもそも古雑誌の絵は、その出版された時代の文脈をすでに多少とも離れていて、いくぶん〝ロールシャッハ的〟なのである。

この特性は、構成の過程にも現れる。箱庭は三次元世界である。逆にいうと、箱庭はふつうは三次元的構成から逃れることはできず、砂絵にでもしなければ「三次元であること」に迫られている。風景構成法は二次元の中にパースペクティヴとして構成された三次元世界であるから、絶対的に三次元世界でなくてはならないことはないが、だいたい七、八歳になると三次元世界が出現し、地平線や、地平線で分割される空と地面との区別などが欠かせないものになる。ところが、コラージュにはふつう地平線やパースペクティヴはない。

ロールシャッハにはふつう地平線はない。地平線やパースペクティヴが現れるのは、「風景反応」や「鏡映反応」など、特殊な場合である。ロールシャッハにおける空間的次元は、ロールシャッハ自体の本性からは出てこない。反応内容次第であり、二次元でも一次元でもよいのである。実際、最近の「フラクタル幾何学」は次元に小数点以下を考えているようだが、なるほどロールシャッハ図形はいくぶんフラクタル的である。厳密な意味での「フラクタル図形」つまり任意に拡大しても本質的に同じ図形の特性を持つような図形ではないけれども「英国の海岸線の長さ」（これがフラクタル幾何学のヒントになった。細かく測るといくらでも長くなるのである）に似ている。次元が整数ではないという人が出てきても驚かない。四次元を感覚できる人がかりにいるとして、そういう投影をしても間違いだということはできない。これと同じ意味で、コラージュの次元もはっきりしない。

コラージュは、構成してゆく方法でありながら、ロールシャッハ的投影性がある。

一般に構成法に共通なのは、一つの「全体」を目指すことである。箱庭でも風景構成法でも、最終的には一つの全体であるように配置を行う。ただし、箱庭は置き直しがいくらでもできる。それが箱庭の大きな可能性であり、箱庭はすべての方法の中でもっともドラマに近い展開を示すものである。風景構成法はずっと波瀾がない静的な過程である。ただし、全体を表そうという指向は箱庭よりも強い。ではコラージュではどうか。全体への指向性はたしかに存在する。ロールシャッハでも全体反応というものがあるけれども、それよりも強い。しかし、それは箱庭や風景構成法にくらべればはるかに弱いか、あるいは、ゆるい全体性であるのがふつうである。風景構成法では、整合的でない場合はかなり問題であるが、コラージュでは、風景構成法においては「ゆがんだ空間」とか「複数の空間」「複数のパースペクティヴ」といわれるものがむしろ普通である。つまり、透視法的全体空間の構成は第二義的なのである。強いていえば「エステティック（審美的）な全体」を目指すということになろうか。これに対して、風景構成や箱庭においては審美的観点は第二義的なものである。

さらに相違点はある。一般に、箱庭や風景構成法は「外的空間」の性質を持つ。これに対してロールシャッハにおける表現空間は「内的」とも「外的」ともいうことができない浮動的なものであるのがふつうである。コラージュの空間も、内的外的の区別が浮動的あるいは未分化な点でロールシャッハの空間に近い。しかし、非常に違うのは、全体と部分との区別がコラージュの場合にはないことである。その代わりにあるのは、切り出された切片と切片との間、あるいは切片と余白との間の絶対的断絶である。はっきりしているのは、「周辺」と「中心」、「左右」「上下」、そしてアイテムの相互関係だけであろう。

バリント (Balint, M.) は、『スリルと退行』[1]において「対象 (objects)」と「対象以前的な物質 (matter, substance)」とを区別し、「対象発見 (Objektfindung)」(フロイト) をその境界線とした。この観点に立てば、箱庭療法は、物質的な砂との接触という、前対象的な体験から出発して、その上に対象を置いて対象世界を構成するという、前対象から対象へという「前進的」な方向を持つ方法である。この場合に前進の起動力として枠の存在が重要である。さもなければ、海辺の幼児のように前対象世界に埋没したままになる可能性が大きい。風景構成法においては、前対象的なものとの直接接触は非常に限られている。川、山、田より成る大景群は「前対象的」であるが、それは組み合わされ、その上に対象的な中景群、小景群が置かれることによって、対象世界の構成過程に組み込まれる。箱庭の場合には、そのドラマ性によってその世界に没入することができる。これが箱庭の重要な点であり、また重症の人には困難な点であろう。箱庭のドラマ性はバリント流にいえば「エディプス段階」に手の届いている人がはじめて発揮できるものということになる。このようなドラマ性、没入性は風景構成法には乏しく、対象世界はそれ自体が「外的対象世界」である。

ロールシャッハの出発点であるインクの染みは、対象と前対象的物質とのちょうど境界にある。ここから対象を発見するのであるから、ロールシャッハ・テストは文字どおりObjektfindung（対象発見）の過程である。おそらく、このテストの重要性はこの理論的位置にある。

コラージュではどうであろうか。古雑誌などの絵は、必ずしも「対象」である必要はないが、いちおう対象として把握されるものが多いはずである。それは「紙」という前対象的なものの上にある「対象」である。絵は前対象的な「地」の上の「図」としてある。これにハサミを入れて切断する行為は、対象への一種の暴力である。切り出すという行為はロールシャッハの図形を「読む」時のような「見立て」「ひねり」のもとに行われる。これは、対象と前対象との中間領域に退行し、そこで「対象発見」を行うということである。貼るという行為は、では、どういうことであろうか。貼るたびに全体の構成は変化する。この意味で構成的なのであるが、できあがった全体は対象世界であろうか。さまざまな程度に対象世界と前対象世界との間に揺らいでいるというほうが当を得ていないであろうか。

しかし、図と地との関係は通常存在する。この点ではスプラッターや墨流しのような、まったく前対象的なバリントの意味での物質（matter）の世界とは異なる。異なる点はまだまだあって、スプラッターや墨流しが偶然に頼ることの多いのに対して、コラージュは意識的行為である。それも、箱庭や風景構成法が覚醒時の常識的な三次元の外的な連続性のある空間を構成するのに対して、コラージュは常識世界を破るような「スキル」を必要とする。そもそも絵を切り出すという行為に「スキル」が必要である。あれはけっこう難しい。ありあわせの対象を「見立て」「ひねり」によって「手なずけ」、切断によって「利用」し、白紙という拒絶的な空間を審美眼という「スキル」によって征服し自分の空間とするのがコラージュである。

こうみてくれば、コラージュとは、バリントならば、すぐれて「フィロバティック」な営みというであろう。彼のいう「フィロバティズム」とは、「スキル」によって対象を手なずけ利用して、「前対象的空間」を自由にわがものにして「安全感」を確保することだからである。

2　コラージュの治療的意味

以上の考察の上に立って、コラージュにはどういう治療的意味があるかを考えよう。まず、安全性についてである。ロールシャッハやなぐり描き法と違って、曖昧で不気味なものに不意に直面することはない。ありきたりの図形を、まず下見してから自分の思うように切り抜けばよく、嫌ならパスすればよい。それ以後でも、糊をつける前に捨てるとか、上に別の切片を貼るとか、いくらでも回避法がある。回避法があるということは安全性が高いということである。さらに、年齢、知能などによる限定があまりなく、高い知能の人もそうでない人も等しく熱中できる方法である。

では、コラージュの治療的意味というものはどこにあるのであろうか。いろいろな言い方ができると思うが、非常に一般的に考えてみたい。

人間の思考や感情や意志あるいは行動というものには、いずれも、二つの方向性がある。すなわち、「まとまろう」とする統一的方向性と「ちらばろう」とする分散的方向性とである。そして、そのいずれの方向性も、それだけでは駄目なのである。考えをまとめるためには、まず、ある程度ちらばっていなければならない。あるいは適当にちらばらせなければならない。初めからひたすら統一をめざせば萎縮となり、後には一つに小さく固くまとまってしまえば、それは化石みたいなものとなる。しかし、分散しきってしまえば、それはまとまりのない無秩序、すなわちもう一つの死物である。精神の健康あるいは精神の存立自体の可能性は、その中間にあって、この二つの方向性の、揺らぎを伴った動的平衡にあると私は思う。それによって、統一と分散との統合、すなわち展開（発展）ということが可能になる。

河合隼雄は、どこかで「治療というものは、もつれた毛糸をほどくようなもので、ふわふわふわふわとやっていれば（ここで手真似）いつの間にかほどけてくるものですな」と語っているが、この直観的治療像には、まとめようという方向とちらばろうという方向とを、ともに無理のない範囲で調和させながら自然に回復させるという機微が巧みに物語られている。

積極的方法、たとえば自由連想法やロールシャッハ法には、「まずちらばらせよう」という方向性が前に出ている。それは、一つの冒険であり、したがって、まとめる力の弱い(支離滅裂になりやすい)精神病水準の人には危険である。風景構成法や空間分割法には「とにかくまとめさせよう」という方向性が前に出ている。したがって安全ではあるが、毎回実施してもそのつどめざましい展開が得られるということは例外である。こうしてみると、コラージュの過程は、「まとめる」方向(統一作用)と「ちらばる」方向(展開作用)とが、毛糸の玉を操るように交互にあるいは同時に働く過程であり、積極的方法と消極的方法とのちょうど中間ということができる。コラージュの治療力というものは、基本的にはそういうものであると私は考える。この「統一対分散」という観点は、思考、感情、意志、行動のいずれの水準においても該当する。そして、実際の治療においては、思考を治療しているのだとか、感情を、いや意志をだ、という区別はない。

ここで気づくのは、夢とコラージュとの類似性である。夢の素材は、通常、われわれが知っているものからできている。ロールシャッハのような不定形の染みや幾何学図形は夢にはふつう登場しない。夢に登場するものには、思いがけないものも嫌悪すべきものも恐ろしいものもあるが、まったく見たことも聞いたこともないものは登場しない。ユング派が「元型」というものもまた、ちゃんと名前を持っている。一般に名前で指すことができるものは、まったくは未知ではなく、馴染みのあるもの、すなわち「対象発見以後のもの」である。

逆にコラージュから出発して夢を眺め直すと、夢とは「日常」という絵入りの古雑誌をぱらぱらとめくってあちこち——多少とも気まぐれに——切り抜いた映像をコラージュ的に組み合わせてできているということもできるだろう。

夢の舞台もコラージュの空間と同じく内的空間か外的空間かが不確定な浮動的空間である。夢のスクリーン[2]についての考察があるが、それは乳白色の、前対象的な、遠近さえわからない空間である。

コラージュも夢も、ともに、組み合わせと展開とが予想外である。そして夢もコラージュも、ともに、まとめようとする力とちらばろうとする力とが、日常覚醒時とは違ったバランスだが一種のバランスを保った土俵の中で、交互に、あるいは同時的に働く場である。夢もコラージュの過程も時間とともに変わってゆく。相違は、コラージュにおいては、周囲の枠が不動であること、夢には必ずあるといってよい唐突な場面転換がないことであろう。いや、ハサミで切ること、貼ることは、夢過程に欠かせないという「ツェズール(Caesur)[3]」、すなわち「休止を伴う唐突な場面転換」——「お話変わって」という——に相当するのかもしれない。そうだとすればコラージュはますます夢に似ているということになる。

夢の自然治癒的意味とは、昼間覚醒意識では解決されないことを、よりゆるい、映像的な論理によって解決しよう、すくなくとも未解決の問題を抱えている緊張をやわらげようとするものである。コラージュの治療的意味もそれと近いところにある。

したがって、夢の解釈の限界がコラージュの解釈の限界を示唆する。逆にいうとコラージュ過程は行うことそれ自身に治療的意味があって、成立した作品の解釈を急ぐ必要がないともいうことができる。

夢解釈には一義的な辞書がないし、同一の夢も流派によって別個のさまざまな解釈が与えられ、どれが正しいということはできない。また、治療中には、治療者の流派によって見る夢が変わってくる。よく言われるように、フロイト派によって治療されるとフロイト的な夢を見、ユング派の治療者にかかるとユング派的な夢を見る。当然、治療者によってコラージュの形が違ってくるであろう。どの治療過程の中で得られたコラージュであるかという特徴は必ずあるであろう。たとえば、順序を追っての展開がある。一般に治療関係の中で得られたものを時間の順序に並べると全体としてストーリーがみえてくる。

では、夢とコラージュとの相違はどこにあるであろうか。まず、夢の場合には、意志は稀にしか働かない。そもそも何を夢に見たいと思ってもそのものを見る自由はない。危険から逃れる場合に働く意志も、それ自体が夢の一部分に過ぎない。これに対してコラージュは、白昼の意志的行為であるから、この受動性はない。むしろ、大いに能動的である。通常は破壊してはならない雑誌の、ハサミを入れてはならないページという空間に敢えてハサミを入れるのである。しかし、規範を逸脱しても、ただの破壊ではなく、新しい意味を与えるような切り出し方をして、まったく別個の関連の中に置く。バリントに言わせれば、対象が破壊を不快がらず拒絶せず、むしろ歓迎し協力する場合である。古雑誌のほうに感情移入すればたしかにそうであろう。そして、コラージュを行う者は、前対象空間の中で対象としてのハサミを「スキル」を以て操る冒険者、「フィロバティズム的英雄」ということになる。「スキル」には「スリル」が対応する。ハサミで切り出す行為は、ロールシャッハ過程や箱庭あるいは風景構成過程に比して「スリリング」である（筆者は大道芸としての「切り紙」を隠し芸としているがハサミを扱うのはかなり「スリリング」である。ただ危険なだけでなく、やり直しが効かない点でアクロバティックである。そして「アクロバット」はバリントの「フィロバティズム」の発想の原点なのである）。「スキル」によって「スリリング」な行為を行う「英雄」としてのコラージュ作者には、いくぶん誇大的・躁的爽快感があってもふしぎではない。

こうしてみると、コラージュは夢に似た過程を、能動的覚醒夢とは違った形で体験するということになるだろう。能動的覚醒夢にはジャンプあるいは「ツェズール」が起こりにくい。またこれに治療者は言語を介して間接的にしか関与できない。コラージュ療法の治療者は夢に似た過程を関与的に観察するという、めったにない機会に遭遇しているわけである。

コラージュをもっともフィロバティックな過程とすれば、その正反対、すなわち空疎な空間を危険として恐怖し対象に膚接していることに安全感を覚える「オクノフィリア」的過程の極は何であろうか。それはおそらく「粘土細工」であろう。粘土の塊は、なるほど対象以前的な「物質」であるが、治療者がその一部を切り取り、患者に手渡す時にすでに対象としての性質を帯びる。粘土を冷たいと感じ、指先だけでさわり、表面を滑らかにできないという事態から、粘土を温かいと感じ、掌全体に粘土を馴染ませ、愛撫するように表面を滑らかに仕上げるようになるのが、粘土細工療法における進歩である（野村）[4]。粘土の塊は、外的空間との間に中間地帯、すなわち粘土でも空気でもないというものの存在を許さない。この絶対的対象性が粘土を安全なものにしているのであろう。その例としては、ただ一例、粘土を凄い勢いで新聞紙の上になすりつけはじめた場合を経験したことがあるだけである。

これに対して、コラージュはハサミ一つを頼りにする冒険である。バリントはフィロバティックな行為は三段階よりなると言っている。つまり、安心できる出発点と到着点とがあってはじめて空間をスキルによって飛翔できるのであり、とくに着地の際に是認し賛美してくれる対象（人物）が必要であるという。「貼りつけ」段階はすでに着地体勢にはいっているとみることができるが、その段階から成しおえた後にかけて、治療者が冒険の話を聞くような姿勢を示すということがコラージュ過程を治療的なものとして完成させるのであろう。

私は、現代ギリシャの超現実主義詩人オジッセアス・エリティス（Elytis, O.）のコラージュ作品のいくつかに親しんでいるが、コラージュを治療に使ったことはない。今回、杉浦京子氏のコラージュ療法にコメントを求められた機会に、私の構造主義的絵画療法分類およびバリントの理論に照らして、コラージュとは何かを考察したのであるから、見当違いのこともあるであろう。大方の御示教を待つ次第である。

文献

（1）Michael Balint（1959）Thrills and Regressions, Hogarth Press; International Universities Press, New York. 中井久夫、滝野 功、森 茂起（訳）『スリルと退行』岩崎学術出版社、一九九一年。この文献よりの多数の引用については索引を介して参照されるのが便である。

（2）Bertram Lewin（1951）Psychology of Elation, Hogarth Press, London.（1）より引用（原著七六頁、邦訳九四頁）。

（3）Harald Schultz-Hencke（1948, 1968）Lehrbuch der Traumanalyse, Georg Tieme, Stuttgart.

（4）野村（現・溝口）るり子、上智大学卒業論文、一九九一年。

（『コラージュ療法入門』創元社、一九九三年）

神戸大学医学部附属病院　第二病棟「清明寮」の開設について

「清明寮」（第二病棟＝精神科病棟）は、平成六年八月十一日付で厚生大臣の開設承認をうけ、十五日より患者の受け入れを行った。

第二病棟は、平成五年九月着工、同六年五月竣工、鉄筋コンクリート造二階建（一部地下、及び塔屋）延べ床面積一六七五平方メートルである。

一階は、特別病室二室（特等一室、一等一室）、及び一床病室六室（内、保護室二室）、二床病室一室、四床病室九室の計十八病室、収容病床数四六床を配し、他に玄関ホール、ナースステーション、デイルーム（兼面会室）、検査室、処置室、浴室等があり、二階は多目的治療室、診察室、検査室、カンファレンス室、医師及び看護婦（士）更衣室及び控え室、当直室等から成る。

なお、地下階は第一病棟改築後の物流ルートの連絡用ピット、塔屋は機械室、屋上は多目的広場である。

精神科病棟は、現代の精神医療が目に見える形をとったものでなければならないという理念のもとに、本部、医学部の事務方と精神科の医師、看護者、心理士などの職員が一体となって立案と設計に当たった。

市中の病院であり、また精神保健法上の応急入院患者、兵庫県救急医療システムにおいて救急当直に任じ、さらに合併症救急患者を事実上すべて引き受けるために閉鎖病棟を採用したが、その代わり患者と職員との「アメニティー」(生理的・心理的な意味での居住性)の向上には許される限りの最善を尽くした。色々な制約はあるが、とにかく現在では日本でもっとも進んだ、神戸大学が誇れる病棟ではなかろうか。

隔離室に障子を採用したのは他にはない工夫である。また、夜間の廊下をフットライト照明のみにするなど患者の睡眠を確保して、睡眠薬をはじめとする薬の量が少なくてすむような配慮が方々にある。全体として、ひろやかな設計である。特に、強化ガラスの採用によって格子のない明るい病室が実現できた。

全体として、小さな客船を思わせるレイアウトである。一階が客室とブリッジ、二階が娯楽室と船員の部屋にあたるだろう。風見鶏をトップに据え、ヨットのマストを中庭に建てた。気まぐれに万国信号旗を挙げているが、第一病棟の人がみて無聊を慰めてくださるのを願ってのことである。

やっと学生に見せて恥ずかしくない病棟ができ、精神医療への偏見から解放された卒業生が生まれるのではないかと思うだけでうれしい。第一病棟の改築のためのアメニティーの実験病棟として経験を生かしてもらえるとありがたい。また、各地の大学病院から見学者が相次いでいる。日本の大学病院をはじめとする国内、県内の精神病院がこれ以上のものを作ろうと競争心を燃やしてくれると、これは大きな波及効果であろう。

（「神戸大学医学部附属病院ニュース」第二十六号、一九九四年）

牛込・晴和病院にて

私が河合隼雄先生に接したのは、一九六九年の十一月も終わりの頃であった。

当時、私はウイルス研究所の物理部から精神医学に転じて三年半、三十五歳であった。都下の精神病院に勤めながら、週に何度か、目白からは日本女子大の先、小石川からは講談社の坂を上りつめたところにある東大分院の神経科で少数の患者をゆっくりと診ていた。

ひっそりと二百床余りの東大の分院は今廃止の危機にあると聞くが、『暮しの手帖』に「クリスマス・ツリーのある病院」と褒《ほ》められたこともあり、臨床中心の、患者にも居心地のよい数少ない病院で、東大の医者も家族はここにいれるのだという噂があった。元来は正規の医学校を出ない人が医師開業試験を受けて医師になれたころの試験場兼実習場「永楽病院」である。私はここで患者のことだけを考えておればよいという特権的な時間を送った。当時は学園闘争の余波がまだ高かった。研究会もめったになかった。

たまたま「芸術療法研究会」というものができて、その第一回の会合が牛込弁天町の晴和病院で開かれるのだというお触れがまわってきた。今は芸術療法学会となっているこの会の理事長を今も務めておられる徳田良仁氏が当時はこの病院の診療部長で、この会も氏が発起人であるに違いなかった。私が出掛ける気になったのは氏のことが頭にあったからであろう。

私がはいってゆくと、会はもう始まっていた。発表を聞いてゆくうちに私の中の何かがむずむずし出した。私が知っていること、すでに治療に試みていることが多かった。

そのうちに大男がぬっと登壇した。関西アクセントで早口ながらつっかえつっかえしつつしゃべりはじめた。ふっくらした顔はいちめんにこやかなのに、眼はもっぱら天井のほうを向き、視線は宙の一点を凝視していて、汗だくであった。イメージを一所懸命思い浮かべ、それを言葉に換えようと苦闘しておられるのであろう。これが若き日の河合先生であった。次々に写し出されるスライドは長方形の砂箱で、オモチャの家や木や人形や動物や「マッチボックス」の自動車や石や花が置いてあった。砂を掘れば青い底が見えて海や川になる。要するにこれは古来なつかしい箱庭である。

「オモチャは自分の好きなのを集めればよろしい」という。これを何よりも面白いと思った。たいていは規格化されて、木を何本、家は何軒、橋は一個等々、合計二百何十個とセットになり、いずれは統計的な論文が出て、どうであれば何病となるのがこの世界の常ではないか。「好きなのをいくつ集めてもよい」とは破天荒である。どういうものを集めるかで治療者の顔が判るなとも思った。

河合先生はよく写っていない写真も出した。「これは僕が余りよくわかっていない患者さんのです。よく判っていないとうまく写らんです」。このサービス的発言に聴衆はどっと笑ったが私は真面目にそのとおりだろうと思った。このブレた写真で私はいっぺんに河合先生に好感を持った。

聴衆は木枯らしに襟を立てて帰っていった。私は一足遅れて病院を出た。うろうろしている人影が一つある。ここで迷う人はあの人しかあるまい。私は声をかけた。「河合先生ですか、私は弟さん(逸雄氏)の同級生でかくかく、先生はどちらまで?」京王線の「つつじヶ丘」までと聞いて、少し先の調布に住んでいた私は「途中までご案内します」と言った。それから私は久々の関西弁を使って先生を質問攻めにしたと思う。ある箱庭では周囲に柵を囲ってから中に物を置き出すという話に私は感銘を受けていた。「あれは箱の枠だけでは足りないのですね、ああして初めて安心できるのでしょうね」「そう、そう、そうです」と先生は賛成された。

先生が少し背を丸めて「つつじヶ丘」で降りられるのを見送って、私は、箱庭をすぐやろうと思った。病院の大工さんに箱を作ってもらい、子どものマッチボックス印自動車を分けてもらい、人間と動物をオモチャ売り場や夜店で、家や橋を盆景売り場で買った。樹は、ちょうど剪定中のヒマラヤ杉の枝屑で間に合わせた。私はまた、患者がこれから絵を描くという直前に画用紙の縁に枠を描いてみた。柵で囲われた河合先生の箱庭からのヒントである。それは患者に絵を描きやすくするらしかった。私はこの辺りから始めて、若い心理士たちと談笑しながら一カ月ほどで私なりの絵画治療のシステムをつくった。私もむろん若かった。

(『河合隼雄著作集』月報、一九九四年)

＊『河合隼雄著作集』は岩波書店の刊行である。

芸術療法学会の二十五年

日本の芸術療法学会は、ちょっと他に例をみない発展の仕方をしていると思う。第一に、それは、米国の芸術療法学会とも欧州の表現病理学会とも違う。どこが違うかというと、まず、米国の芸術療法学会とはどういうものであろうか。それは基本的に芸術療法士の学会である。芸術療法士は専門職として厳しい学会認定の地位である。一つの専門職の拠りどころであり、臨床心理士と境界を接し、競合性があるので、相互に自己の領域と職場を擁護するという意義と目的を持っている。元来、精神分析学的指向性が強かったのだが、現在はユング派を含め、各流派が揃っている。

精神療法（心理療法）という観点からみると、米国の精神医学は精神分析を以て立つが、同時に医師以外は、精神分析家になれないという決定が両大戦間の精神医学指導層によってなされた。米国医学会、米国精神医学会の専門職としての自己防衛は強力なもので、実際、非医師分析家への禁止はきびしく、一九三〇年代にナチスを逃れて米国に来た非医師の精神分析家たちは大変な苦労をしている。エーリヒ・フロムが夫人と別れた後に米国を去ってメキシコに安住の地を見いだしたのも、メニンガーとの確執やマッカーシズムなどもあるが、それらももとをただせば彼が夫人フリーダ・フロム＝ライヒマンと違って医師ではなかった（社会学者であった）ことが大きい。

米国の精神科医で、非医師治療者の側に立ったのがサリヴァンで、彼はフロムを擁護しつづけ、その間はフロムも米国で活動できたといってよかろう。サリヴァンも一九四九年に死んでいなければマッカーシズムの犠牲になったであろうが。それはさておき、こういう医師を徳としたのが米国のコメディカル専門職で、米国の看護学は非常にサリヴァニアンであり、米国精神医学が生物学的となった現在もそれは変わらない。米国においては現在、現場で心理療法を担う主力はナースである。これは、米国の健康保険システムが特別の査定なしには医師による高価な心理療法への支払いを認めないせいもあり、何よりも米国医師の心理療法の価格が高いためであるが、ナースの側にその準備性がなくてはかなわないことである。芸術療法においても、ナウムブルグのような創始者には、新フロイト派といわれていた人たちの影響が強く、実際に交流があった。

医学との隔たりは、その芸術療法誌の論文形式にも明らかである。医学論文のスタイルから非常に遠いスタイルを採用している。

これに対して、日本の芸術療法学会は、医師、臨床心理士、ナース、作業療法士、音楽療法士その他がわけへだてなしに集う唯一に近い学会であるといってよい。

欧州中心の表現病理学会はどうであろうか。これは基本的に医師、それも多くは精神科病院の医師の学会である。この会はまさに表現「病理学」の学会であって、治療との繋がりはないに等しい。初期においては、明らかに患者の表現を見下す立場にあった。ドイツのプリンツホルンの有名な著書の表題に、精神病者には「絵画」(Bild)の名さえ惜しんで「絵画もどき」(Bildnerei)という蔑称を使用している。治療どころか、絵画の変遷を縦断的に追跡したものも少ない。実際、プリンツホルンは欧州各地の精神病院をまわって患者の描き残した画を収集した。これが有名なハイデルベルク・コレクションである。フランスのヴォルマは戦後最初の世界精神医学会であるパリ学会に世界各地の参加者から患者の画の持参をもとめて、学会期間中に展覧会を行い、この画をもとにして、「精神病的絵画」を書き上げた(わが国からは慈恵医大が出品している)。この二人は表現病理学界では偶像視されているが、いかにも安直な収集を土台として、プリンツホルンはゲシュタルト心理学、ヴォルマは構造主義分析と、それぞれ当時流行の分析器具で器用に料理したというところが実際ではあるまいか。

その後の欧州表現病理学はスイス、ドイツ、オランダで、現存在分析、人間学、精神分析学の影響を受けた病的絵画観へとシフトし、患者の絵画を絵画として認めるようになった。その結果として、患者の絵画は「アール・ブリュ」(〝生《き》のままの絵〟)として市場価格がつくようになり、それで生活する患者もでてきた。それ自体は結構なことかもしれないが、あのような苦悩の絵を壁に掛けておくのは無神経すれすれの強靭さが必要であろう。

日本において、表現病理学会に対応するものは、芸術療法学会ではなく、強いていえば病跡学会である。日本病跡学会も、最近は少し変わってきたかもしれないが、精神科病院長、精神科病院勤務医の活躍が目立ち、作家、芸術家の病理に仮託して自己の精神病理学を述べる観があった。これがこの学会の精神医学界における存在の必然性であって、さもなくば精神科病院の勤務医の精神病理学的発言は大いに狭まったであろうし、それは大きな損失であっただろう。

病跡学会には、もう一つ、作家研究への精神医学からの貢献という面があって、文学研究者で病跡学会誌を購入される方は結構多いのである。文学研究に傾いている精神科医の側からしても、この雑誌がなければ、文学研究者からは永遠にディレッタントの扱いを受けるにとどまるであろう。

『芸術療法』誌も隠れた販路のある点では病跡学会誌と似ている。特にその初期の号は大学の卒業論文、修士論文のヒント探しに大いに使われていると聞く。

さて、一九六九年の日本の芸術療法研究会の成立には、非常に大きなタイミングのよさがあったと思う。

まず、精神医学において学会がほとんど開催されない時期に当たっている。精神医学的発言のエネルギーが、この小さな研究会に集中した観があった。現在のように、学会と雑誌とが多数並び立っている状況では、初期の芸術療法学会の熱気はありえなかったであろう。同時に、その時代精神は日本芸術療法学会の治療への傾斜を必然的たらしめたであろう。

人としては、徳田良仁、宮本忠雄、河合隼雄の三人が欠かせない存在である。それも、それぞれ独りでは芸術療法学会はできなかったであろう。この三人は重なりあうところと重なりあわないところとが実によい布置をなしていると私は思う。

しかし、この三人だけでは何か足りないものがあって、精神医療改革の洗礼を、どの形にせよ浴びた、昭和四十年前後医学部卒業あるいはそれ以後の（当時）新進気鋭の世代が、この学会の推進力となったことが欠かせない要因であった。

両方の世代に共通のこととして、独りで仕事ができるという点があると私は思う。昭和四十四年には、独りで仕事ができない者は何もできなかった。

では、お前はどこにいるのだと言われそうであるが、私の世代には、芸術療法学会に積極的に寄与した者は、その前と後とに比べて少ないのである。そういう意味では私もまた単独行をしていた。私は元来、統合失調症患者とのコミュニケーションのために、また治療の里程標として、絵画を使用していたのに過ぎなかった。芸術療法学会に出たのも安永浩先生が「今日こんな会があるよ」という勧めがあっての偶然である。その帰りに、河合隼雄先生と電車で一緒になって疑問点をただしたのが、その後一カ月かそこらで私の方法の体系を作る契機となった。

しかし、私もこの学会の水を長く飲んだ者であって、結果的には、前の世代と、次の世代とを繋ぐリンクの役割をしたのではないかと思っている。私は前の世代の言葉を理解したし、前の世代に理解される言葉を語ることもできた。と同時に、次の世代と共通の言葉でも語れた（と思っている）。私の文章でもっともよく引用されたものは「完成度の高い絵画とたどたどしい一本の線とを哲学的に対等とみなす」という言葉である。おこがましい言い方かもしれないが、私が次の世代に引き継ぐものとしては、この一句で充分なのではないかと思っている。

風景構成法でも、枠づけ法でも、誘発線法でも、早晩、私がいなくても誰かが開発したであろうと思う。私がそれらについてまとまったものを書かないのはもとより怠惰のゆえであるが、創始者というものは決定版を書くことによって、自分が気づいていない可能性を閉め出し、結果的には自分の案出した方法を窒息させてしまう――「ロールシャッハは早世することによってロールシャッハ法に貢献した」（エクスナー）――と思うからでもある。私の案出した方法の価値は、私と離れてそれを面白いと思って下さる人たち次第であると思う。

私は個別的方法よりも、それを適当な相手に適当な時期に適用するシステムのほうに関心を置いてきた。適用の結果が経過上のどこに患者を位置づけるかを示し、その結果が次に適当な方法は何かを教えるというフィードバック・ループを構成するようなシステムであり、それはすべての個別的方法を発達的および治療的な方向性において位置づける座標系を提出することにもなる。それが私の青春の夢であるけれども、それがどれだけ実現し、また理解されているかは私にはよくわかっていない。

風景構成法の名は多少は海外にも知られているらしく、十数年前から、二年か三年に一度、米国の研究者が訪問してあれこれ質問してゆく。一九九三年の米国芸術療法学会ではパース大学のカンパネリ氏（故人）が指導して実習の会があったそうである。しかし、私は国際的に自分の考えを広めることには関心がない。それは——かりにそういう人がいるとしてだが——私以外の人の仕事だと思う。そういう（普遍化への）意図を持つことは私の臨床におけるその方法の使い方を微妙に歪めるだろう。

今後の芸術療法学会についてであるが、私のように学会とともに老いてきた人間の発言はあまり意味がないだろうと思う。この学会のよさであるインターディシプリナリーなところが、素人くささ、アマチュアリズムと映ることもあるだろう。しかし、この素人くささは、学会エスタブリッシュメントの固定化にまさること千万である。学会に栄枯盛衰は付きものであるが（おおむね二十年周期といわれる）、異なるトレーニングを受けた人の出会う場所である限り、その独自性は約束されており、従って意義と有用性とを失うことはないであろう。

（「日本芸術療法学会誌」第二十五巻一号、一九九四年）

統合失調症の病因研究に関する私見

はじめに

統合失調症の病因研究に私が関心を持つとすれば、それは、治療との関連においてである。

しかし、病気の原因というものは、我々が素朴にこれと指摘できるものとは限らない。むしろ、そちらのほうが例外である。病気というものはむしろ、長い事件の連鎖あるいはパターンあるいは布置である。その中で不可欠な因子があれば、我々は、これを病気の原因とみなす。感染症でも一発必中というのは狂犬病かラッサ熱ぐらいしか思い当たらない。私が統合失調症の治療に当たるようになってから、感じた疑問はかなり実際的なものである。

まず私は、統合失調症というものがかなり特殊な病態なのか、それともかなり広く分布していて、その頂点が臨床的統合失調症となっているのか、どちらであろうかと考えた。結核の場合は後者であって一次複合を肺に持つ者は持たない者より多かった。私は統合失調症も後者ではないかと考えた。その理由の一つは、これほど広範囲に広まっていて、しかも一般人口のあるパーセントだけが発病する病態だからである。もう一つ、もし遺伝性があるなら、どうして淘汰されてしまわないのかという「ハクスレーの問題(1)」をも考えた。つづまるところ、多くの人が統合失調症にならずに済んでいるのはどうしてかということになるのかもしれない。

私の考えはすでにあちこちに書いたし、憶測の憶測の水準にとどまっていることは承知している。しかし、もう機会もそれほどないであろうから、あらましを述べておきたい。

統合失調症の生き残り確率と「微分回路的失調」についての仮説

この問題への解答の一つは、統合失調症は新しい病気である——産業革命以後であるとか種痘の普及以後だというものである。しかし、西欧の学者は中国の文献を読んでいない。中国の古い文献に記載されている症例には統合失調症以外に考えられないものがずいぶんあると私は思う。もっとも、統合失調症の範囲の取り方にもよるだろう。第三世界にもある。私は統合失調症を知らない社会を聞いたことがない。バートン・ブラッドレイのいうように、石器時代を生きている最近までのニューギニアにはなかったかもしれないが。

私の解答は、癌遺伝子の多くがそうであるように、生存上非常に重要な機能を果たしているものの失調あるいは脱制御であって、それも生命の脅威とならず、社会的存在として生きてゆくのに障害となる程度であるというものである。あるいは有利な点さえあるのではないかと考えた。つまり、鎌状赤血球症や地中海貧血と同じ事情が伏在しているかもしれない。

私の憶測は、次の根拠に基づいている。第一に、臨床上、統合失調症の初期あるいはそれに前駆する状態には、将来の予測に関連し、それも些細な特徴から全体を推理し、かつ過去の経験の蓄積に全くあるいは不十分不適切にしか依存しないような認知に関連している訴えがめだつことである。これを、私は「微分回路」の長所と弱点に似ていると考えた。例えば、ノイズ吸収性の弱さとか、ゲインを増幅すると不安定になるとかである。「微分回路的認知の失調」という考えは、木村敏の「アンテ・フェストゥム」という人間学的概念に相当するが、むろん一次近似的なモデルである[2]。数学的には「差分回路的認知」であるという指摘をつとに受けている。しかし、この方面にごく弱い私は、これ以上の精巧なモデル作りをすればかえって嘘くさくなると思ってやめてしまった。今日までの統合失調症に関する認知障害の研究は主として「積分回路」的な認知についてである。これは「微分回路的認知」についての実験の困難さにもよるのであろう。もっとも、臺弘によると、この点を調べた研究が少なくとも一つあるとのことである。

いずれにせよ、私は、発達の初期において、些細な差による予測に自己生存がかかっている代表的な場合として乳幼児が重要人物の表情を読むという事態があると思った。これはサリヴァンがかねて重視していることであった。彼は「満足」と区別して「安全保障感」(security feeling) とそれが脅やかされた際に発生するものとしての不安 (anxiety) 概念を立てた。[3] 不安の際にその原因と関連して些細な差異への感受性が高まることは周知の事実である。些細な母親役の表情の違いを先取り的に正しく解読する能力と生き残りの確率とには正の相関があるであろう。同じ認知機能の重要性が異性への接近に際しても生じるであろう。つまり、異性が相手を受け入れるような感情等々の状態であるか、その人が他のことに忙殺されてそれどころでないか、どういう表情がその異性の許容的気分を示唆するかを読み取る機能は mating rate (接合成功率) と正の相関をするに違いない。

天候予測、狩猟、漁業、採集、治療などの名人の serendipity (セレンディピティ――〝見つけ上手〟) とでも総称されるような能力に接して私はかねがね感心していた。先史時代における狩猟採集民の発見能力は、記載によれば、ほとんど全く徴候解読に依存している。私のいわんとしているものがカルロ・ギンツブルグによって一つの「知」としての地位を与えられたことを後に知った。[4] 例えば現代でも、植物分類学者が新種をいちはやく発見する場合などに発揮される能力である。私は、人類の生存に必須な機能としての、この種の認知の卓越を統合失調症親近者に見て、その失調形態の重要な一つとして統合失調症というものを考えたのである。私は、担当の患者の同胞あるいはイトコに頭脳の優秀な人物や魅力的な異性をしばしば発見し、また彼らが結婚するのに際して支障がないのに気づく。もっとも、これは統計的吟味には耐えないであろう。第一、大学病院医師であるために私の持つ母集団が偏っている。

脳というシステムは緊密に連絡し合っているサブシステムから成っている。時間が立つと、さまざまの分野に波及するだろう。特に、過去の経験という巨大なコンデンサーはたいていのノイズを吸収してしまう。この「積分回路」の失調（これは臺弘の「照合機能の障害」でなかろうか）をも併せて考えるべきである。また、疲労しやすい「微分回路的認知の失調」が特に早く現れやすいために、たまたま初期徴候となっている可能性もありうる。しかし、感度を上げるとノイズを拾いやすく、リアルタイムにおける絶対確実な予測を求めると潰乱し、増幅すると不安定になるなど、微分回路の特性といわれるものは、統合失調症患者の特性と共通ではないかと、私はひそかに思っている。

統合失調症の遺伝性に関するタブーに触れそうだが、私が問題にしている機能自体は遺伝しなければ人間の態《てい》を成さないもので、手足や顔の形態や機能の遺伝と同じである。失調するかどうかは、非常に多くの要因がからんでいるであろう。なお、この機能は必ずしも人間に限らなくて、ひょっとすると系統発生的に古い成分を含んでいるかもしれない。変化しか認知しないという点では、嗅覚がそれに近いと思う。また、調節遺伝子を含む多因子遺伝は、古典的な遺伝対環境論を無効にする。どうして統合失調症に皆がならないのであろうかという問題が意味を持つのは、このようにかなり基本的な機能の失調を考えるからである。結核がそうであったように、たいていの場合、危機は水面下で終わる。つまり、こういう苦しい臨床的事態の成立を妨げるシステムを生体は備えているという仮説である。

統合失調症とその予防システムについての仮説

では統合失調症という状態はどういう状態であろうか。我々の現状はこうだというには遠い。ただ、非常に辛い、そしてありうべからざるような逆説的な状態である。少なくともそういう状態を含む。クラウス・コンラートが「アポフェニー」といい、臺が「不自由病」、安永が「パターンの逆転」といったが、精神科医になったばかりの時に、患者から直接「まったく偶然のない（考えられない）世界」「非常な窮屈さ」と聞いてなるほどと思った。

そういう状態であることを端的に示すのは、例えば乱数発生[5]が不能であるという一事である。これは、私が報告した、空間を「自由に」すなわち恣意的に仕切ることの不能性、自由になぐり書きすることの不能性[6]と同じである。もっとも脳が乱数を発生できないのは危機的事態に一般であって、統合失調症特異的ではない。山岳遭難者においても起こる[7]。乱数発生度は脳（あるいはmind）の余裕の端的な指標である。

しかも、これらの不能性は「治療者と相対して治療者の指示に合わせて」行うことの不能性という特殊な不能性である。おそらくサリヴァンならば「対人関係の場を統合すること」の不能性というであろう。隔離室の落書きとは意味が違う。

おそらく、人間は自分が大多数の他者と格別変わらないという one-of-them-ness（「おおぜいの中の一人」性）と、ほかならぬ私であるという unique-I-ness（唯一無二の「私」性）とを共に認めていることが成人的な精神健康のために重要なのであろう。この二つが哲学的に統一できるとか、そういうことが論理的に根拠づけられるかどうかは私にはわからない。コンラートのアポフェニーとは前者が考えられなくなることである。彼のコペルニクス的転換は one-of-them-ness を強調しており、多くの精神病理学は患者の unique-I-ness の脆さを強調している。しかし、いずれも楯の一面であって、前者は破綻について、後者は基礎構造についての発言である。自由とは、両者をふわりと共存させることであって、このことは論理的帰結ではなく、コモン・センス（common sense）、すなわち「外界と内界との区別」に始まる「現実吟味」の諸段階を経て獲得された「共同体的感覚」である。

統合失調症について想定されているような逆理状態が頻繁に、あるいは簡単に実現しては生存できないから、その実現を妨げるシステムがあるはずであると私は考えた。

私は、初期から、いわゆる精神病理学的症状よりも非特異的な心身症状に注目していた。(8)おそらく、非特異症状のほうが患者の動きをダイナミックに反映しているからであろう。患者との関係が穏やかになるからでもあろう。回復とは、表情が穏やかになり、話が通じ、顔色や髪の毛の艶が良くなり、熟睡感が生まれることであって、精神病理症状はいつのまにか語られなくなる。慢性病棟で精神病理学的症状を毎回尋ねるのは症状の温存に寄与しているかもしれないとさえ思った。症状の反復、常同、単純化が慢性化の指標ならば、治療者の質問も同じく慢性化に陥るのを感じた。私は、非特異症状といわれるもののいくつかが、生体（のホメオスタシス）への負荷のある場合の自律神経系、睡眠覚醒系、内分泌系などの反応であることに気づいた。

統合失調症が重大な病気だとしたら、その症状は夢にも現れて彼らを悩ましても不思議はないが、実際は逆であって、ほとんど夢に現れない。彼らの見る夢は淋しい夢、つかみどころのない夢が多いようだが、妄想と幻覚をみるのはもちろん、それと明確に関連した夢さえみない。稀に現れた時は症状自体の消失寸前であり、昼間の症状はぐっと軽くなっていた。ただ、夢に症状が何年も入ったままの患者を二名だけ経験しているが、この場合は心身症を併せ持ち、後に述べる希有な臨界期遷延状態と考えられた。妄想は白昼の自我にはもちろん、夢にも統合できないと私は考えた。「妄想を自我に再統合する」というような治療目標は無意味ではないか。

次に、そもそも睡眠が救いに来ないのか、第三に、どうして胃潰瘍、高血圧をはじめとする心身症が起こって、中枢神経系を守らないのか、第四に、意識喪失、意識混濁という奥の手が起こらないのか、第五に、どうして慣れが生じないのかということを考えた。第六に、そもそも、疲労感などの身体感覚が危機を告げないのか。

さしあたり、そうであれば発病せず、我々の所に来ないのであろうと考えた。こういうものは病跡学からの資料が参考になる。しかし、一般論としては、睡眠、夢作業、身体化、意識水準の調整、身体感覚など、統合失調症的事態の実現を妨げるシステムが水面上に頭をもたげているのではないかと考えた。発病前駆期を診ることは稀であるから、担当患者の回復過程を観察した。幻覚妄想状態の消失と交替して悪夢を見ること、それも最初は形のない、とりとめのない悪夢から、怖いが具体的な内容となり、次に晴朗化してゆくことをみた。睡眠が改善し、能率の悪さを補う時期が続く（いくら寝ても寝た気がしない、寝足りない）こと、回復につれて熟睡感とともに目覚めることもみた。

また、無月経をはじめ、下痢、めまい、不明熱、高血圧、緑内障、よろめき、一時的副作用増強、円形性脱毛症（多い！）をはじめ、稀にはけいれん発作をも観察した。

この心身症状の激しい時期は、幻覚妄想状態と交替して現れ、まるで何かのシステムの再始動の際の振動であるかのように思われた。

私の観察を補強したのは、絵画療法であって、私はいくつかの技法を開発して、事実上ほとんどすべての患者に絵画を描いてもらった。そこで、「自由に空間を仕切る」「自由に空間の中をなぐり描きする」ということが幻覚妄想状態にあってはできないということ、自発描画に巧みな患者も全く同じようにできないということに感銘を受けた(6)。

私の寛解過程論は、看護日誌がしっかり書いてある病院で、現在ほど外出外泊を自由にしていなかった時代の、週一〜三回、時には毎日の面接に基づいている。この面接回数で単科精神病院において生き生きとした治療関係を維持するには絵画療法という補助手段が不可欠であり、また精神状態は不変にみえても絵は毎回変化することが多かった。ここで、いわゆる統合失調症的な絵とされる「奇妙な絵」はほとんど登場しなかったのも快い意外であった。

私は心身症状が頻繁に現れ、悪夢を見、絵画的に分割やなぐり描きが可能になる時期を発病期の最後に近い時期と回復時の初期にみて、これを「臨界期」と名づけた。それは、緊張型においては、短期間に通過され、一般に順調な回復過程に入るが、妄想型においては、臨界期が遷延し、何度かに分割される印象があり、破瓜型においては不明瞭であったり、突発してまた何ごともなかったかのようにもとに戻ることを観察した。

私は、このモデルから、統合失調症が決定的に統合失調症となるのを防ぐものとして、睡眠、夢作業、心身症、意識喪失、慣れなどの生物学的基底から成るシステムを考えた。一般に生体システムは、中枢神経系を守るためには他の部分を犠牲にするという優先順位を持っている。このようなシステムは、系統発生上後期に現れたであろうし、そういうものの常として、先行する構造を転用してつくられた機能システムで、解剖学的には方々に散在していても不思議ではないと考えた。これらは、精神病へのリスクが少しでも高まると働いて、日々、その方向への傾斜を防止しているのであろう。「臨界期」は、その最後のいわば悲鳴であり、システムの機能的破壊が切迫している徴候であると考えた。事実、以後、このシステムは沈黙してしまうのである。

統合失調症的事態の成立を阻止するシステムはこれだけであろうか。しばしば先駆するうつ状態も、その自信喪失や寡活動をも含めて、その一つに挙げられるであろう。躁状態さえも警告性、救援希求性がある。また一般に、失調したシステムの緊急安定システムとして、そこへの燃料を絶つというのがあるが、統合失調症の一部においてみられる前頭葉などの低活動は、あるいは、酸素とぶどう糖の供給を低下させるという安全工学的アプローチかもしれず、慢性患者における萎縮はやむをえない遠隔効果であると考えられないだろうか。私は、統合失調症を単なる脳の活動低下や疲れやすさである可能性を否定しないが、それでは仮説として芸がなさすぎる感じがするので、もう一つの可能性を示唆したのである。いずれにせよ、PET像をみれば、脳への血液供給には精密な制御があることはまちがいない。それは、ただ、活動の場に必要な酸素とブドウ糖を唯々諾々と配達するだけであろうか。安全工学的システムへと進化する時間はたっぷりあったのではなかろうか。

我々は、さらに多くの、統合失調症症状あるいは非特異症状の中に、安全工学的作用を行うシステムを透見できるかもしれない。途絶さえ、原子炉制御のための炭素棒とみなすことができる。

これらは、全体として、論理的には一種の迷路を構成する。(9)迷路とは定義上、通り抜けにくいものである。「非S」という通常の状態からSという逆説的状態へとやすやすと移行しないように間に「迷路」が置かれている。迷路が我々をSの実現から守っている。迷路は通過の確率πと逆戻りの確率Pを比べて、π<Pであるから「迷路」なのであるが、確率はゼロでなく(π>0)、ひょいと向こう側に出てしまう可能性は常にある。ただし、迷路が複雑であればあるほどπ→0であり、迷路を間を置いて複数設定することも同じ効果を生む。しかし、迷路を複雑にすれば、かりにSが実現してしまった時の脱出が困難になる。これは治癒の難しさの一因子となっているのかもしれない。

抗精神病薬の、この「迷路」に対する作用は、迷路通過の確率を高めることもありうる。発病時臨界期における逆説的作用(発病促進的)は多くの抗精神病薬においてみられ、もっとも劇的な例はフルフェナジンをチオリダジンに変薬した時にみられた。少し懸念があって眼前で服薬するようにしたところ、眼の前で十五分ほどで苦悶とともに発病し、数カ月の入院を必要とした(ただ即座に治療したためか回復は速くかつ全面的であった)。この人は長年「前統合失調症状態」にあった青年実業家であった。この「敷居押し下げ作用」は「回復時臨界期」においていっそう明瞭である。なぜなら、一般に急性期に対する大量の抗精神病薬の存在下に、それらがそもそもは自律神経の反応を抑止する薬物として開発され、実際抑止するにもかかわらず、それをはねのけて「発病時臨界期」よりもはるかに激烈な自律神経症状を呈するからである。
しかし、なぜ急性期の最中でなく、幻覚妄想の消褪と交替に「回復時臨界期」の諸症状がいっせいに発現するのであろうか。自然回復力がいっせいに活性化するきっかけを知りたい。

サリヴァンの統合失調症論について(10)

最近になって気づいたところでは、サリヴァンは、統合失調症を、人口の相当部分にサブクリニカルに瀰漫《びまん》しているとみていたようである。また、原書の索引にない事項であるから米国では注目されていない可能性があるが、彼の alertness, apprehension, sentience という概念は、いずれも木村敏の ante festum あるいは微分回路的「時進み」認知に関するものである。さらにサリヴァンの self-system 概念は、「非自己」と認知した知覚、認知、表象、概念、観念等々の心理的アイテムを絶えず awareness(意識、覚知性)から外に汲み出し(解離し)、「自己」と認知したものを保存するシステムであって、この維持には絶えざる入力を必要とし、かつ、成長しつつ機能するというものである。意識が「非自己」に接近することは「不安」を起こし、これを意識から排除するような運動を起こさせる。彼の「不安」とはこのような特殊な意味である。この不安を操作する暗在性過程があるが、彼は思弁を避けて多くを語っていない。彼によれば、統合失調症以外の精神障害はすべて

self-systemの活動の結果であるが、統合失調症だけはself-systemの機能麻痺あるいは破壊であって、したがって、解離されていた「非自己」(その多くは幼弱な心理的項目である)が「非自己」の標識をつけたままawarenessに奔入して意識を惑乱させ、心的装置の機能麻痺と破壊を進行させる。これは、最近の免疫学の「自己-非自己」図式に似ており、彼のself-systemは「哲学的自己」よりも「免疫系」に近く、統合失調症は全身的な「自己免疫疾患」、例えばリウマチズムの現在のモデルを思わせる。この辺りは彼の統合失調症論の中で、あまり注目されていない、あるいは誤解されている部分で、生物学的精神医学者にも参考になりそうなことである。この論文を書くまで私も気づいていなかったことが多い。

ドパミン仮説についての考察など

私のような、生物学的精神医学者でないものが、生物学的精神医学、一般に科学の成果を利用する時の困難は、最近の研究に依拠するほど、後になってそれが否定される確率が高いことである。科学はその本性からして「節操」がなく、我々が「二階に上がって梯子《はしご》を外される」危険は常にある。最近の科学的発見の生命の「半減期」の短かさに鑑みて、ドパミン仮説が二十年の風雪にいちおう耐えたことは評価されるべきではないだろうか。むろん、他の系が重要視されてきたことは多少承知している。しかし、中枢神経系は統一体（スーパーシステム）であるから、一つの系（サブシステム）の失調は当然他に波及するだろう。私は統合失調症の「原因」についてはいろいろな考え方ができると思っている。最近の「ドパミン系の圧伏でなくドパミン系の安定」を目指すべきであるという八木剛平氏の主張は至言である。[11] 多くのことを考えさせた。ドパミン系の過剰活動それ自体でなく、不安定性こそが問題であるかもしれない。一般に過剰活動は不安定性を増す傾向を生むだろう。しかし、なぜ、他のシステムは過剰活動に耐えうるのに、ドパミン系はそうでないのか。あるいは他のシステムもそうであるのか。一般に、過剰活動が停止しないことはすでに失調である。妥当な機会と持続時間とを越えた長期の運転が不安定を生むことは、単純な過剰活動に劣らない。両者が組み合わされればなおさらであろう。

これを停止させるシステムを想定すれば、あるいは、私のいうような安全工学的システムの欠陥あるいは一時的誤作動が問題になるかもしれない。失調の確率πは日々、あるいは時々刻々変化しているとも考えられ、自然と体内のリズムにも支配されているだろう。

私がドパミン仮説をなるほどと思うのは、一つは統合失調症が直接には生命短縮をもたらさないことである。その理由を三田達雄氏に問うと、「脳幹など下のほうに行っていないし、細い、無髄線維から成る、まあ二流のシステムですから」と明快であった[12]（文責筆者）。統合失調症は社会的あるいは頭脳的観点でなく生命維持的観点からすれば重病ではないのであろう。もう一つは、大脳核の作用を考えてである。大脳核は、身体運動に必要なゆらぎを与えているようである。もし、このゆらぎがなかったらどうなるであろうか。私がやかんに向かって手を伸ばすとしよう。このやかんが実は空焚きになっていて赤熱していることに、指が届く寸前に気づいたとしよう。腕がゆらぎを持っているからこそ、私はやかんの寸前で、さっと腕を横に振って危険を避けることができるのではなかろうか。もし、私の腕の運動が木の棒を突き出すようものであれば、この芸当はできないだろうと私は思う。パーキンソニズムは、単なる機能の脱落でなく、上記のような危険を避ける対処行動の機能低下が混じっていると思う。

　このゆらぎは、大脳核と小脳との協同によって成り立っていると思うが（補注）、この系が運動系にゆらぎを与える上で重要なシステムであることは、急性期における運動系（横紋筋系）への侵襲（たとえば筋肉の障害を示す血中CPKの増大）と関係があるのではなかろうか。私は、慢性統合失調症患者、特に再発を繰り返す患者において、ほとんど筋から成る装置である「舌」の歪み、凹凸、菲薄化、筋層の断裂、毛細血管の増生に驚嘆している。

　ここからは思弁になるが、ドパミン系は、思考や感情などにも必要なゆらぎを与える可能性を考えさせる。急性期において、思考や感情も、行動も、それが異常な内容かどうかというよりもまず、失調を起こした調節系一般にそうであるように大きく、かつ粗大に動揺することに注目したい。その結果、先の例のように、寸前で回避することができない。患者が生活再建の努力を語るのを聞いていると、たえず微震が起こっている土地に建物を建てようとしている苦しさ、難しさを感じてしまう。

逆に、名ボクサーの試合をみれば、彼はたえず「精妙にゆらいで」いる。このゆらぎなしでは、思わぬ方向からの打撃に対処することはできない。さらに、モハメド・アリのビデオを見れば、相手がまだ運動を起こしていないうちに彼はジャブを開始しているとのことである。[13]これはフィード・バックという「時遅れ」回路ではない。彼は徴候あるいは徴候の徴候を認知して、ただちに行動を起こしているのであろう。私は先取り的な「微分回路的認知」がドパミン系に担われているのではという推論をしたくなる。

なお、安永浩氏が、慢性統合失調症患者について「ロウソクの焔のゆらめきのようなものが少ない」[14]と述べていることも思い合わされる。また表情は感情の動きを待機している表情筋のゆらぎであるようにみえる。会話ひいては対人関係が能動的にも受動的にも「ゆらぎ」を必要とすることは、統合失調症を対人関係の障害にみるサリヴァンの思想の一つの生物学的基底であろう。眼球運動のゆらぎの欠如も、これと関連づけられるかもしれない。

しかし、物事は一筋縄では行かない。密集している患者たちの間を通った時のことを思い出す。決してぶつからず、騒ぎもせず、海藻のようにゆらりとゆれて研修医であった私たち一行を通して、何事もなかったようにもとに戻った記憶は忘れがたい。彼らは、ほんとうに重要なことにだけ能力を集中しているのであろうか。

慢性病態についての思弁

時々、統合失調症は器質性疾患と思わないのかという質問を受ける。「器質性疾患」という用語を、光学顕微鏡（電子顕微鏡でもよい）水準の異常を整合的に発見しうる疾患と定義しないと、神経症にも我々の日常思考にも、脳内、体内にあるその物質的基底の変化があるはずなので、この問いは意味をなさない。私は、器質性疾患といわれているものは、「粗大な原因によって粗大な結果を生むもの」と考え、統合失調症は「些細な失調が回り回って大きな結果を生む」として区別するのが実際的であろうと思う。「プロツェス」という概念はさらにわからず、慢性統合失調症の方向に状態を遷移させる力という理解しかできないが、それでよいのであろうか。

これを「起病力S」といいかえれば、「抗病力R」もあるはずである。後者がゼロに近くなった場合が「激症（奔馬性）破瓜病」であろう。さらに付随的な条件が疾病の帰趨を決する場合もあるであろう。SとRという二つの力は、むろん病気以前の状態ではS<Rのはずである。この符号がこの観点から特に速やかに逆転してもとに戻れば統合失調症性エピソードであろう。

この観点から特に問題なのは慢性病態であって、これは、SとRとの不安定な釣り合い状態であるとみなすことができる。いずれも入力をもって維持せざるをえないから、次第に生体は疲弊してくる。また、すべてシステムというものがそうであるように、その状態を変えようとする作用に対しては、その状態を維持しようとする反作用が生じる。[15] 慢性病態の変えにくさはこのような原理的なところにもあるだろう。

釣り合いの平衡点が多少ずれるあたりには様々な界面現象が発生する。山口直彦らの「知覚変容発作」「恐怖発作」もその一つとして理解することができる。[16] この状態はそのつど薬物で解消することができるが、それで事足れりとするのは早計である。初期あるいは軽症（外来）において維持した例では、そのつどの解消成功にもかかわらず、苦い結末に至った。治療関係が良好な——ほとんどすがるように離脱を求めていた——ままであった。精神科医としてそのような場合に遭遇したのは実に二回だけであったが、思いみれば、毎日、S優位の状態とR優位の状態とを往復するということは、北極と赤道とを往復するよりも過酷なことであろう。友人も多く、大学通学もしていて、R優位の時は、活き活きとした青年であった。S優位の状態は日に一時間ほどであり、夕刻、しかも移行期（ホーム、車中、喫茶店など）に限られていたが、それでも、「発作」のない時には「あれがいつ襲ってくるか」という不安があり、「発作」の最中は当然ながらこの不安だけはないのであった。今となっては「臨界期」の諸現象がどうして発動しなかったのかが怪しまれる。一見些細な、一過性の事象であるから、発動の閾値に達しなかったのであろうか。あるいは、Rの氷山の一角であると思われる臨界期の生物学的基底の欠陥あるいは疲弊があったのであろうか。あるいは、未済の葛藤――それはあった――に重要な何かが振り向けられていたか、消費され尽くしていたのであろうか。

あるいは、「迷路」を逆に通り抜けることが難しいように、臨界期の生物学的基底の複雑さが、「非S」（R優位）の状態への復帰を妨げていることが慢性化成立の一因かもしれない。こうなると悲観論的になるが、抗精神病薬は少なくとも初期にはこれを押し下げる効果があった。もっとも、これに先行してドパミン系が安定化することが必要かもしれず、さらに、臨界期の生物学的基底の安定化と再建ということも重要であるかもしれない。この基底が固定的構造物というよりはダイナミックな機能集団であるとすれば、そういうこともあるだろう。

緊張型においては、臨界期はおおむね数日、数週で、はっきり目に見える。緊張病状態が統合失調症状態の入口だけでなく出口でもあるというサリヴァンの考え方も一理がありそうである。妄想型においては、数カ月、数年にわたり、また破瓜型においては間歇的に起こって「実らない」傾向がある。

一般に軽症においては単純な構造を持ち、順当な治癒の場合には、一つが終わりつつある時に次が起こり始めるという継起性がある。なかなか前進しない場合には複雑な構造を持ち、またしばしば反作用がせっかくの結果を打ち消す。

精神病理学からの一言

生物学的精神医学が精神病理学から何らか得るものがあるとしたら、それはまず、それまで注目されていなかった現象の発見、意味づけであろうか。精神病理学といわず、臨床精神医学は、まだ肉眼で月を見ているようなものである。望遠鏡で見ればまったく別の月面が見える。そのように、時間尺度を変えることによって、まったく別の様相を呈するはずである。それは、氷河が年の単位では流体とされるのと似ている。しかし、分単位、時間単位の非破壊的観察には独特の困難がある。また、私の得た多少の成果も、精密にすればするほど個人を特定できてしまうために、発表する際には抽象的、曖昧あるいは省略した表現にしないわけにはゆかない。

私は、妄想や幻覚は、ある状態の指標としては重要であろうが、統合失調症の本性に迫るものとは思っていない。それらの与える苦痛を軽減することは有益であるが、それらに焦点を当てた治療はある程度以上の意味がないと私は思う。また、急性期の幻覚妄想と慢性幻覚妄想とはいちおう別個の現象と考える。妄想と幻覚を消し去る薬物が開発されたら万事よしではない。マイクロサイコーシスの一面を持つ「発作」を薬物で解消した跡に残るのはしばしば癒しがたい索漠感である。

複数の患者からの言によれば、妄想と幻覚の持つ苦痛は、それに先行する恐怖体験に比べれば何ほどのこともなく、したがって、それほど悩まないようにみえるのである。実際、発病時の恐怖体験の与える大きな苦痛が、すべての患者に起こるかどうかは断言できないが、幻覚妄想は対象化、感覚化であり、言語化可能であって、これは「全存在を包み、個別感覚を超え、言語化できない恐怖体験」からの「健康化」とみることもできる。これは一つの罠であるが、安定した幻覚妄想を持たない患者が恐怖発作の再来に悩むこと、[17]およぴ幻覚妄想の中に恐怖の要素があって、患者はこの恐怖に対して反応しているのであって、幻覚妄想の狭義の内容ではないことを言っておきたい。

特に、統合失調症の精神病理学においては、破綻論と基礎構造論のいずれであるかを考えて読む必要があると思う。

最近の中安信夫が初期統合失調症と呼ぶものは、新しい治療的課題である。ドパミン系に対する薬物が無効であることは理論的にも大きな問題である。これが必ず統合失調症の前駆段階であるかどうかは断定できず、いちおう別個として「中安症候群」とでもしておくべきであろう。この治療は、私の経験では、ごく少数の薬物の援護下に困難なシュヴィング的接近を行わねばならず、しかも、シュヴィングらが対象とした慢性緊張病患者よりもはるかに治療者の心身の負担を必要とするように思われる。

文献

（1） Huxley, J., Mary, E., Osmond, H., et al.: Schizophrenia as a genetic morphism. Nature 204 (4955)：220, 1964.

（2） 中井久夫「分裂病と人類」安永浩編『分裂病の精神病理6』東京大学出版会、一九七七―中井久夫『分裂病と人類』東京大学出版会、一九八二年に再録。

（3） Sullivan, H. S.: Conceptions of Modern Psychiatry, Norton, 1949（中井久夫、山口隆訳『現代精神医学の概念』みすず書房、一九七六年）.

（4） Ginzburg, C.: Miti, Emblemi, Spie――Morfologia e storia, 1986, Einaudi, Torino, 1986（カルロ・ギンツブルグ、竹山博英訳『神話・寓意・徴候』せりか書房、一九八八・一九九二年）.

（5） 黒木建次「乱数生成法からみた分裂病の臨床経過」日大医誌、第三十七巻、一三三三頁、一九七八年。

（6） 中井久夫「精神分裂病者の精神療法における描画の使用」芸術療法、第二巻、七十七頁、一九七〇年。

（7） 川久保、私信。

（8） 中井久夫「精神分裂病の寛解過程」宮本忠雄編『分裂病の精神病理2』東京大学出版会、一九七二年。

（9） 柳田邦男、あるテレビ座談会における発言。

（10） Sullivan, H. S. これらの概念は公刊されている四つの講演集に散在している。

（11） 八木剛平、神庭重信、稲田俊也「薬物療法の指標と標的」精神科治療学、第八巻、一〇三八頁、一九九三年。

(12) 三田達雄、私信。
(13) Stern, D.: The First Relationship, Harvard University Press, Cambridge, Massachussetts, 1977――Jeremy Cambell: Winston Churchill's Afternoon Nap, 1987(中島健訳『チャーチルの昼寝』青土社、一九八八年、二六一頁以下より引用。他にも会話、ワルツ、演奏などの生理学的実例が引用されている).
(14) 安永浩「分裂病の論理学的精神病理「ファントム空間」論」医学書院、二一〇頁、一九七七年――『安永浩著作集1』二七七頁に再録。
(15) 山口直彦、中井久夫「「分裂病者における知覚潰乱発作」について」内沼幸雄編『分裂病の精神病理14』東京大学出版会、一九八五年、その前半。
(16) 山口直彦「分裂病者の訴える知覚変容を主とする〝発作〟症状について」精神科治療学、第一巻、一一七―一二五頁、一九八六年。
(17) 中井久夫、上田宣子「分裂病発病前後の「不連続移行現象」」内沼幸雄編『分裂病の精神病理14』東京大学出版会、一九八五年。

(補注) 伊藤正男によれば(神戸大学医学部における講演――一九九四年二月十六日)、小脳の関与は行動のみならず思考にも及ぶ。実際、言語問題において習熟とともにPETでみた感覚および言語中枢の酸素消費は急速に低下する(これはPETの現在の見方に再考を強いるものである)。私なりに氏の講演を図式化すれば、「大脳」とは「エネルギー高消費、フィードバック(自意識)、不安定、低能率、創造的」であり、「小脳」とは「エネルギー低消費、フィードバック不要(自意識の介入なき知覚行動の流れの円滑化)、安定、高能率、熟練〈スキル〉化」である。いずれかの一方に偏してもよくなく、両者の動的平衡が創造と熟練とを両立させる——。こう考えてくると小脳を視野に入れないわけにゆかない。小脳の構造は精密なジャイロスコープを思わせる。全体論と局在論は小脳を考えに入れると不毛な対立を止揚できるかもしれない。

（「精神医学」第三十六巻六号、一九九四年）

「統合失調症」についての問いに答える

質問1　統合失調症で何が本質的な症状とお考えでしょうか？

「本質」と「症状」とは論理的なレベルの違うことばだと思いますが、それを詮議することはやめて――

(一)もっとも純粋な症状は臨床的な発病直前にかいまみられるものではないかと思っています。

(二)急性期は全体として覚醒とも睡眠ともことなる第三の状態と考えてみるのが適当ではないかと思っています。主観的には「偶然がありえない」としばしば表現されます。

(三)もっとも執拗な症状はつかみどころのない疲労しやすさでしょうか。

質問2　統合失調症の成因として何が重要だとお考えでしょうか？

発癌が多段階の過程であるように多段階であると考えています。

(一)失調しやすい素因というものもあるでしょうが、人類のおそらくすべての部分に比較的幅の狭い比率で発症することからみて、癌の場合と同じく、生存に必須な因子であろ

う と思っています。

（二）おそらく統合失調症状態の実現を阻止するシステムがあって、このシステムが統合失調症状態の実現を許してしまう確率が年、月、日、時……単位で変動しているであろうと思います。

質問3　統合失調症の治療に何が最も必要とお考えでしょうか？

（一）失調が開始してから間を置かずに治療を始めることです。数時間以内に合意の下に治療を始めた例は予後が格段によろしい。その限界は遅くとも四十八時間以内だと考えています。一つか二つの伝達システムに失調が限られている時期でしょう（したがって近隣の例や患者のきょうだいが大部分です）。――文庫版への追加

（二）生理、心理、社会の三レベルにわたってという一般論は措くとして、まず、初発時にていねいすぎるぐらいの治療をすることだと思います。もう少しいえば、その人にとってもっともあとぐされのない（uncomplicated な）コースは何かと考えることでしょう。

（三）自然治癒力への信頼と自己尊敬（self-esteem）の回復（建設）というサリヴァンの考え方は今も傾聴すべきものがあると思います。

（四）最小限一つだけといわれると「健康な睡眠とそれを可能にする前提条件の整備」でしょう。

質問4　人類は二十一世紀前半に統合失調症を克服できるとお考えでしょうか？

統合失調症を産業革命時代以後と考える人たちと太古からのものと考える人たちがいます。前者のほうが狭い意味で捉えた統合失調症であろうと思います（ウイルス説は別として）が、こちらの立場に立てばあるいは可能かもしれません（しかし、二十世紀の一部〝先進国〟における平均寿命の延長は生活水準の向上によることが大きいように、狭義の医療よりは社会経済的要素が大きいでしょう）。後者の立場からすれば現象形態を変えたり、軽症化したり、あまり問題でなくなったりするということで、それもありうるでしょう。「克服」はどうでしょうか。狭義の医学で「克服」された病いは、あってもごくわずかです。

（「こころの科学」第六十号、一九九五年）

清明寮の庭

清明寮（神戸大学病院第二病棟＝精神科のみからなる）を作るとき、精神科病棟には庭がいかに大切かということを各方面に力説した。その甲斐あって庭の面積がずいぶん広くなった。私は清明寮の〝環境美化委員〟である。

まず、桜とコブシとマロニエとを外庭に植えてもらった。垣根の外に楠一本、ナンキンハゼ三本。北側に楠の老木を二本残したのは施設掛のお手柄である。二階北半分の「地中海ムード」の屋上から見ると樹冠が実に端正である。

垣根は「こみ垣」をお願いした。数種類の灌木を垣根仕立てにして、いつの季節にも趣のあるようにするもので、京都の修学院離宮のが有名である。植えられたものを見ると、わずかにサザンカとカナメの二種であったが、まあいいか。

建物が大きいからさほど広いと思わなかったが、木を植え始めて考えを改めた。建物の中の光庭を埋めるのが大仕事であるとわかった。

白鷺サナトリュームにある明治神宮からの見事な菖蒲園からお裾分けをしてもらい、ついでに薔薇と竹をいただいた。だが、まだまだ空白がある。今年の二月に九州に、応援のお礼に行った時、久留米の園芸センターに案内された。神戸まで送れるというので安くて強そうなのを十万円ほど選んだ。朝倉記念病院の林院長が私が持ちますといわれ、園は震災の神戸なら送料を持ちますという。ご好意に甘えて宅配便で送ってもらったが、清明寮の庭のほうが広かった。光庭に植えるといくらも残らなかった。

昨年も今年も雨の降らない夏で、好意によるものも含めて、申し訳ないが大分枯らした。清明寮の庭は水はけがよすぎて無限に水を吸う。地下に瓦礫をいっぱい捨てて埋めてあるからだ。陽当たりはよいので精神科の秘書を長い間してこられた小松熙子《ひろこ》さんからいただいたハーブがよく育っている。秋には小豆島のオリーヴの樹を四十本ほど、日本福祉大の坪上先生の寄付でいただける。どうも建物と同じく地中海ムードの樹が合っている。ミモザが元気だ。園芸の季節である秋が近いので、手数の要らない庭作りをと専門家に相談するのだが、園芸家は手数を楽しむ人なので、どうなるだろうか……。（一九九五年夏）

後日談

庭はまず、秋に西宮市立緑化植物園技師の能勢さんが英国種のクローバの種を蒔《ま》いてくださった。いや、蒔くというようなものではない。まるで平安京のようにきちんとタテヨコの線を引いて、その細い溝に、これまたきちんとムラなく種子を入れてゆかれた。

クローバは冬に入るころ、カイワレのような小さな芽をいっせいに出して、そのまま冬を越し、三月に少し色を増したかと思うと四月にはふっくらした緑のじゅうたんとなって、五月には白い花を咲かせはじめた。

日本のクローバよりもやわらかく黄色味が濃い。冬に強いけれども夏に弱いかもしれないという。日本の五月がイギリスの盛夏の気候だ。けれども、植物というものはまとまると強い。今年の暑さも大丈夫のようだ。

緑の濃さにむらがあるのは、この小さな庭にもちゃんと地下水脈があるからで、それも能勢さんのご指摘どおりである。雨水の流れの集まるあたりの緑の濃さは種子が流れてのこと、蒔いていないあたりにもぽつぽつとあるのは風に飛んでのことにちがいない。

ここが荒れ地であったところに生えていた少数のクローバを残してあるのは、その土地に自然に根づいたものほど合っている種《しゅ》はないという能勢さんのお考えである。荒れ地に生えていただけあって、葉も茎も硬《こわ》い。イギリス種の黄緑に対して、青みがかった緑であって時にはくすんだ青灰色といったほうがよい葉もある。いずれにせよ、クローバは芝とちがって手入れがいらない。他のどの草よりも強い。クローバのところだけみごとに雑草が育っていない。そして、四つ葉をさがすことがきっと病棟の人々にはちょっとした楽しみになるだろう。

クローバばかりでは変化がないと能勢さんはローマン・セイジをところどころに植えた。

ローマン・セイジはヨーロッパでは芝が普及する以前の中世に、芝の役目をしていたそうである。ちなみに能勢さんは被覆植物の専門家でご著書もある。

庭の南半分をクローバで埋めて、オリーヴのためにとっておいた北半分にとうとう一九九六年の三月末に二メートルほどのオリーヴの苗四十本が小豆島の株式会社「オリーヴ園」から運び込まれた。樹はこの会社の寄付で運賃も島の運送会社が持たれたとか。だが、あまり詳しくは話して下さらぬ。

オリーヴはしばらくむっつりと草も生えていない荒れ地に立っていた。五月、半数ほどの木に、小さな枝芽が出た。六月、小さな線香花火のような淡黄色の花が咲いた。七月、それはエメラルドのような深緑色の、びろうど地でつくったような、やわらかな手ざわりの小さな実となった。

オリーヴは二年はほとんど伸びないそうである。しかし、三年目に急に伸び繁りはじめて、八年目には鬱蒼としたオリーヴ林ということである。何か成長とか癒《いや》しというもののリズムを教えてくれるような話である。

ところが六月からすぐ西隣りに六階建ての看護婦宿舎の建設が始まった。庭を見下ろされる感じは患者であろうがなかろうが嬉しくない。私たちは交渉して、将来の建設計画の結果、平成十三年には空き地となるはずの清明寮東側を病棟の庭としてもらうことを条件に建設を認めることにした。それまで人々が憶えているように、ここに記しておく。病棟

に庭が必要なことはキャンパス全体をデザインする側からも合意を得ている。（一九九六年八月十五日）

（「同門会ニュース」第十号、一九九五年に加筆）

Ⅱ

引き返せない道——冷戦最終期の予想

近未来の変化

一、労働道徳の質的変化。統計によれば、うつ病と自殺のピークは昭和四十年に二十代中ごろ、昭和六十年に五十代中ごろにある。これは同一集団が時間とともに高年齢に移動したに過ぎない。この特殊な年齢層の内容吟味は紙幅を超えるが、とにかくこの階層が舞台から消えるとともに、勤勉、集団との一体化、責任感過剰、謙譲、矛盾の回避などの徳目は第二線に退く。かわって若干の移行期を置いて「変身」(かわり身の早さ——かつての「工夫」の後身)、「自己主張」「多能」などの性格が前面に出てくる。現在の韓国のエリートの性格は将来の日本のエリート層の姿でありうる。これは、歴史的推移であるとともに、終身雇用の衰退、企業買収、技術革新などの論理的帰結でもある。大方の予想に反して精神病は増加せず、むしろ軽症化に向かうが、犯罪、スリルの愛好が増大する。

二、「普遍的労働者」の消滅。異能を持たない平凡な人がなるとされる一般的職業「サラリーマン」「労働者」が、意識としても、おそらく実体としても消滅するだろうし現に消滅しつつある。その帰結として、「ふつうの人」が暮らしにくくなる一時期が現れる(こういう時期は歴史上何度か現れた。ルネサンス、明治維新前後など)。また「労働組合」の存立基盤の危機である。労働組合がどうなるか、予言できない。

三、階級相互の距離が増大する。新しい最上流階級は相互に縁組みを重ね、社会を陰から支配する(フランスの二百家族のごときもの)。階級の維持は教育によって正当化される一方、税制や利益への接近度などによって保証され、限度を超えた階級上昇はいろいろな障害(たとえば直接間接の教育経費)によって不可能となる。中流階級は残存するが、国民総中流の神話は消滅する。この点では西欧型に近づく。労働者内部の階級分化も増大する(この点では必ずしも西欧型でない)。

四、天皇制はそのカリスマの相当を失い、新階級と合体する。世代交代とともに君が代や日の丸は次第に争点でなくなり、旧右翼は消滅するが〝皇道派〟に代わる〝統制派〟のごとき、天皇との距離を置いた新勢力が台頭する。このなかにカリスマ的指導者が登場するかどうかはいうことができない。世界的に優秀な指導者の不足に悩む。国家意識もほどほどになり、ナショナリズムは非常のときだけのものとなる。軍備は最大の争点でなくなる。

五、抵抗はあっても外国人労働者の移入が行われ、国内の老人労働者、非組織労働者との格差がなくなる。平和が続けば台湾、韓国、シンガポールの漢字使用国家のほか、近代語の資格を備えた共通語をもち、識字率の高いタイ、インドネシアがＮＩＥＳとなる。社会主義のある面を変革できればベトナム、中国、北朝鮮が後に続く潜在能力を持つ。中国はおそらく地域差が拡大するであろう。外国人労働者として流入するのは、依然として困難を抱えるいくつかの国であろう。

六、一般に成長期は無際限に持続しないものである。ゆるやかな衰退（急激でないことを望む）が取って代わるであろう。一般に一国が百年の繁栄を享受することはない。大国意識あるいは国際国家としての役割を買って出る程度が大きいほど繁栄の時期は短くなる。しかし、これはもう引き返せない道である。能力（とくに人的能力）以上のことを買って出ないことが必要だろう。平均寿命も予測よりも早く低下するだろう。伝染病の流入と福祉の低下と医療努力の低下と公害物質の蓄積とストレスの増加などがこれに寄与する。ほどほどに幸福な準定常社会を実現し維持しうるか否かという、見栄えのしない課題を持続する必要がある。国際的にも二大国対立は終焉に近づきつつある。その場合に日本の地理的位置からして相対的にアジアあるいはロシアとの接近さえもが重要になる。しかし、安易にアメリカの没落を予言すれば誤るであろう。アメリカは穀物供給源、科学技術供給源、人類文化の混合の場として独自の位置を占める。危機に際してのアメリカの強さ（底力）を軽視してはならない（依然として緊急対応力の最大の国家であり続けるだろう）。

課題

仮に以上を自然の傾向だとすれば、課題は、制御しうる限り、その傾向を徹底させないよう歯止めを掛けることである（阻止は不可能）。「もしある目標を徹底的に追求するならば、その過程で自然に起こる反流によって妨害され、結局目標は達成されないであろう」（クラウゼヴィッツ）。この自然の反流の中には、ただに目標の達成を妨害するだけでなく、非常に有害な作用を永続的に及ぼすものもあることを強調したい。

最近二十年の政策によって、労働組合、野党、反対勢力は無力化した。一つは情報の相対的独占による。双方の保持する情報量の差は鋏状に拡大した。多くの野党的立場の政策は与党によって実現した。とくに福祉の推進と所得倍増計画は国民に中流意識を与え、脱政治化に向かわせた。最後に国有企業の民営化によって労働組合の最大の拠点は消滅し、円高危機を契機に多くのかつては有用であったがいまは余剰となった産業、部門、人員を切り捨てた。以上の過程は、この時期の天災の少なさと平和の維持と社会主義国の不振によって幸いされたものであることも注記すべきだろう。しかし、この過程を最後まで貫徹するならば、ある点からは反流が前面に出てくるだろう。この点で指導層の自己規律、自己抑制がこれからこそ問われると思う。賃金、雇用、福祉というが最終的には「暮らしやすさ」「生きやすさ」であり、「公平感」「開かれた社会にある感覚」である。

精神科医としては社会的緊張を最低限度に抑えることに眼がゆく。そのために賃金の適正と公平が望ましく、失業率が現状あるいはそれ以下に抑えられることも同じく望ましい。社会的緊張は犯罪の増加となって最初に現れるが、ある程度以上の犯罪の増加は警察力によって抑制できない。優秀な人材を集めることが困難になるだけでなく、警察が犯罪に取り込まれるのは治安維持に失敗したいずれの国家にも見るところである。慢性的な低賃金と不安定な雇用は、また、社会を担う層にまでアジア的構造汚職を浸潤させる。賃金、雇用、福祉は社会の安全費用として警察力や武力よりもずっと安価で副作用の少ないものである。イタリアのごとくマフィアを社会の上層部まで浸透させれば、いかなる階級の者も安全感を持ち得ない。

福祉は冬の時代といわれるが、生活保護層や老人の一部には不可能に近い負担を強いつつ、さらに状態は悪化するとの脅威感を与えている。私の日々の臨床体験である。社会負担としてはかつての結核、伝染病よりも現在の老人、精神病を主とするパターンのほうが、社会を担う層を襲わず、かつ無際限に増加せず計算予測が可能であり、家計および国家財政への負担は少ないと考える。貧困、疾病および老年に対する国家の安全保障は、社会的緊張を低下させる上で依然として有効かつ相対的安価な方法である。ショーウインドー的な少数者への高価な医療が優先して追求されることは資本主義の下で起こる別個の現象で、とくに巨大診断機械が大企業の手で普及したが、そのために基礎的な医療が掘り崩されないようにするのも別個の問題である。生活保護も現在の一般事務官主体から専門的訓練を受けたケースワーカーに置き換えられていく必要がある。現在のわが国社会が、援助事業(helping business)一般において発想転換と技術向上を迫られていることは第三世界の援助や留学生救援一つを見てもわかる。巨額な対外援助費からみて金の問題でないことは明らかである。

(『産業労働調査所五十年史』産業労働調査所、一九八八年)

*産業労働調査所よりの近未来についてのアンケートへの答えである。

「頑張れ」と「グッド・ラック」

「頑張れ」「頑張ってね」とは、私たちの決まり文句だ。

しかし、これが国際間の誤解になったこともあるという。野球チームの話である。外国人選手に、監督が「頑張れ」と言い、通訳が「ドゥー・ユア・ベスト」と訳した。選手は気色ばんだそうである。「自分がベストを尽くしていないというのか」

私たちならわかっている。そんな意味じゃない。「しっかり」というのも、相手がしっかりしていないと非難しているのではない。通訳はこれに懲りて「頑張れ」を「グッド・ラック」と訳するようにしたそうである。これが正しい訳だと私も思う。「幸運を祈る」というのは「ベストを尽くしているから後は好運を祈るのみだ」ということだ。

しかし、日本でも「頑張れ」が人を悲しませることがある。柏木先生といえば淀川キリスト教病院で先駆的にホスピスの仕事をやっておいでになった方だが、御自分の体験を踏まえて、手おくれの癌患者さんが弱音を吐いた時「何を言っているの、頑張りなさい」と言っては決してならぬといわれる。みのらないと本人がわかっているのに頑張れというのは酷である。先生にははっと眼を開かれるような体験があったという。

身体の病気ばかりではない。いや、目に見えないだけに心の病気のほうが辛かろう。余力のない時、あるいはどう頑張っていいかわからない時には、「頑張れ」を軽く受け取れなくて当然である。うつ病の患者さんをはげましてはいけないという知識は内科の先生たちにも行き渡ったようである。

患者さんの家族に相談されてもいい知恵が浮かばないことが多い。せめて「頑張って下さい」とはよほど考えてからでないと言わないことにしている。家族も患者も、軽い「頑張れ」を重く取って傷ついた経験がきっとおありだろう。

人生は予定どおりに展開するものではない。さまざまなハプニングがある。これをよい方に何とか読み換えて生かすことを考えたいと思う。また、待つことも大事である。「待てれば半分治ったも同じ」とは恩師の言葉である。しかし「待ちの政治」ならぬ「待ちの治療」というものがいちばん難しい。逆風の時をじっと耐えて待つのが正解という時もあるのだが、いずれのためにも、本人と家族と治療者との呼吸が合っていることが大事で、この呼吸合わせが治療の一つのポイントであると思う。そのための「待ち」が必要なこともあろうが——。せめて「頑張れ」でなく「グッド・ラック」と言いあいたいものである。

（「北むつみ会・患者家族会会報」一九九〇年）

＊神戸市北区の患者会報への寄稿である。

一九九〇年の世界を考える

はじめに

一九八九年から一九九〇年にかけての事態は、ほとんどの専門家の予測を裏切ったものであった。

一九五〇年にアーノルド・J・トインビーが、現在は死を賭けても守るべきとされているイデオロギーも、かつてそうであった宗教対立のようにさほどのことでなくなるであろうという予言を行い、米ソ両大国の軽挙を戒めているが（『試練に立つ文明』）、さすがの彼もそれが今世紀中に起こるとは思っていなかったようである。

実際、キューバ危機において開戦に反対したのはケネディ兄弟のみ。大統領は、〝米国の司馬遼太郎〟バーバラ・タックマンの『八月の砲声』（Guns of August）を手にかざして、相手の出方の誤算の積み重ねから第一次大戦が始まってしまったという事実を思い出させたという。

振り返れば、ベルリン危機、朝鮮戦争初期に続いてキューバ危機までの期間が熱戦にもっとも近づいた時期であった。以後の代理戦争の時期は、結局、「両圏の境界を大きく動かすことは不可能である」という結論に到達して、アメリカのベトナム放棄、ソ連のアフガニスタン撤兵となったのであろう。

ということは、ごく少数の例外を除けば、外征軍が勝利したことはなかったということになる。さらに外国支配のはかなさは、東欧圏解体の時にまざまざと見せつけられたことでもある。

最近、私は、昭和の戦争を考察して、日露戦争の戦勝処理のあり方によって決定されている部分が大きいという結論に達した(「昭和を送る」、『文化会議』一九八九年五月号)。簡単にいえばロシアから取れなかった分を中国から得て補おうとしたことである。同じ遡及を世界規模で行えば、民族国家という概念が成立した過去二百年の歴史を見直す必要があるという結論に達する。さいわい、ダニガンとマーテルの『戦争回避のテクノロジー』《How to Stop a War》(1987)には、維新戦争、西南戦争をも含む過去二百年間の戦争五百ないし六百についてのデータ・ベースが掲載されている。私などがみても掲載漏れでないかと思うものがいくつかあるが、基本的にはこれにもとづいて考えてみよう。

1 過去の激戦の分布

まず、過去二百年の戦争をこのデータ・ベースによって世界地図にプロットしてみると、大洋州はもっとも平和な州で、一八〇七年のアイルランド系囚人反乱と一八五〇年のマオリ族反乱のみである。東アジア、東南アジアは、最初に中国白蓮教徒の乱が来る。ついでビルマ（現ミャンマー）、タイ、ラオスの局地戦争が続く。

次に、十九世紀の中ごろから西欧の侵略への反応としての内戦が、太平天国の乱、明治維新、カンボジャ内戦、西南戦争、義和団、イランの内乱、中国革命と続く。平行してアヘン戦争、アロー号事変、清仏戦争、日清戦争、日露戦争、シベリア出兵、日中戦争、第二次大戦と続き、その後にはインドシナ、フィリピンを中心とする戦争と文化大革命が続く。中国の三つの内戦（白蓮教徒の乱、太平天国の乱、文化大革命）の死者が抜群である。

南西アジアを見ると、インドの内戦、インド兵の反乱がある。十九世紀の初めにもリビア（トリポリ）にアメリカが海賊行為を抑えるために戦争をしかけているのは現在と思い合わせて面白い（一九八六年のアメリカ空母のリビア湾進攻）。めだつのはオマーン、アフガンで、とくに後者には激戦度10以下の小戦争がたくさんある。

エチオピア、エジプトの内戦は近代化されたモハメド・アリ王朝のエジプトがしかけたもので、近代日本の東アジア戦争と似たものである。

半世紀ほど大戦争はなくて、一九二四年のクルド族の反乱があり、これはトルコ、イラン、イラクが共同で鎮圧している。それからオマーンが激戦度の高い戦争をしている。第二次大戦後は御承知のパレスティナ戦争、レバノン内戦、イラン・イラク戦争、クルドの再々の反乱である。

アフリカでは南アフリカに戦争が集中している。部族間、オランダ系農業移民であるボーア人と部族民、ボーア人同士の戦争がある。最後の英ボーア戦争があって南アは英領になるが、実質的にボーア人の国でありつづける。これは、上のデータ以後の話だが、アパルトヘイトがようやく消滅するかと思うと、部族間の戦争が再開されて、黒人指導者マンデラが白人と共同で警察行動をしなければならなくなっている。他にもセネガル、ダオメ、マダガスカルに内戦がある。ホッテントットがドイツと闘っている。第一・二次大戦間に戦争がないのは世界中が植民地化された時代だからで、アフリカが独立すると、コンゴ内戦、ナイジェリア内戦、ルワンダのフチ族とツチ族の皆殺し戦争が起こっている。エリトリア内戦、西サハラ内戦などもある。

さて、西欧だが、まずロシアとスウェーデンの間の北方戦役。ここでスウェーデンが退場して世界最初の不戦国家になる。代わってロシアが登場する。フランス革命の延長がナポレオン戦争になる。これは全西欧規模の戦争、最初の「世界大戦」である。その後、しばらくロシア、ポルトガル、ギリシャ、スペイン、モンテネグロ、セルビアなど西欧の周辺部での戦争が続く。ロシアはトルコ、ペルシャと戦って中央アジアを併合する。

プロシアがデンマルク、オーストリア、フランスと続けて戦ってから、一八七一年以来の四十年間、ヨーロッパの中心部では平和が続くが、一九一三年から二次のバルカン戦争、第一次大戦、ロシア内戦、アルメニア人虐殺、ギリシャ・トルコ戦争と続く。両大戦間は大きな戦争がなくて、第二次大戦の前駆戦争が起こる。イタリアの小手だめしエチオピア戦争とヨーロッパ諸国が軍事実験の場としたスペイン内戦である。戦後には北アイルランド、キプロスの内戦がある。

南北アメリカでは、北米インディアン諸国家と合衆国との戦争がある。最初は双方がちゃんと条約を結んでいたのである。これらの戦争が一八五〇年に最後のインディアン国家が消滅しておわると、ただちに南北戦争である。

南米には非常に死者の多い局地戦争が十九世紀の独立後に何度も起こっている。パラグアイなどは国民の八割が死ぬ戦争をしている。こうなるとさすがに周辺への影響はあまりない。

死者数をみれば、ナポレオン戦争、第一次大戦、第二次大戦が抜きん出ている。次に大きな死者を出す戦争は内戦で、太平天国、南北戦争、朝鮮戦争、ベトナム戦争。それから虐殺が多い。アルメニア、スペイン内戦、スターリン虐殺、ユダヤ人ホロコースト、文化大革命。ブルンジの恐怖政治も結構大きい。

2　戦争からみた三つの時期——両大戦間の特殊性

以上を三つの時代にわけて、一七八六年から一九一四年、すなわちフランス革命直前から第一次大戦までを激戦度1までの小戦争も含めて地図にプロットしたところ、まず、「戦争の巣」とでもいうべきところがいくつかある。エチオピアとエリトリアの境、南アフリカ、アフガニスタン、ベトナム、バルカン半島、スペイン、エジプトとパレスティナ。要するに、これらは近代以前から部族、小王国レベルの抗争が絶えなかったところで、古い不安定な構造が国民国家時代に持ちこされ、国民国家の枠にうまく収まらず、実際、現代までずっと係争地帯である。一方、膨張の中心というべきところがある。ロシア、ドイツ、イギリス、フランス、少しおちるがイタリア、日本、アメリカ合衆国。これらは建前としては民族国家。これに対して、衰退してゆく帝国がある。オーストリア、ハンガリー、トルコ、ムガール、ペルシャ、清。みな複合民族国家である。

民族国家とはフランス革命が発明したものである。まず民族という概念を発明して、国内では徴兵制による常備軍、税制による政府官僚制、司法制度による法の支配、国外には大使館、公使館、領事館をはりめぐらし、国際条約を承認し遵守し利用し、紛争解決の手段としての外交の延長としての戦争を行う。こういうものでないと国家として相手にしないぞという強制が二百年前に成立し、民族国家システムに加入するか、植民地として編入されるかという二者択一をイギリスをはじめとする西欧「列強」が迫ったのが、十九世紀の特徴である。東地中海と東アジアの比較的周辺部にいた国家はまがりなりに民族国家を作ろうとした。ギリシャ、タイ、エチオピア、日本くらいだろうか。「鹿鳴館文化」などはいたいけな努力である。いっぽう、大清帝国、インド・ムガール帝国、オットマン・トルコなど、衰退する多民族帝国は非常に混乱した。民族国家の体裁を作っても、うまく機能しない。常備軍というものは単一民族の神話を必要とするのだろうか。結局、民族国家およびその植民地というシーツで世界はほぼ被われるのだが、「戦争の巣」となった部分は民族国家で被うのに成功しなかった部分であることがわかる。

次に、両大戦間の世界地図をみると、非常に戦争が少ない。一九二一年のソ連・ポーランド戦争、一九二二年のギリシャ・トルコ戦争——これらは第一次大戦の継続である。一九三五—三六年のイタリア・エチオピア戦争、日中戦争、スペイン市民戦争——これらは第二次大戦に連続している。

その代わりに起こったものは何かというと、政治形態の変更であって、非常に多くの王国、帝国が倒れ、多くの議会制民主主義国が独裁国に替わっている。東欧諸国で、第二次大戦後にソ連圏に入る前に民主主義国のままだったのはチェコスロバキア一国しかない。結局、一九一四年の政治形態を今日まで維持したのは英国、北欧三国、ベネルックス三国、タイ、スイス、合衆国くらいである。日本を加えてもよいと思うが異論はあるだろう。

最後に、一九四五年から一九八九年までの地図を見ると、むしろ、第一次大戦までの世界に似ている。「戦争の巣」が再び姿を現している。アフガニスタン、エチオピア、中東、南アフリカである。注目するべきは、イスラムの膨張で、東西南北に伸びている。砂漠化とともにアフリカをイスラムが南下し、戦争が起こっている（サハラ南方の砂漠化の南下は理由不明のまま一九九六年現在停止している）。

これをみると、第一次大戦までの百年以上の期間は、民族国家にあらざるものは国家にあらずという、民族国家制覇の時代である。両大戦間は戦争よりも革命が優先する。革命といっても独裁に変わるのである。ドイツ、イタリアだけでなく、ルーマニアでもギリシャでもラトビアでも愛国婦人会とか愛国少年団というものができて、ファシストふうの行進などをしている。

では、第二次大戦後はどうかというと、民主主義的民族国家という擬制がすべての地上を被い、国連は、そういう国家の集合体であるという建前になっている。これを「国連国家」と命名しよう。実に考えられないような国が「民主主義」「人民民主主義」の形容詞をつけ、「民主主義憲法」を作り、軍備、外交、法律制度を一とおり持っているが、これが全然機能していないことが多い。実際には雇い兵に頼って政権を維持する国家、国家の労働の大部分を外国人労働者に仰ぐ国家、ほとんど内政放棄に近い国家も少なくない。このような擬似国家は、両大戦間のバルカン小国の独裁制に近いともみられる。これらは自立しえず、レバノンのような解体の危機をつねに秘めている。大量の難民の発生は「国連国家」の破綻した弱い部分ということができよう。

米ソの二ブロック化は、これらの「国連国家」の延命に有利であった。すなわち、いずれかのブロックに属することによって国家としての体裁を維持しえたという面がある。突き放して考えれば、戦後、もしソ連圏に編入されなければ、東欧諸国はいかなる運命を辿っていたであろうか。両大戦間の実情と、バルカン諸国のうち唯一ヤルタ会談で「英国の勢力圏」とされたためにソ連が介入せず、英軍によって解放戦線が一掃されたギリシャのその後が辿った王と軍部の結託と腐敗、軍事独裁と無謀なキプロス遠征の戦後史を思わずにはおれまい。東欧の「解放」より十四年早く「大佐たちの独裁」が崩壊した時の民衆の熱狂は、一九八九年の東欧諸国に勝るとも劣らないものであった。しかし、その後の民主社会主義ギリシャの政治経済の歩みも決して平坦なものではない。まして、東欧諸国の今後の困難がギリシャよりも小さいとは思いにくい。

目下、アメリカが課題としていることは、非常に困難なものである。まず、二ないし三の超大国の世界規模の有害性を除去し、しかも瓦解を防ぐことである。ソ連の軍事政治的有害性はほぼ除去され、いま日本の経済的有害性の除去に腐心しているところであろう。しかし、同時に両国の瓦解は世界システムをあまりにも擾乱するので、これを防止することにも全力が払われるはずである。アメリカの対ソと対日の両政策は、同一の頭脳集団によるもので、おそらく同一の目的を以て遂行され、相似性を持っているはずである。瓦解の防止と有害性の除去である。

しかし、中小規模の国家破綻の突発性も、無視しえない。世界の各部分が高度に結合さればされるほど、破綻の局地化が困難になり、災厄が世界規模に達する可能性は増大する。「国際化」は無条件に善なのではない。

3 冷戦に至る軍備

軍備に関しては、第一次大戦に至る過程で大きな変化が起こっているようにみえる。軍備拡張に限れば、十九世紀後半においては、ある国の軍備に対して、それを補完するというか、その盲点をつく形の軍備を備えることが多かったようである。たとえば、英国の戦艦の大群に対して、フランスは大量の水雷艇で対抗していた。アメリカはイギリスあるいはフランスの海軍が攻撃してきた場合を想定し、この二つの仮想敵国に対して北部は放棄し、南部の入り組んだ入江から出撃する通商破壊艦による海上ゲリラ戦で対抗することを海軍戦略としていた。

同質の軍備を競う「平行軍備」は比較的新しい事態である。それは、日本海海戦後の英独の建艦競争に始まっていると思われる。これは、日本海海戦の誤解にもとづくものかもしれない。すなわち、実際には、ロシア艦隊による交通路遮断を予防する目的で遂行された海戦に対して、海上覇権を重視するマハンの思想による解釈がなされ、英独による熾烈な戦艦・巡洋戦艦建造競争の結果、一九一六年、ユトランド沖海戦という、同じタイプの大艦隊の海戦が起こって引き分けに終わる。この後、ワシントン軍縮会議による制限は日米海軍軍備と戦略を同質なものにし、両主力艦隊は、輪型陣というものを作って、それぞれの本土からしずしずと進撃を始め、西太平洋において決戦するというおとぎ話のようなストーリーを信じていた。第二次世界大戦において太平洋で起こった実際の海戦は、すべて上陸作戦に対する掩護、妨害、陽動作戦であった。

中国共産党革命、戦争の成功、中国・インド戦争の中国側の勝利、ベトナム戦争のベトナムの勝利は軍備の非平行性によるものである。近代軍事行動の多くは相手方が人的損害を嫌うことを前提としている。この前提が取り払われたならば戦争の様相は全く変わってしまう。人口を武器とみなし、人海戦術を実行する場合である。イラン・イラク戦争においても人口に勝るイランがこれを行った。

しかし、戦後の米ソの軍備競争は、またしても次第に平行軍備の形態を採るに至った。その結果、かつて米英に対抗してドイツ、日本が嘗めた苦しみをソ連が味わうことになった。リードする軍備国は、軍備のありようを自国のもっとも得手とする方式に選べるのに対して、フォローする軍備国は無理を冒して、リード国の軍備と平行した軍備を作り上げなければならない。ソ連の軍事戦略がアメリカとまったく相似になったのは、はやくも一九六五年以前である。アメリカは、かねて軍備情報を公開することによって、平行軍備にソ連を誘導していたが、その仕上げは、一九八一年以後のレーガン政権が軍備をあり得ないほど高価なものとしたことであって、ソ連の追随は不可能になった。実際のスターウォーズの実現性、有効性は謎のまま、それは抑止力として働いた。

しかし、この代償は大きく、同時に実施した減税のためもあって、アメリカの経済は破綻の要因を多く抱えこむことになった。冷戦を一種の第三次大戦とみるならば、惨憺たる結末であり、後世はいずれを勝者ともいいえないとするかもしれない。第二次大戦の際にもまして、余裕のあるほうが少ないほうの復興を徹底的に援助するか共倒れかの岐路に立ってしまう。これが現状であると私は思う。一方、対抗軍備は壮大な無駄となり、代わって別種の紛争のために新しい軍備を案出する必要に迫られている。それを誰がどういう形で担うのかは湾岸紛争が多少明らかにするであろうか。

＊

以下の図・表は病跡学会の戦争についてのシンポジウムにおける発表の際に使用したスライドを再現したもので、ジェイムズ・F・ダニガン、ウィリアム・マーテル『戦争回避のテクノロジー』（北詰洋一訳、河出書房新社、一九九〇年――James F. Dunnigan and William Martel: How to Stop a War, Curtis Brown Ltd., New York, 1987）に載っている、一七八六年以来の「戦争のデータ・ベース」にもとづいて作成したものである。ただし、中ソ国境紛争など若干の戦争を追加した。第二次大戦中のホロコーストと第二次大戦後のソ連収容所の死者については、著者は戦争とみなさないらしく、データ・ベースに含まれていない。また、日中戦争のうち、一九四一年以前の分は「中国革命」に、以後は「第二次世界大戦」に入れられている。

図1から図4までは戦争の地理的分布であり、戦争の大きさは無視してある。黒点は戦争の行われた場所か、それが一点として特定できなければ国際戦争の場合には両国の国境、内戦の場合には首都を指している。数カ国を巻き込んだ少数の戦争は激戦地に黒点を打つことにした。

図1はフランス革命前夜の一七八六年から第一次世界大戦が勃発する一九一四年までの戦争の分布である。アジア・アフリカにおいては部族間の戦争が次第に部族国家と西欧国家との戦争に置換されてゆく傾向がある。北米における戦争はインディアン国家とアメリカ合衆国との戦争が多く、他は南北戦争、アメリカ・メキシコ戦争、ケベック地方の反乱である。ラテン・アメリカにおいては、独立戦争、アメリカ合衆国との戦争、内戦あるいは外国干渉の他に、ラテン・アメリカ国家同士の戦争があり、時には国民の過半数が戦死するという死闘にまで達する。

西欧においては、フランス革命とナポレオン戦争、ギリシャに始まるバルカン諸国のトルコからの独立戦争、イタリアとオーストリア、デンマルク、オーストリア、フランスとプロシャとの戦争、クリミア戦争、二次の露土戦争、二次のバルカン戦争、スペインの数次の内戦あるいはフランスとの戦争がめだつ動きである。

大洋州の三つの戦争のうち、オーストラリアのものはニュー・サウス・ウェールズ州における囚人の大反乱であり、ニュージーランドのものは先住民マオリ族と英国との戦争である。

図2は第一次世界大戦と第二次世界大戦との間の約二十年間の戦争であって、左から右へ、スペイン市民戦争、ソ連・ポーランド戦争、チェコ・ハンガリー・ルーマニア戦争、ソ連・フィンランド戦争、ギリシャ・トルコ戦争、レバノン、シリア、イラク、イラン・グルジア、イタリア・エチオピア戦争、シーク族の戦争、ノモンハン事変、満洲事変、張鼓峰における日ソ衝突、ジャワの反乱、メキシコ内戦、パラグァイ・ボリビア戦争であって、アメリカ大陸の孤立した戦争を除けば、第一次大戦の余波の戦争（ロシア、トルコ帝国の解体に伴うもの）か第二次大戦の序曲的な戦争である。この期間においては、戦争よりも政体の変更が顕著であって、前半は王制、帝政の消滅が多く、後半は全体主義独裁国家への変身がめだつ。

図3は第二次大戦が終了した一九四五年から米ソの冷戦の終了が仄見えた一九八三年までの戦争の分布であって、ヨーロッパにおける戦争の大部分は内戦である。

アジアにおいては、中国およびソ連を縁どるように周辺地域に大小の戦争が行われている。その外側の戦争としては、インドネシアにおいては、アメリカがベトナムにおいて失ったところをここで取り返したインドネシアの政変がある。ヨーロッパにおいては、北アイルランドを除いて、すべて冷戦における立場を変更しようとする反乱あるいは内戦であるが、成功したものはない。アフリカにおいては「アフリカの年」一九六〇年を中心に多数の旧植民地が独立したが、独立戦争よりもその後の内戦のほうが多い。内戦は、冷戦に影響され、そのいずれかの側からの援助を受けているが、実際は部族戦争の色彩があり、政府の頻繁な変更を通じて統治、行政の崩壊に至ったものが多い。

図4は冷戦終了期の混乱が鎮静しつつある一九九〇年以後一九九六年までを私が追加作成したものである。戦争の行われた、あるいは行われつつある地域を黒丸、不安定な地域を矢印で示した。この分布図は、むしろ、第一次大戦以前に近い。それは、分布だけでなく、政体の変更は、あいまいなカンボジャを措けば一つもない。

四つの図をとおして「戦争の巣」とでもいうべき地域がある。南アフリカ、バルカン、パレスティナ、アフガニスタン、インドシナ半島である。これらは、山岳によって相互に分かたれた地形を持ち、そのことは、特にバルカンとアフガニスタンとに著しい。また、二つの宗教文化の接触地点でもある。この接触地点は、山岳地帯などの、征服しがたい障壁の存在によって宗教の拡大が阻止された結果生じた場合もある。南アフリカの場合だけは相次ぎ南下する戦闘的なアフリカ東部諸部族の行き止まり地点であり、そこに、最初はオランダ系農民、次いで英国の侵攻があって、過去二百年、部族間、次いで部族と欧州人との断続的な戦争地帯となり、その間にもともとの住民はカラハリ砂漠に追いやられた。

これらの地域においては頻繁な戦闘の間に「徹底的に闘う戦争文化」とでもいうべき男

性社会の伝統が生じる傾向があって、悪循環を生んできた。

総じて、冷戦の時期においては、戦争あるいは戦争を経ずに政体の変更が進行した。図5は、一九九六年現在、王制あるいはそれに相当するものを維持している国を塗ったものである。左からスペイン、モロッコ、連合王国（英国）、オランダ、ベルギー、デンマルク、スウェーデン、ノルウェー、アンドラ（司教領）、モナコ、リヒテンシュタイン、サウジ・アラビア、ヨルダン、オマーン、湾岸諸国、ネパール、ブータン、タイ、日本、ブルネイ、トンガである。日本以外はすべて王を名乗って、皇帝を称する国はエチオピアを最後に存在しない。日本はほんとうは何制の国かわからないという見解もあろうが、しばらく措く。ローマ法王領の特殊性は知られている。同じく宗教的な独立国としてギリシャ国内のアトスがあるが、法王領のような外交を展開していない。東方教会的修道院だからであろう。

なお、サルタンが交替で短期間ずつ象徴的な王の地位につくマレイシア、および英国女王を象徴的元首とする英連邦諸国は除外した。グリーンランドのデンマルクとの関係は特殊であるので、デンマルクに含めなかった（面積の点でインパクトが強すぎるのを避けた点もある）。短期間、大統領ボカサが皇帝を称した中央アフリカも除外した。

△印は二十世紀において第一次大戦との関連において王制が転覆した国であって、ロシア、ドイツ、オーストリア、トルコである。モンテネグロはユーゴスラヴィアの一部とな

った。×印は第二次大戦との関連において王制が失われた国であって、ハンガリー、ルーマニア、ブルガリア、ユーゴスラヴィアである。＊印は冷戦期に王制、皇帝制が倒れた国であって、イタリア、ギリシャ、アルバニア、リビア、ウガンダ、イラク、イラン、アフガニスタン、カンボジャ、ラオス、ベトナムである。ポルトガルは第一次大戦に先立つ一九一〇年に王制が倒れた。

なお、ハンガリーは大戦以前はオーストリア皇帝が王を兼ね、独立した王を持った時期は遥かな過去に比較的短期間あるだけである。両大戦間も王は空位であって、一海軍提督による独裁国に移行し、第二次大戦後、大統領制となった。スペインは第二次大戦から冷戦末期まで王は空位で、一陸軍軍人が統領として支配した独裁国であって、その後に王制が復活した。ノルウェーが独立した王を持つのは二十世紀にはいってからである。

なお、十九世紀において共和国であったのは、旧大陸においては、スイス、フランス、サンマリノで、フランスを除いては中世以来の共和国である。十九世紀初頭以来、連綿として王国であるのは、連合王国、オランダ、デンマルク、スウェーデン、アンドラ、モナコ、リヒテンシュタイン、タイ、日本である。ネパール、ブータンは第二次大戦後に幕府が打倒されて名家が王家となった。独立以前のトンガ王国を数えるべきかどうかは迷うところである。

王制の存続は、王制の是非を越えて、その国の政治的安定を示唆していると考えられる。

なお、連合王国とオランダは一時期共和国であった。また、王制が失われた国の多くは十九世紀以後に成立した王制が多く、例外はロシア、オーストリアだけといっても過言ではない。

表1・2は一七九八年から一九八七年までの、アジア、アフリカおよびヨーロッパ、南北アメリカにおける戦争の規模と持続時間とを時代を追って示したもので、戦争の規模は戦争期間の平均死者によって表してあるから、棒グラフの面積が死者数である。

太平天国の乱の死者数の多さ、第一次大戦が第二次大戦よりも死者の多い戦争であったことに驚き、二十世紀中国およびロシアの内戦、革命の死者数に愕然とする。二十世紀の死者数の多さが目につく。もっとも、中国はアヘン戦争以前の人口がほぼ一億であったのに、アヘン戦争以後急速に二億に増加し、二十世紀初頭に四億、現在は十三億に達している。類似の人口増加は世界の多数の地域にみられる。

(「日本病跡学雑誌」第四十号、一九九〇年に九六年加筆)

*もともとは日本病跡学会のシンポジウムにおける、与えられた演題による発言である。

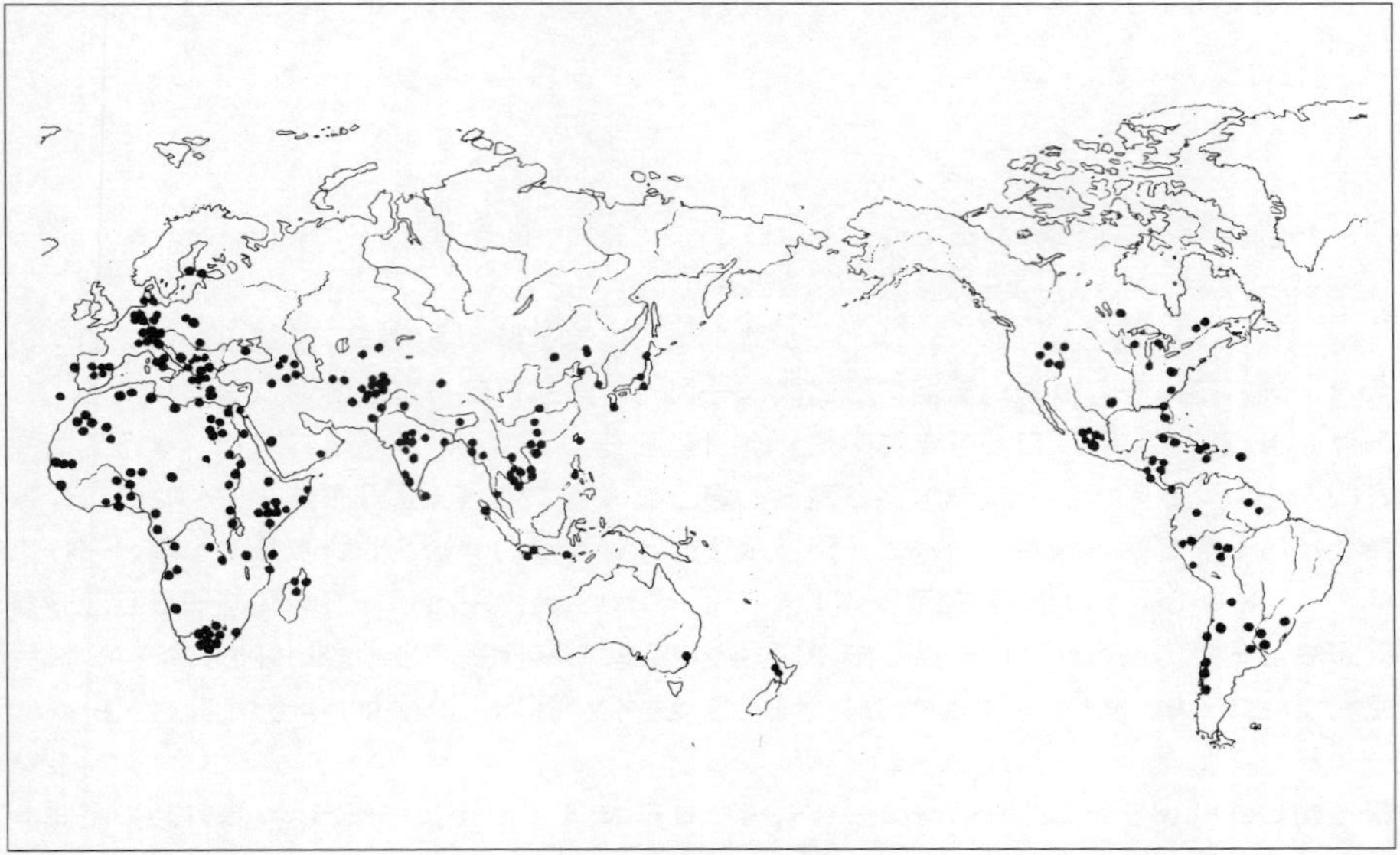

図1　1786-1914年

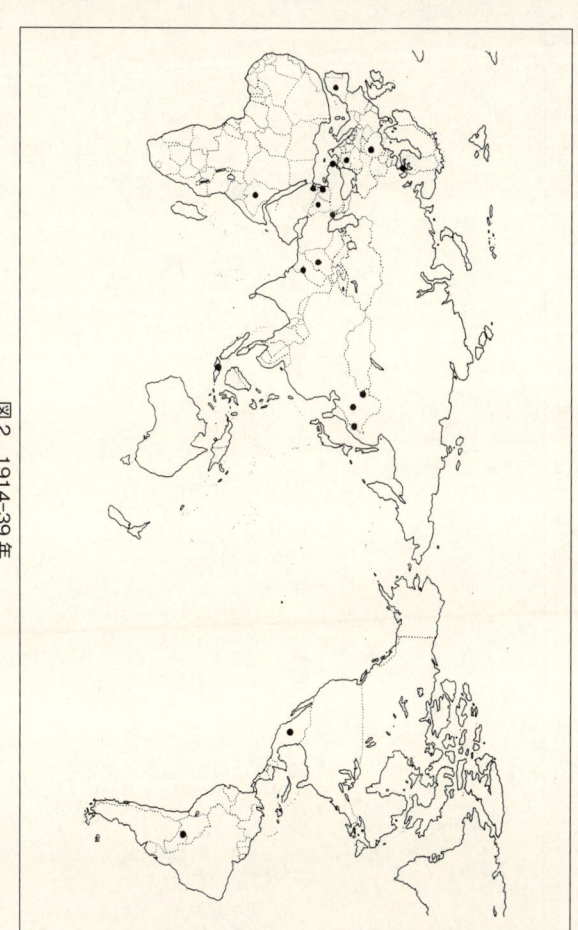

図2　1914-39年

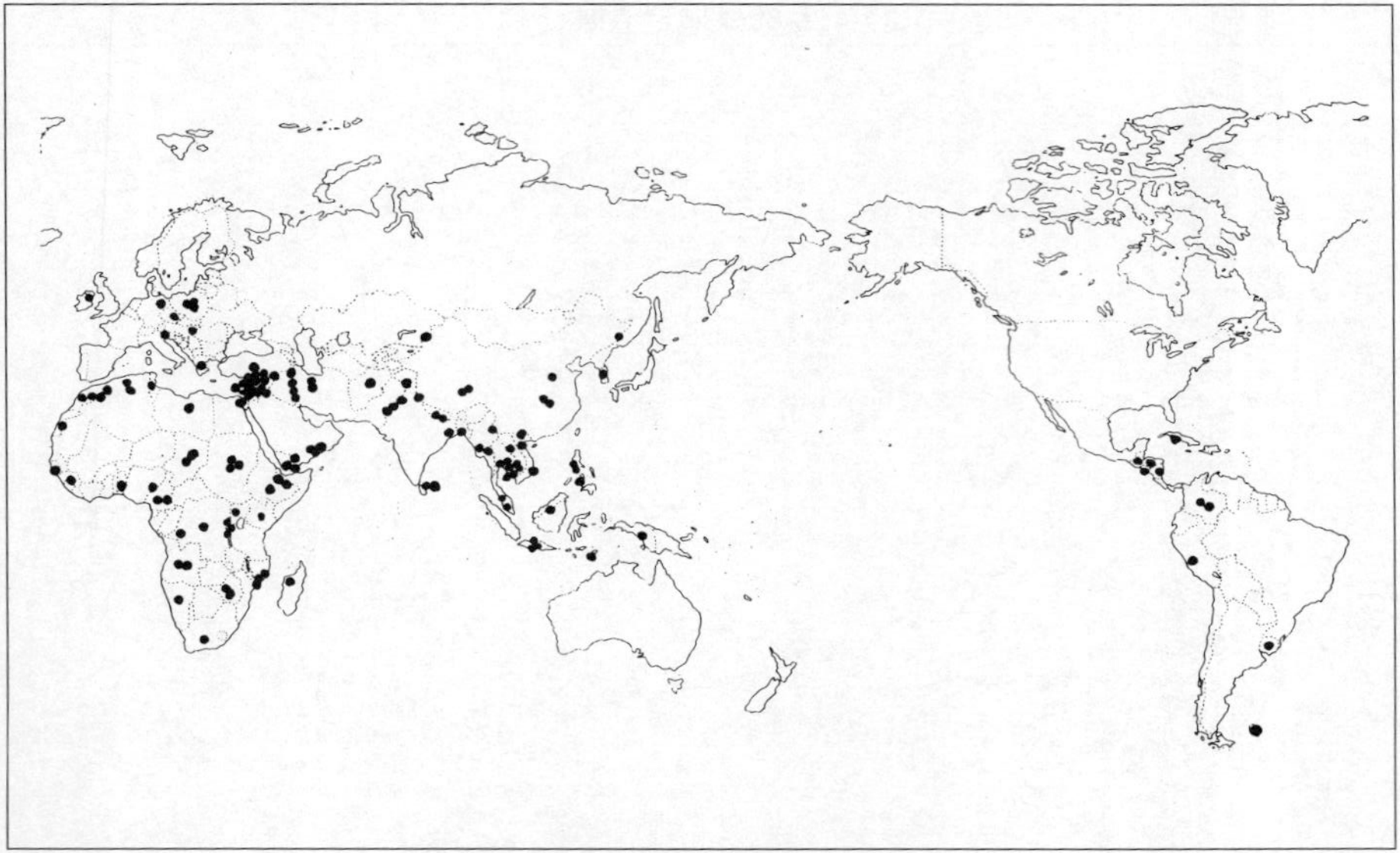

図3　1945-83年

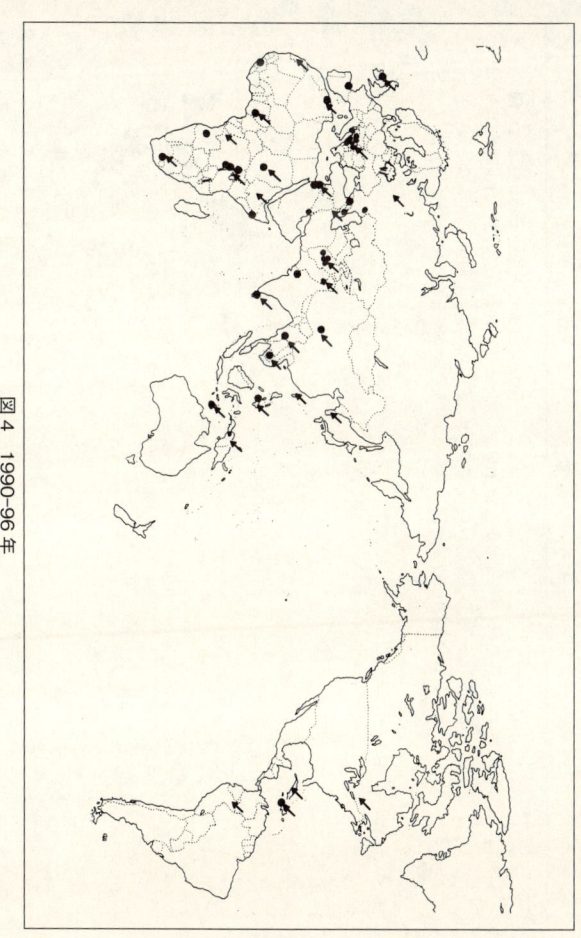

図4　1990-96年

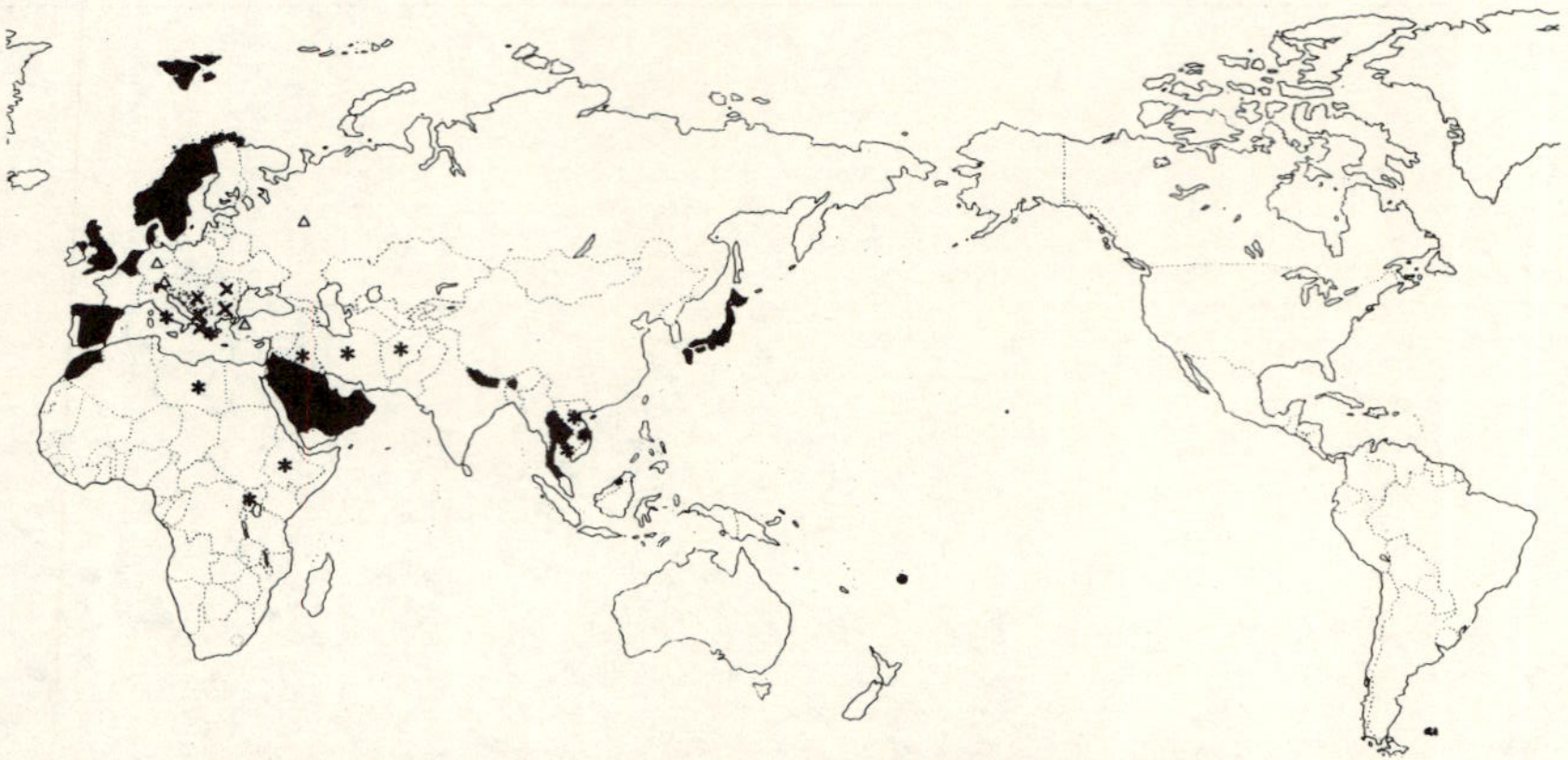

△：第一次大戦との関連において王制が失われた国（首都の位置を以て示す）
×：第二次大戦との関連において王制が失われた国（首都の位置を以て示す）
＊：冷戦中に王制が失われた国（首都の位置を以て示す）
■：黒地は 1996 年現在王制をとる国

図 5

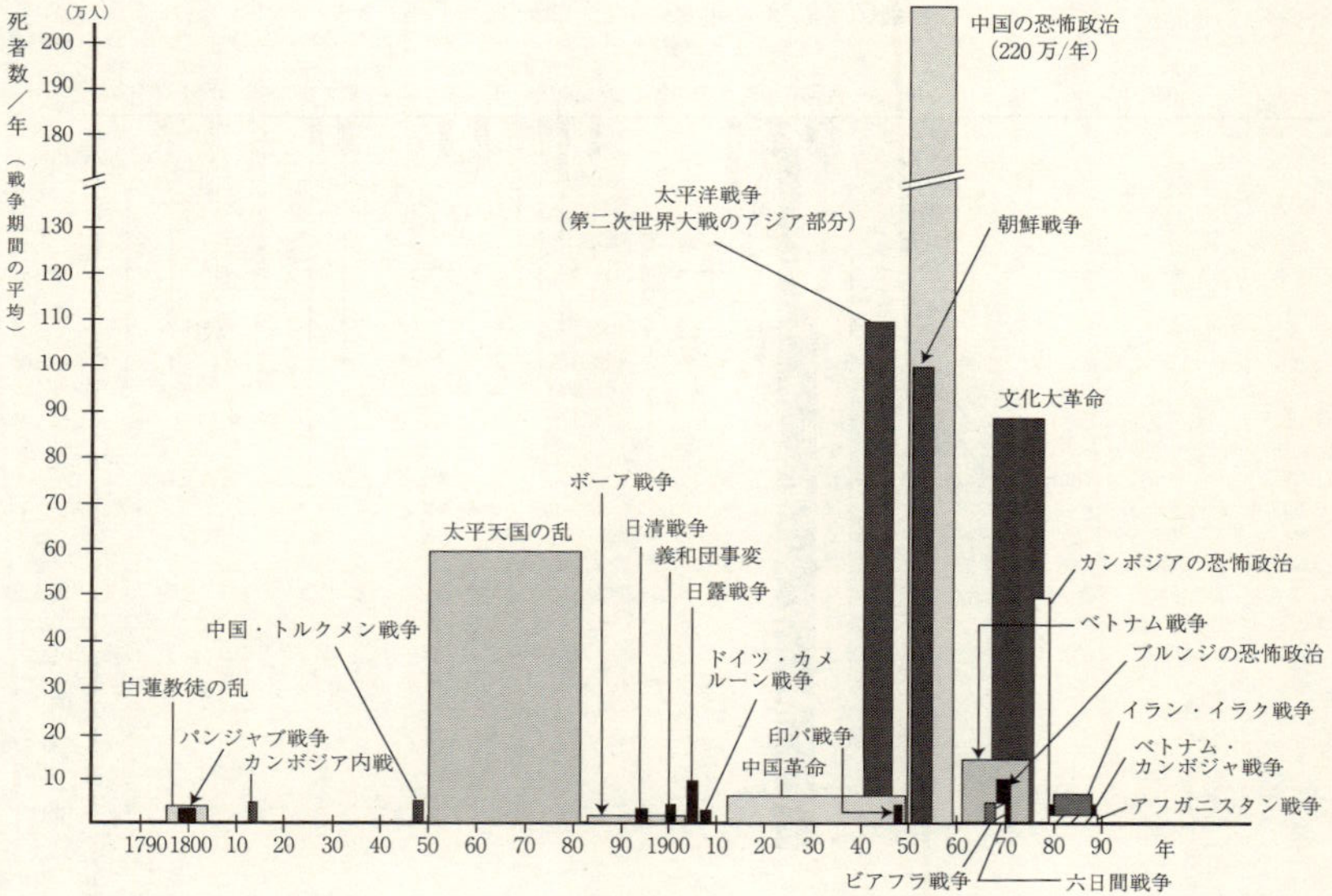

表１　アジア，アフリカの戦争

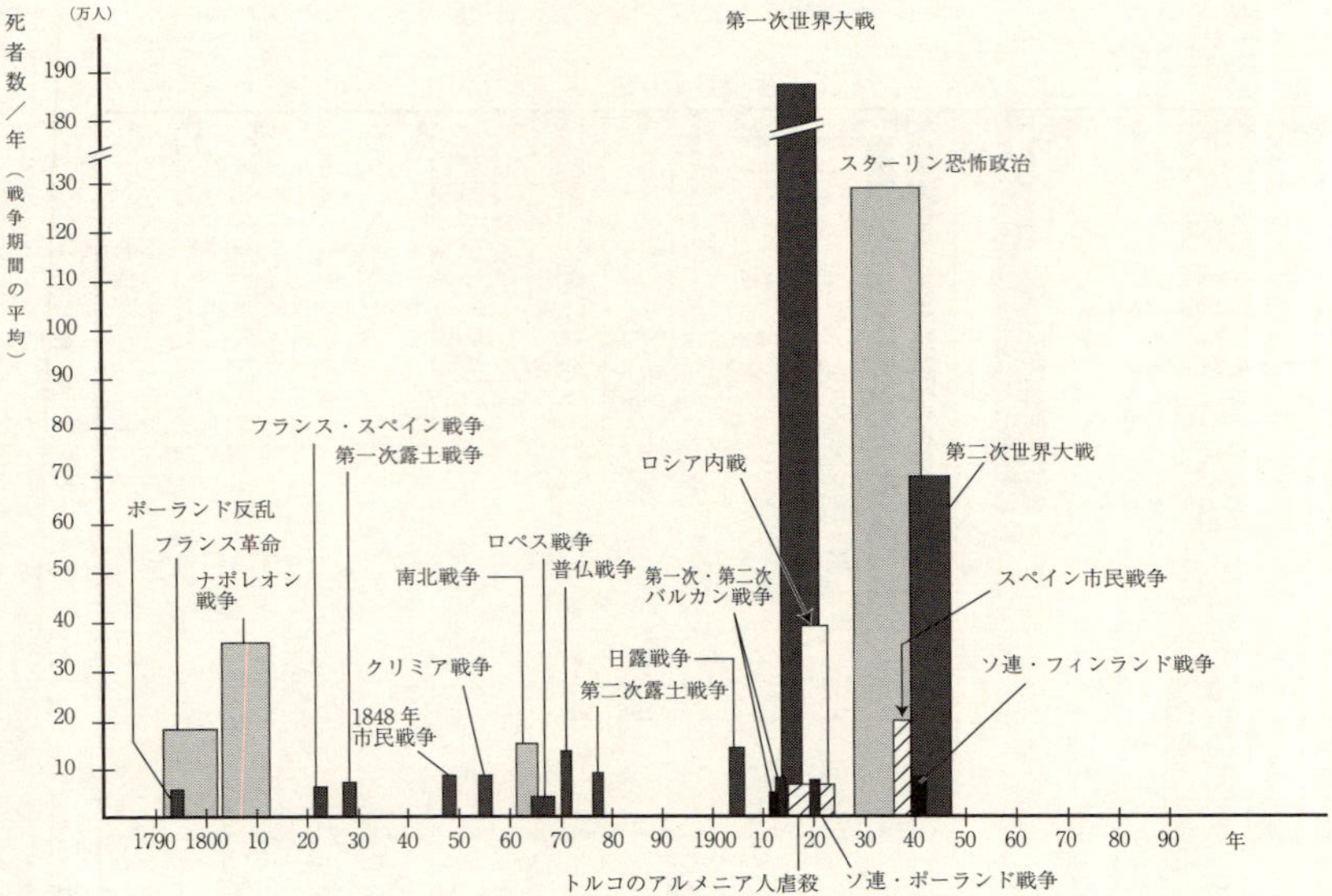

表２　ヨーロッパ，南北アメリカの戦争

外国語が話せるということ

外国語がもっとしゃべれたらというのが、日本人のたいていのひそかな悩みであり、夢であるようだ。

日本人は伝統的に外国語が下手だという説がある。いや生理的にだとさえいう。生理学者で脳の構造にまで遡る人がおられる。あるいはそうかもしれぬ。しかし、海外への布教師には日本人離れした外国語をいくつも話す人がいる。動機の強さだろう。宮沢首相（当時）は留学していないが五十年間英語の手入れを怠らなかったのが凄い。ことに五十歳を過ぎると、単語をぼろぼろ忘れるから、エスカレーターを逆さまに走るような努力が必要である。

動機が弱まると母国語だって抜ける。だいたい三年から五年使わないと怪しくなる。

子どもを二カ国語使いに育てようというお母さんもおられる。しかし国際結婚の場合でも難事業である。言語学者でチェコ語の専門家でチェコの女性と結婚された東京外大の千野栄一教授の苦心談がある（『プラハの古本屋』大修館書店、一九八七年）。この場合、専門の知識を駆使して何とか成功するのだが、どちらの親ともコミュニケーションを持ちたいという子どものけなげな気持ちの力も大きかろう。子どもに聞かれては困ることをロシア語で話し合っていると、子どもはロシア語が分かるようになるのだから。

子どもをつれて外国に赴任すると、子どものほうが先にその土地の言葉を覚えてしまう。だが、これは八、九歳までだ。ここで帰国するとけろりと忘れる。十二、三歳からの留学では、忘れない代わり、どうしても母国語なみにはならない。インドのように何百もの言葉が割拠している国では、転勤を繰り返す公務員の子どもは、ほんとうの母語を持たないで育つという。養育者がその土地その土地の乳母だからかもしれない。

ポルトガル語を母国語とする医師がいた。しかし医学はロシア語で学び、医学の説明はロシア語でないと最初から頭に入らなかった。そういうものかと思ったが、しかし考えてみれば、私の医学生時代には、ドイツ語の名詞にテニヲハを、動詞に「スル」を付けた一種の人工語で講義を受け、実習し、カルテを書いていた。国家試験は日本語で答案を書くこととなっているので、あわてて日本語の術語を一夜漬けで覚えたものである。

当時、後に京大総長になった解剖学の平沢興先生は、学生が希望すれば地の文までドイツ語で講義された。おそらくドイツ語による講義の最後だろう。では、最後の外国人医学部教授は誰だろう？　たぶん、阪大外科のヘルテル教授ではなかろうか。第一次大戦後の大正末期に招聘された。弟子一同が「ヘルテル外科」のまわしをつけた集団写真が残っている。みずからウオノメまで手術されて臨床医の姿を示されたという。それが阪大外科の伝統の源である。

この時代には医者はドイツ語を話すのが建前だったが、皆流暢に話したかというと、そうでもなかったろう。だが、外科という学問の性質にもよるが、「学術移転」は成功したのである。その機微はどういうものだろうか。

日米学術移転については南山大学の渡辺先生の研究がある。日本の企業が米国に工場を建てて、米国人に技術を伝える。日本側はどういう人が「技術移転」の適任者であろうか。英語が米国人なみに流暢だと米国人の発想に立ってしまう。全然できないと、日本人の発想から出られない。英語がそれほどできず、伝えることに情熱を持ち、手真似《まね》足真似で何とか伝えようとするのが、いちばん正確で、しかも能率のよい「現場での伝達の達人」だそうである。外科でも同じであったにちがいない。実は翻訳もそうではないかと思う。翻訳家で会話の下手な人は私のほかにもけっこうおられるようだ。

かつて、スイスの山の中を友人と歩いたことがある。向こうから薪を背負って犬を連れた、「ハイジ」にでてきそうなおじいさんがやってくる。友人はおじいさんと出会って、実に愉快そうに話を始めた。「オーヤー」「アハハ」という談笑である。スイス・ドイツ語、それも山村のおじいさんの言葉は、ドイツ人はむろん、都会のスイス人でもわからない。「わかったのか」と聞くと、「一語もわからないけど通じるんだ」という答えであった。さすが、子どもの患者に、同じ眼の高さにすわったり、ねそべったりしながら、何語ともつかぬウワゴトをつぶやきながら緊張をほどいてしまう異能の持ち主だと感心したことであった。じつに楽しそうであった。おじいさんも山の中で孤独であったにちがいない。

（「神戸新聞」一九九二年九月二十三日）

＊「星陰清雨」という三カ月に一回執筆するエッセイの一回である。

「疎開体験」に寄せて――佐竹調査官への手紙から

私は、疎開学童ではありませんが、伊丹の西郊にいて、私の家を含むごく一部が農村部の学区にはいったため、一年生の昭和十五年から、佐竹先生と同じ苦労をいたしました。疎開学童が来る前、いじめの対象は、メリヤス工場の工員の子とか、用務員の子とか、町工場の子とか、つまり農村社会にしっくりはまっていない家の子に対しては、今と同じく限度がありませんでしたが、農民同士には、見えない序列とルールがあるようでした。国内で差別されている集団と（旧）植民地から移住してきた集団の子は、ふだんは共存していたのですが、時には死闘を演じました。

戦争が進みますと、ここから疎開する人、ここへ疎開する子と両方があり、また工場が来て、たくさんの工員の子が転入してきて、むしろ、私は仲間が出来ました。そのきりかわり点は小学三年で、小学生のバランス・オヴ・パワーが一変しました。

あの年齢は、トム・ソーヤー、ハックルベリ・フィンなみのギャング・エイジでもあります。しかし、私がかいまみたものは、日本の農民の暗い世界でもありました。

中学へ進むかどうかが、階級の分かれ目を証するものでありました。それははっきりしていました。六年の修了式のあとは、中学へ行く者は、高等科へ行く者に殴られるのですが、この時のせりふが「いま殴らないと、これからは一生お前らにこき使われるのだからな」でありました。十二歳の子に、この自覚がしたたかにあったのです。実際、その五年ぐらいあと、いじめっ子（上級生）に道で会いましたが、卑屈な態度で、当惑したものです。

六つのクラスの級長は、市長の息子、女教師の息子、小作人の息子、小農の息子、極貧層の子、そして小生でありましたが、市長の息子は東大を出て、三十歳までに京大工学部の教授になりました。あとは、女教師の息子は結核で高校生の時に死に、小農の息子は高卒で工員となりましたが、小作人の息子は、進学を反対され、皆が中学に進む日に首をつりました。極貧層の子は、とても優秀でしたが、都市のガード下の靴みがきとなり、二十四歳の時、郊外電鉄の駅前に靴屋をひらき、私の靴をつくってくれました。クラス会はまったく開かれたことがありません。

当時は田圃に囲まれた小学校でしたが、今はすぐそばに市役所が越してきて、市の中心になりました。小作人の息子は、もう少しおそく生まれていたら、土地成金になっていたはずです。なんということでしょう……。

（「事例研究便り」第二十二号、一九九二年）

＊戦時中にいじめを受けた自己体験を記された佐竹洋人調査官の記事を贈られたので、それへの私の返事の一部が私の承諾を待って、ある家庭裁判所の所内報に掲載されたものである。

ムンク展覧会に寄せて

私は、北欧、その芸術、ムンク、さらにはその後半生の仕事と人生については決してよく知っているとはいえない。私に寄稿を依頼されたのは、私が精神科医であり、おそらく、ムンクにつきまとった精神的危機を思い合わせてのことであろう。

日本では、現自治医大の宮本忠雄教授の二十年前の業績がある。教授はオスロまで足を運んで克明にムンクの作品を分析された。特に、クリスチャニア（現オスロ）大学新講堂の壁画となっている太陽の絵に注目された。実際、患者で回復の初期に太陽の絵を描くことは少なくないのである。その直前の学会に、患者の太陽の絵をいくつか提示したのは、駆け出しのころの私であった。

回復の初期にどんな重要なことが起こるのであろうか。病気——といっても実際には統合失調症や妄想病を指しているのであるが——、その最中には、世界の中心に孤独な自分があって、世界全体と対決しているという図式が基本となっている。地球の周りを太陽が回るという意味で、これをプトレマイオス的世界と名づけたのは、オーストリア生まれの精神病理学者クラウス・コンラートである。回復とは、自分が世界の中の一部、大勢の人間の中の一人であると認識しなおすということである。これをコペルニクス的転回と、やはりコンラートは言った。

この命名は、むろんカントの言葉から採ったものである。カントは自分の哲学を、コペルニクスがなしとげた地動説にたとえたのである。

それが、どうして太陽かということであるが、太陽を外に見るということは、自分が太陽に喩えられるような中心的存在でなくなったという意義があるはずだ。当時の宮本教授の立論の一部を荒っぽく要約したらこうもなろうか。

実際は、太陽さえ描けばよいというものではなく、太陽が現れては次々にいくつもに分裂してゆくという例も織田尚生氏によって報告されたりしたが、さいわいムンクの場合にはそうならなかったということであろう。

むろん、再生の歓喜を昇る朝日、静まってゆく混乱を穏やかな夕日に表すのではないかという意見もあるだろう。実際、私の担当患者の絵は、金色にふちどられた夕日である。その人は、この夕日をたまたま見た感動を私に語りもした。絵もその前後には見られないような活き活きした筆使いで描かれていた。現実に、これは回復の確実なステップとなった。

さて、オスロ大学新講堂の壁画の構想を描いた一九〇九年のムンクは四十六歳で、この年が非常に大きな彼の転機の年となったことにはあらゆる証拠がある。それまで、二十歳を過ぎたばかりのころから二十五年間という非常に長いボヘミアン的な遍歴時代があり、欧州の各地をめぐって芸術家たちと多彩な交友をくりひろげてきた。その間には神経を病んでサナトリウムにはいるということが何度かあった。ところが、デンマルクの神経病院の短期間入院を最後に、打って変わって、故国ノルウェーの首都オスロの郊外の農場に定着し、少数の友人と交際し、少数のモデルを対象に仕事をする生活になった。世を去るまで一九四四年初めに八十歳での人生後半の対人関係は、ほとんどモデルとの間に限られるという狭さである。この定着時代のほうが、遍歴時代よりも長く、ほぼ三十四年になる。なるほどモデルたちたちは入れ代わってゆくのだが、モデルたちとの対人関係を主とする生活は実に長いあいだ安定して続く。

ユングは、人生の半ば四十歳前後に今までとはまったく反対の生き方に変わることがよくあると指摘し、「エナンチオドロミー」の名を宛てて、その重要性を強調している。ムンクの場合はその好例といってもよさそうである。その始まりに、宮本教授のいう「太陽体験」があったとしてもふしぎではない。世界と自分との苦しい対決は終わりを告げたのだ。

彼は経済的にも裕福になり、国家的栄誉も与えられ、芸術家としては稀なよい老後であったといえるだろう。最晩年にナチスの占領が暗い影を落としたとしても、これはやむをえないことだ。

たしかに孤独ではあったろう。しかし、ムンクは、結婚生活には耐えられないと言っていたそうで、実際、結婚を迫る女性との間に銃を暴発させるような悶着を起こしている。帰郷後のように、別室にモデルを住まわせ、描きたい時には深夜でも起こすという関係がほどよかったのであろう。

ムンクの病いが何病であったとしても、サナトリウムでも自由な出入りを認められていたようであり、被害妄想も一時的であったようである。

ただ、私の眼に止まるのは、ムンクは、自画像だけが他の人物画に比べて格段に緊張した人物像にみえることである。自画像を描く時の鏡の中の自分に対して彼は挑戦的であるようにすら感じられる。まるで鏡に向かうことが彼にとって辛うじて耐えられるほどに過酷な行為であるかのように。意志の強い対人恐怖者は、わざと人の眼をみつめようと決意し、しばしば実行に移す。ムンクの場合、この意志が鏡の中の自分の姿に向かっているようだ。そのためか、自画像がモデルを描いた絵よりもずっとリアルなのである。老年に至っても、この緊張は、いささか風化こそすれ、決して緩和してはいない。

ムンクの絵は晩年に至るまで、われわれが老熟というような清明さには達していない。彼は、むしろ、故国の農場に立てこもることによって、妄執を守りとおしたというべきかもしれない。同じ主題が繰り返し現れる。「フランス大革命の際に革命家マラーを浴槽の中で殺害するシャルロット・コルデー」という画題は、それまでも何人かの画家によって試みられたものではあるが、異様なほど繰り返される。

ムンクの絵を見ていると、非常に硬く緊張した人物像と、溶けつつあるロウソクのように弛緩した人物像との両極がある。ヌードをみても、脱いだことを恥じらい、裸でいることにまだなじめない女性という印象がある。これは、モデルよりも画家の問題である。

われわれには、北欧といえば、東山魁夷の「白夜光」に代表される、静謐、清潔、透明な世界が思い浮かぶ。東山の絵を北欧の人がどのように観ているかは知らないのだが、ひょっとすると、西欧人が発見した日本の自然美なり美術があるように、日本の画家が発見した「北欧」であるのかもしれない。それは現実の北欧の風景に触発されたものであろうが、もちろん画家の心象風景であって、実際、人影はなく、稀に白い馬、きわめて稀に童子が現れるだけである。非現実的といえば高度に非現実的である。

東山はムンクよりはるかに幸福な画家であろうが、精神的にまったく平坦な道を歩んで、あの画境に達したかどうか。

堀辰雄という作家は、北欧的なものに親近性のあった人で、舞台を信州にとることが多かった。彼は、作家の素質を「フローラ」的と「ファウナ」的とにわけている。「フローラ」はローマ神話で花の女神、転じてある地域の「植物相」を指す。「ファウナ」はこれに対して雄の半獣神であり、転じて「動物相」を指す。北欧といえば「フローラ」的なものを思い浮かべやすい私などには、ムンクは、なかなかそう単純ではないことを教えてくれる。東山の絵には文字通り「ファウナ」的なものは登場しない。逆にムンクの絵で人間の現れない絵はひょっとするとないのではないだろうか。

ふしぎなのは、ムンクが、作品を戸外に曝して、日光、雨、風はては鳥の糞の作用するのにまかせたことである。ドガがパステルを陽に当てて褪色させたことは知られているが、それは「くすんだ色で鮮やかな効果を出す」計算の上であった。彫刻ならともかく、この破壊的行為は何のためであろう。「あまりにも人間的な」あるいは「ファウナ」的な作品を自然と和解させるという意味合いがあったのだろうか。

（兵庫県立近代美術館ニュース「ピロティ」第八十五号、一九九二年）

＊兵庫県立近代美術館の「ムンク展」のために木下直之学芸員（現・東京大学教授）から求められたものである。この展覧会はムンクの後期の作品が主であった。

冷戦の終りに思う

非常に重大な事件を聞いた瞬間は、誰もが、その時何をしていたかを生涯覚えているものだそうである。しかも、鮮やかな視覚的映像として。それも、映画のコマ送りをはたと止めたような静止画像なのである。車を洗っていたとか、釣りからの帰り道だったとか。

敗戦の日の「抜けるような青空」はよく語られるが、年配の米国人にとっては「パールハーバーの知らせを聞いた時に何をしていたか」がすぐ答えられるそうである。最近この話を聞いて、まだ当分「パールハーバー」は忘れられまいと私は覚悟した。

米国人の身になると、それは第二次世界大戦参加であった。その瞬間から、自分が、父親が、恋人が、家族がいつ出征し戦死するかもしれない世に突入したのである。負けるに決まっている国が何ということをしてくれたのか――。

同じ年配の日本人が開戦の日を語らないのは、すでに中国との戦争が四年を超え、身辺にも戦死者が続出していたからである。その日、関西はうすら寒い曇りであった。

私は、冷戦が生涯の大部分を占める世代に突然なってしまった。

私の冷戦の映像は、どちらもテレビ映像であるが、一つはキューバ危機である。あの時はほんとうに危なかったらしい。ホットラインはあの時の経験を生かして生まれた。他に方法がなかったので、ソ連首相フルシチョフは米国が傍受していることを期待して和平意思をラジオ放送したのである。その結果の、キューバに向かうミサイルを積んだソ連の船がゆっくりと回頭して引き返す映像である。

もう一つは、アフガニスタンからソ連が撤兵する映像で、国境の橋を最後に司令官が渡ると、ゴルバチョフが迎えに出てがっしりと握手し抱擁する姿である。冷戦が終わった。

＊　＊

これらはソ連の栄光の瞬間ではない。しかし、どちらの時も私は思った、「すごい。これがわれわれの（つまり日本の）できなかったことだ」と。昭和十六年の日本は、中国からの撤兵を米国に迫られて戦争を選んだのである。兵を引くことがいかに難しいかは軍人でなくても想像がつく。昭和十六年の東条首相は「英霊に相すまぬ」から撤兵できないといったが、要するに軍のコントロールができないということである。実際、暗殺や撤兵拒否などが起こったであろう。これに対してソ連軍の統制は完璧であった。彼らの戦意が低かったからではない。戦意の低い軍隊はしばしば国内に向かっては「ごねる」のである。

冷戦の最終段階、せめてかなわぬまでも一矢報いようと、米国に向かって水爆ミサイルを放つことをソ連軍の誰もが考えなかった。敗戦時の日本なら危なかったのではないか。そして、今ロシア軍人は国連軍の一部として黙々と輸送や警備に当たっている。敗戦後の日本で掃海に当たった旧軍人のように、何の栄誉をも当てにせずに、おそらく殉職者を出しながら。

冷戦は奇妙な戦争であった。軍事力を相互にみせびらかす点がめだっていた。相手の戦力を誤判定して開戦となるのを防ぐためである。これは合理的なことだが、その結果、時とともに、ソ連の軍備は米国の軍備に似てきた。こうなると経済力、科学力のある方が主導権を握る。米国が新型兵器を示す度にそれに対する対抗策を講じないわけにはゆかない。結局、立ち遅れを質で補おうと、相手よりも一回り強い兵器を作ることになる。ソ連の原子力潜水艦もミサイルも米国のより巨大だった。劣勢国のほうが一つ一つの武器を大きくするのは法則のようなもので、よい例は戦艦「大和」である。

こうなると米国の手の内にはいってしまった。特にレーガン政権は超高価な武器を次々に発表した。ほんとうに実効性があったかどうか今となっては疑わしいが、ソ連はこれを無視できなかった。万一有効だとおおごとだからである。軍備競争においては「対抗」は「追随」になる。当時日本は米国の国債をせっせと買っていたが、あれはこのポーカー・ゲームで米国が積む賭け金の一部となっていたのだろうか。

＊　　＊

冷戦が熱戦に転化しなかったのには幸運もある。何度か瀬戸際まで行ったことが今はわかっている。しかし初期には意図的な情報公開、後には偵察衛星による常時監視によって、かなりの程度まで相手の手の内がわかっていた。ベトナム戦争もだが、アフガニスタン戦争もテレヴァイズド・ウォー（テレビジョン化された戦争）であった。これらは思い違いによる熱戦開始を避けるのに有効であった。そして、第一にどちらの側も勝利を確信しえなかった。第二に勝利を確認する手段がなかった。降伏を伝達する手段がないため、「核を持った小野田さん」がいつ現れるかわからなかった。第三に、どちらの勝利後の世界も見栄えしないものであることがほぼ確実だった。これにはネヴィル・シュートの『渚にて』からカール・セーガンの『核の冬』までのSF的想像力が影響力を持った。チェルノブイリが現実の一端をかいまみせた。冷戦の終了とともに、冷戦の一つの特徴だった代理戦争は終結に向かう。しかし、冷戦によって抑えられていた古い怨恨の焼けぼっくいに再び火がつくことはすでに各所に徴候がある。時代はローマ帝国のフロンティアが前進を停止した直後に似ているように思われる。

昭和前期の日本も同じである。「大艦巨砲主義」も米海軍が唱え、日本海軍が追随した。日本海軍は、米戦艦群が「輪型陣」をなして雌雄を決するためにしずしずと太平洋を西に向けて進んできて（わが航空機、駆逐艦、潜水艦などによる漸減作戦のために）ちょうどタイになったところで主力艦同士が横綱相撲よろしく雌雄を決してくれるという、オトギ話のようなシナリオを考えていたらしい。

タイになったら、これは両者の力が双方とも全艦隊を一発勝負に賭けることである。第一次大戦中、一九一六年五月にイギリス、ドイツの両主力艦隊間に正面対決が起こった。ユトランド沖海戦である。この時、優勢な英国艦隊を指揮したジェリコー提督の追撃は不徹底だった。ジェリコーのこの態度については賛否両論がかまびすしかった。当時の海軍大臣チャーチルはジェリコーを弁護して「(万一返り討ちに遭ったら)彼は一国全体を一日で敗北させることができる唯一の人間だった(だからそういうリスクをおかさなかった)」と述べているが、私も同じ意見である。

米戦艦が真珠湾で沈まなくてもそんな決戦などなかったろう。真珠湾攻撃は南洋方面の上陸作戦を安全に行うためであった。太平洋戦争を通じてすべての海戦は上陸掩護あるいは上陸阻止のために行われた。例外はない。

(「神戸新聞」一九九二年十二月八日の記事に加筆)

＊「星陰清雨」欄のエッセイである。

ハンガリーの旅

1

ウィーンは西駅に国際列車がはいる。かつてのオリエント急行はネイヴィ・ブルーに金線を入れて華麗であったろうが、今は、各国客車のバベルの塔的混成を電気機関車が引く。軍服ふうの濃緑色のスイス国鉄車から青色のハンガリー国鉄車まで。

列車は、みわたす限り山のない平原をゆく。まさに安野光雅の描くヨーロッパである。少しずつ色がかわる広い畑の並び。麦は熟れて、粉をふいたような淡い白っぽさ。それにまじってとうもろこし、じゃがいも。遠くに煉瓦色の屋根のくすんだ農家。ポプラ並木が遠ざかり、また近づく。この並木がなければ、道のありかはまったくわからないだろう。平野では樹は水路標識だ。あちこちの独立樹も、雑木の茂った列も、きっと畑地や牧草地の区画を決めているのだろう。「あの樹まで耕したら昼飯にするか」などと夫婦で語らうこともあろう。

樹は、とくにいきおいのよいポプラをはじめ、柏、楡、それにヤナギ科のもろもろである。かつて氷河に覆われていた欧州には植物種が少ない。そのため遠目にはすっきりしているが、歩くと単調な風景となる。氷河の来なかったギリシャに在来種の半分を負うているのが欧州の植物相だ。ギリシャにまず医学が興ったのも、南米やアジア起源の薬草が多いのも、氷河時代と関係がある。

花盛りの柳は白い糸におおわれている。かつて唐の長安を飾り、今北京の春を飾るのと同じ「柳絮《りゅうじょ》」である。野にはヒナゲシの火のように明るい赤。ここでは農民が目の敵にする麦畑の雑草だ。畑から追われ、道端に群がって咲く。ちょうど故国の彼岸花のように。線路のそばにはラヴェンダーの紫が続く。

何という広さ。ここは日本の四分の一の面積にわずか一千万の人口が住む。しかも、耕地は全体の八〇パーセントに近く、日本より大きいはずだ。巨大な農業国である。一度、雨の中を数人の男女が鍬をふるっていたのをみる。広大な空間の中での何とささやかな営みだろう。若い女性は水着をきて、ぬれそぼっていた。

蒸し暑い。まるで梅雨。欧州なのに。晴れたかと思うと、またはげしい雨である。オーストリアに比べて何という湿り。ここは、国全体がカルパチア盆地なのだ。湿気が澱んでいる。ハンガリーの標高は国全体の平均が二百メートル、最高峰は千メートルに足りない。戦乱の千年を経て、ハンガリーは自然国境のかなり内側に押し縮められてしまった。楕円形のお盆の縁《ふち》を外に残して平らなところを少し内側に線を引いた、その中がハンガリーである。したがって、ハンガリー系の人を多く国外に残したうらみはあるが、今隣国をゆさぶっている少数民族問題は少ない。これは一九九二年の世界ではちょっとした強みだ。

それにしても、わが島国とは何という対照であろう。地平の向こうに国を三六〇度近く取り囲む山脈があって、それは皆他国のものである。かりにこの地の人の身になってみればおそろしいほどの閉塞感と無防備感がおそう。同じ山国でもスイスには天嶮《てんけん》があり、谷ごとにそれぞれの文化がある。この国ではブダペストという大都会のほかにはろくに町もなく、文化的にも単一である。ただただ平らなこの平原を守るのは、とてもむつかしいだろう。実際、頼むは大河ドナウしかない。ドナウ河はかつてのローマ帝国の境界線であった。ウィーンもブダもローマの先鋒基地だった。欧州は河が政治的にも文化的にも重要な地域だ。海で囲まれている日本は何と恵まれていることだろう。国境を戦車で突破するのはやさしいが上陸作戦は大変である。上陸した後にも海上補給を続けなければならない。チベット、チェチェン、ボスニア＝ヘルツェゴヴィナ、アフガニスタン――みな四方が陸の境界の国である。内陸国が何世紀も独立を保った例は少ない。僅かな例はネパール、スイス。大変な山岳国である。

2

ウィーンから二時間。ドナウ河が鉄道に沿って林越しにみえてくる。河岸林はみごと。

河川の水運がさかんである。平底船の列を追い抜く小汽船。さらに一時間。ドナウを越えてブダペスト東駅に着く。巨大なガラス天井の終着駅。上野駅、あるいはかつての阪急梅田駅だ。人の群れ。失業者らしい面々。東欧からの流入者か。隣国（旧）ユーゴスラヴィアは今おおごとである。ペンションの主のおばさんが客を引く。あるいはタクシーの客引き。打ち捨てられたソ連国章付きの貨車。「昭和三十年代だな」と思う。ようやく食糧が出回り、だが人々の衣類は手製で、住宅は戦前の家に継ぎ足しをしていたころのことである。

むろん、第一印象は修正されるものだ。日本語を話すガイドの説明によるとペンションのおばさんが今困っているのは、ドイツが統合されたからだそうである。つまり、冷戦時代をつうじて、東西に分断されていたドイツ人家族は、ハンガリーで会うことができた。どちらからもハンガリーまでは入国できたわけである。一九五六年の反乱がソ連の戦車に潰されてから、ソ連はソ連圏を離脱しないという条件で、経済と思想の自由化をかなり認めていたらしい。今、統合されたドイツからは面会の家族など来るわけがない。通貨フォリントが安いのでぜいたくができる観光客が彼女らの頭の上を素通りする。ペンションのおばさんが困る道理である。

この国は、生化学のセント・ジェルジから物理学のレオ・シラード、計算機の父のフォン・ノイマン、ホログラフィーのガボールまで、二十世紀に堂々たる科学者たち、わけてもノーベル賞受賞者の数の多さを誇る。精神医学ではフェレンツィ、バリント、イムレ・ヘルマン、メラニー・クラインをはじめとするハンガリー学派だ。たくさんの人の顔の写真をみせて「好き」「きらい」「どちらでもない」に分けさせて性格分析をする「ソンディ・テスト」のソンディもここの人である。しかし、みな海外に出ての活躍で、国籍も外国になってしまう。

3

ペストの市街は、ウィーンそっくり。そのコピーである。十九世紀半ば、この国の独立運動に対する妥協として、オーストリア＝ハンガリー複式帝国が生れた時、この町は第二のウィーンの装いをとった。ただ、ウィーンでは町外れを流れるドナウが、ここでは町を二分する。ドナウをはさんで東側の平坦なペストと西の岩山のブダである。ブダは丘の町で古く、ペストは平野の町で新しい（欧州でいちばん新しい町である）。ブダはスラブ語の「ヴァダ」（水）からきたという。平野に残る残丘である。温泉が多い。すでに石器時代に利用されていたことが温泥に残る足跡の化石からわかるという。トルコ式の蒸し風呂とドイツ式に温泉水を飲むところとアメリカ式の温水プールとがある。これはそのまま、この国が受けた文化的影響の歴史だ。それは食事にもその跡を留めているようだ。

町をゆく自動車に東独のプラスティック製トラバントを見つける。「トラビ」という愛称どおりにかわいいが排気ガスがすごい。ソ連製のラーダは三十年前のトヨタパブリカそっくり。これが多い。しかしベンツ、アウディも目立つ。今はドイツの経済的影響が強そうだ。泊まったホテルもルフトハンザ航空の経営で、いかにも機能一点張りで殺風景であった。

物資は豊富である。スーパーマーケットに国産品も輸入品も山と積まれている。物価も安いが、円が強いからよけいそう思うのかも。マクドナルドに人が群がる。なぜ旧社会主義国であれに人気があるのか。自由のシンボルなのか。

4

学会のパーティに出る。表現病理学会コロキウムである。小さな学会のほうが楽しいし、実質的な討論ができる。それに、ことばを絵が補ってくれる。日本から来た我々には、これがたいそう助かる。それにしても、パーティの参加者は日本からきた者が大部分だ。同じヨーロッパから来る者は明日来るそうだ。スーツケースひとつをさげてである。関西から東北への出張という感覚で、前日のささやかなパーティのために、わざわざ一日を割かない。カクテル・パーティというが、葡萄酒とお菓子。後はジュースとミネラル・ウォーターか。大の男がお菓子でワインを飲む。これでは夕食にならない。

夕ご飯を、京大教授に就任したばかりの山中康裕氏に案内してもらう。石段を地下室におりて廊下の突き当たりの扉を開ける穴倉の酒場へ。葡萄酒を飲み、ドナウの小エビや羊のあばら肉をとる。必ずピーマンに似たパプリカがついてくる。パプリカはここの「国菜」だ。青いのを輪切りにして生食する。赤く熟したのをスープに入れ、ソースに煮込む。

それにしても、この国の人は何と大食なのだろう。過食症がこの国の大問題ときいた。痩せた人がいないではないか。いちばん奥の一隅の紳士たちは、あれは何だ。酒瓶が林立し、肉の皿、魚の皿がテーブルに載り切れない。しばらくするとお菓子。生クリームが皿いっぱい。隣の人は大きなタルト。ワイン片手に口がしびれるような甘いケーキにかじりつく。ワインも、この国のはねっとりとして甘い。ここはいかにも「口唇文化」ではないか。

どこかで見たような顔が多い。あ、ソンディ・テストに使われているあの顔だ。レオポルト・ソンディはここの人なのである（生まれた村は今はスロヴァキア領とか）。第一印象はちょっとおっかないが、だいたい善人である。たえずせかせかしている。また早起きである。朝飯がすでに大食だ。夜は早く休むらしい。夕方になると地下鉄の切符売りがいない。要するに昼間買っておけということらしい。昼ひなかでも時に閉まっていて、こちらが騒いでいると、どこからかオバサンが出てきてしばらく売る。またいなくなる。自動販売機にお金を入れても必ず戻ってくる。ふしぎだ。きっかり十八フォリント入れる必要があるのを知ったのは去る間際だった。それさえない駅、ないホームがけっこうある。

地下鉄は迫力がある。長いエスカレーターが急角度で地下深く吸い込まれてゆく。原子戦争に備えたのであろうか。速い。最初に乗るのにエイヤッと気力が要った。電車も急発進、急停車。

駅名が覚えられない。ローマ字だがだめである。一字一字たどたどしく「ヴェレシュマルティ・テル」などと読んでいては電車が出てしまう。降りそこなう。「有楽町」「玉川学園」「湊川公園」「花屋敷雲雀丘」をローマ字で書いておいても在日外国人が読むのに苦労するわけがよくわかった。英文表示はないにひとしい。

会場は、ソ連圏時代の無愛想なコンクリートの建物であった。この「英雄通り」（ヘーレク・ウートト）にはそういう建物が並ぶ。いくつかの大使館。道がやけに広く、がらんとしていて、向こうは緑の大公園なのに人影が薄い。電柱にも建物のテラスにも錆びた竿受けがいっぱい。かつてメーデーなどのパレードが行われた大通りであった。

5

欧州の学会は、日本やインドネシアの学会とどこか違う。あっけらかんとしているといおうか。日本やインドネシアにはある、われわれが小学校以来なじみの、時間に追われる、殺気だつほど熱っぽい教室的雰囲気がここにはない。時間もたっぷりあって、どの会場も予定より一時間も早く終わってしまう。むろん、昼食の時間も二時間はとってである。ただ、ここには「せかせか文化」もあって、始まりは予定通りきっかりで、会長さんが雑用や呼び込みに走りまわっているのがフランスとちがう。もっとも、時間割と関係のない、本能的せかせかだ。

一九八九年以来の大きな社会変動なのに、住宅や衣類は粗末でも食物が足りているのは、日本の「食糧難時代」を知る私にはすばらしく思える。あの時代には「三合配給」を求めるデモが連日あった。つまり一日三合の飯が食べられるのは一種のユートピアのはずだった。デモをする側も、実現するとは思っていなかった——。

精神病院は公立である。ブダペスト周辺の郡立病院で百二十床に医師が七名。わが国の事情を聞かれて、五十人に一人が規準であるというと、「フィフティーン」の間違いだろう、「フィフティ」であるはずがないと何度も言われた。全国で資格のある精神分析医が三十三名、精神科医が五百名であるという。単位人口当りだいたい日本と同じ数である。ただ、東欧圏の医師の給与は安い。マルクス主義に従って生産者よりも修理者のほうが高いのはおかしいという理由である。

会長のハールディ氏は若く見みえるが、ロンドンのタヴィストック研究所に留学して、バリントに教わったというから六十歳あまりか。フェレンツィ、バリントなど、ハンガリー学派の精神分析学を再導入しているところだという。イムレ・ヘルマンといえば、フェレンツィの弟子だが、長生きして、ここで戦後も教えていたそうである。ハールディ氏もまずこの人に教わったという。バリントの本が日本語にいくつか訳されていることは皆知っていた。

もっとも、意外なほど、自国の学者を強調しない。一般に、ナショナリズムが目立たない。「わが国ではこうだ」のたぐいの話がでない。おせじもいわない。ハンガリー語の片言を使っても「オジョーズ」といった反応がない。一度、若い女性の一団が地下鉄の駅で赤白緑の大きな国旗を裸の身にまとって高らかにシュプレッヒ・コールをしていたのに出逢っただけである。

オペラ座でアルバン・ベルクの「ヴォツェック」をみた。発端はこうだ。地下鉄で、広告の束を運んでいる少年がいた。のぞいていると、降りがけに一枚抜いて私たちにくれた。オペラ座に切符を買いに行ったらあった。観客はダイアナ妃クラスが並ぶウィーンに比べてまずしいが、桟敷の客は正装してなかなかのものだし、平土間の学生たちも反応がなかなかいいと家人はいう。第一、現代音楽による不条理劇が、これだけの聴衆を集めることは日本ではまずないだろうという。舞台装置も演出もいかにも前衛的であった。

ここにあるのは敗戦直後の日本の精神飢餓感というものとちょっと違う。英文のハンガリー史を贈られたが、読めばその歴史は被征服また被征服の連続である。独立していた時代は中世にわずかにあるが、次はいきなり第一次大戦後に飛ぶ。しかも、文化的に植民地化されるとか言語を失うとか、そういうことがなかった。これはかなりのことだ。ハンガリー語には西欧系の外来語が異常に少ない。その点で有名なオランダ語以上ではあるまいか。オランダ語の場合は独立の際にカトリックの影響を除くためにカルヴィン派の人たちが大量の造語をやるのだが、この国でもそういう文化防衛の意味があるのであろうか。ロシア語に外来語が多いのと対照的である。

6

最後の夜は、平野を南下して、十九世紀初めに建った城館に泊まった。ドイツ人の観光客がわが物顔である。地下の酒蔵で大酒盛りである。部屋に戻ると、ひんやりと湿っぽい風がやってきてカーテンがゆれるかと思うと雷雨がやってきた。眼の前の風景が白いしぶきの中に消える。雷はパンパカパンとやけに軽い音を立ててやってきてあっという間に通り過ぎた。こだまする山や丘がないから重い轟きとならず、平野だから立ち止まらずにどんどん行ってしまうのであろう。

まだ濡れている駅前の広場を散歩していると、小さなヒナゲシの咲く芝生の片隅にひっそりと大きな墓があった。黒大理石にロシア兵の名がおびただしく刻まれていた。グルジア生れの二等兵やクリミア生れの曹長たちであった。森で老婆がエスカルゴを採っていた。片言のドイツ語で話したが、帰りにきれいなロシア語であいさつした。もう遠い日の名残りであった。

（「心と社会」第七十号、日本精神衛生会、一九九二年）

クラス会に出る

クラス会に出るべく早く家を出たので、京都の旅館に三人目に着いた。「文化の日」に近い秋の午後三時。東山を借景にした庭が、わずかに紅葉《もみじ》している。西日のきつい車寄せ。一人一人とやってくる。「ここでいいのか」と一瞬とまどっている。ひと気がないからだ。ロビーの暗がりにいる私たちからはよく見えるが、まぶしさの中にいる彼らから私たちは見えないのだ。

皆、還暦直前。還暦をとうに過ぎた元上級生もいる。一学年百名あまりの小規模な七年制高校。戦後の欠乏を共にし、尋常科からしぶしぶ新制高校に移ったクラスである。今は皆それなりに社会の階段を登りつめたところ。厳しい顔。構えた姿勢。玄関に入って眼が馴れる。「やあ」。

私は興味を持って眺めた。何分で「社会人の仮面」が消えるのだろうか？　そっと観察する。徐々に変わるというより、ある瞬間ふっと入れ替る。十分すこしで別人になる。

もう考えられなくなる。彼が大会社の社長としてもっともらしく訓示していたり、こちらが医者としてしかつめらしい診察をしているさまがどうしても想像できなくなる。社会でちゃんとつとまっているのかが疑わしくなる。

おそらく家族にもこういう顔はみせまい。「メシ、フロ、ネル」で済ませている奴もけっこういそうである。孫がいるのが三分の二以上とは、いったいどんな顔をして「おじいさん」をつとめているのか？

この三月に医学部のクラス会に出た。この時には医学生時代の顔にしか戻らない。まだちょっと改まった話し方のもいた。同業ゆえに「兵隊の位」が多少残るのか？

首相官邸の園遊会に一度招《よ》ばれたことがあるが、何とも所在なかった。業界ごとに集ってひそひそ話である。いちばん存在感があったのは、宝塚の組長さんたちだった。

さて、宴会が始まった。スピーチは廃止である。料理が半分になるころには、もう一人一人の声は聞き取れなくなり、「どっどっどっ」という海鳴りのような響きに変わった。夏の終りにひときわ高い蟬の声のように生命の限りあるのを直覚した生き物たちの群れのように一瞬見えた。


（「日本医事新報」第三五八五号、一九九三年）

＊「日本医事新報」がお正月に掲載する大勢の方々の自由題の随筆に交っての一文である。

日本人がダメなのは成功のときである

「イザヤ・ベンダサン」は「日本人は水と安全とはタダだと思っている」と言った。あの著者は「戦時中お茶の水にパラシュート降下したスパイ」と自称し、また「イスラエル軍では費用節約のために兵士に豚肉を食べさせている」と述べていた。およそありにくいことで「実は偽書だよ」という隠し印ではなかろうか。私は「冗談じゃない」と思った。神戸の水道料金の高さと当局の水確保の苦心を知る市民は誰一人「水はタダ」などとは夢思わなかっただろう。また「安全」が核戦争の際に第一線になるというリスクの上に立っていることは私も周囲の誰もが重々承知であった。ただ他に選択肢はなかった。

かつて司馬遼太郎氏は「日本において世界に輸出するべきものありとすればそれは危機感である」と言われた。ベンダサンの「日本人ノーテンキ説」の正反対である。司馬遼太郎氏は、たとえば、阿片戦争に戦慄したのが当事者の中国よりも日本においてはなはだしかったことなどを念頭においておられたのであろう。

もっとも、危機感といってもいろいろある。戦前の日本ではもっぱら「日本の生命線の危機」が煽られた。結果は周知のとおりである。すでに日露戦争の際、わずか四隻の船舶がロシア遊撃艦隊に撃沈されたために捜索責任者の上村提督をロシアのスパイと罵り、留守宅に投石している。第二次大戦に臨んで、山本連合艦隊司令長官が「東京が戦火に焼かれれば自分や近衛は街頭で民衆のために八つ裂きになるだろう」と語っているのはこのためである。この危機感により、少数の空母発進機による最初の東京空襲直後に山本は急遽米空母撃滅を企図してミッドウェーの大敗を招いた。ミッドウェー大敗の原因は、春秋の筆法を以てすれば「日露戦争時代の暴民」であった。

暴民は、戦勝後は賠償金が取れないとわかると日比谷の焼き討ち事件を起こしている。小村がロシアに得なかったものを朝鮮・中国に取ろうとしたのにもこの背景がある。太平洋戦争への重大な第一歩である。戦争責任は政治家、軍人だけではない。

敗戦は日本人を正気にさせた。いかなる保守主義者も、戦前よりもはるかに国民に信頼を置いている。なるほど政治的騒乱はあったが、核戦争の第一線となったという心理的圧力によるもので、その点で西欧の類似の運動と同じである。「五五年体制」は一つの〝傑作〟であって、かつて韓国の新聞記者が私に語ったところでは「貴国は自社両党が共謀して米国の要求をかわしている。わが国では朴大統領が膝づめ談判に屈したらおしまいである」だった。今日これが事実であったことが明らかになっている。吉田茂が「社会党を育てねば」といったのは本気だった。彼は講和条約への交渉に際して、社会党委員長、鈴木茂三郎にかなりの情報を漏らし、反対の仕方まで伝授している。「新憲法」「非核三原則」

「社会党」は大変有効な「非関税障壁」であった。

冷戦後の「不安定」と「不確定」との時代にあって重要なのは「成長」よりも「安定」であって、こちらのほうに優先順位が高い。この点からみて、バブルの時期をはさむ一九八〇年代の十年間に、殺人数が年千八百人から千二百人に、非行も三分の二に減少し、訴訟数が減って示談が増えている(最後の項は友人の弁護士談)のは頼もしい。シンガポールがハードな方法で離れ業として行っている「安全」の維持がとにかくソフトな形で行われている。むろん尽力なしに安全はない。たとえば日本の麻薬取締官がいかに命がけで有能かは結果が証明するとおりである。

この点で、雇用の維持は非常に重要である。若年失業者を大量につくれば「安全」の前提が崩壊する。若い時に労働を経験しなかった健康人の大群は社会の非常な不安定要因である。戦後の大学は潜在失業者の吸収に非常に有効であり、父兄負担でより高学歴の働き手として社会に出す機能を持っていた。しかし、その吸収力は無限ではない。

国の経済力と無関係に地政学的には日本は台湾(あるいは英国)と同じ小国である。常任理事国かどうかはさらさら関係ない。中国人は平然と「二十一世紀中葉の中国」を語る。長期予測においては小さな変動が打ち消しあって大筋が見える。これが「大国」である。アメリカも五十年後にも大筋は変わるまい。日本では第二次関東大震災ひとつで歴史は大幅に変わる。日本ではヨット乗りのごとく風をみながら絶えず舵を切るほかはない。為政者は「戦々兢々として深淵に臨み薄氷を踏むがごとし」という二宮尊徳の言葉のとおりである。他山の石はチェコ、アイスランド、オランダ、せいぜい英国であり、決して中国やアメリカ、ロシアではない。

日本人がダメな時とは成功の時であると思う。危機感を置き去りにし、あるいは否認して、自己の地位と限界とを忘れ、おのれに酔って夜郎自大となる。逆にいえば、ダメだと思っているうちはまあまあ大丈夫である。

（「リテレール」第十一号、一九九四年）

＊「日本人はどこがダメか」というアンケートへの答えである。

霧の中の英国経験論

1

私たちの三週間余りの旅もようやく終わりに近づきつつあった。始まりは、南ドイツでの学会出席のための一行四人の旅であった。外国で学会発表をするための出張に、当時の勤務先である名古屋市が補助金を出してくれた。その続き、私が執筆に苦しんでいた「精神医学史」の資料を集めに、スイスを振りだしに、オランダ、ベルギー、フランスを回った。私は三十歳代から九年もの間抱えていたことの課題に決着をつけるきっかけが欲しかった。現地の空気を吸い、水を飲むことによって何かが私の内部で動き出すことを私は期待していた。四十三歳、一九七七年秋のことである。欧州旅行は初めてで、円は一ドル二七〇円前後であった。

2

パリからの列車は、北フランス・ピカルディの沼地を過ぎ、ドーヴァー海峡に近づきつつあった。海峡は天候がよくないらしく、連絡船はカレーから出るかどうかが怪しかった。その場合、第二候補であるブーローニュに向かうかもしれないとアナウンスがあった。この自由さは故国にないものである。結局はぎりぎりの時点でカレーに向かうことになった。ドーヴァー海峡に臨む連絡船発着場は大きな屋根の下、コンクリートの斜面（ランプ）である。その向こうの海は荒れて、海面はしぶきに煙っている。食堂で待つこと一時間。巨大な海牛のようなホヴァークラフトが英仏両国旗を一枚に合わせた旗を翻して騒音をまき散らしながら斜面を上がってきた。四周にゴムのスカートを張りめぐらし、その中で下向きに空気を噴射して海面から船体を浮かせ、船尾の巨大なプロペラで推進する。

薄ら寒い九月の末であった。スカートの高さ分、長い急勾配のタラップを登らされる。足の不自由な中年の紳士が難渋しているのを支えて登った。彼は礼を言って去った。しぶく海をホヴァークラフトは疾駆した。嵐の雲のところどころから陽が射して海を斑《まだら》に輝かせていた。あっという間にドーヴァーであった。

3

ドーヴァーに着いた時に私に起こったことを何と言ったらよいか。全身の筋肉が突如ゆるんだ。ふっと半分帰国したような錯覚が襲った。私はさほどに自覚していなかった大陸欧州の旅の緊張がはなはだしいものであったことを知った。海峡の向こうでも楽しいことはあり、自然は美しかったが、「よらば斬るぞ」という構えの人々の間の旅であった。あるいは、石畳に慣れた足底に白砂の道がやさしかったのか、海辺に育った私を久しぶりに海の気配がすっぽり包んだからか。初めての英国、それも船着場から下りて右手にドーヴァーの白い崖を望む道に立ったばかりのこの予期しない変化であった。私の意識は一種の無重力状態になった。どれほどの間佇んで空を見上げ、白い崖の上の小さな家々を眺めていたのであろうか。我に返った時、同行の友らの姿は消えていた。あわてて改札口を通った時、目の前を列車が出て行った。

通りすがりの紳士が「ロンドン？　あちらの列車でも行く。チャリング・クロス駅でなくヴィクトリア駅だが、大丈夫」と呟くように言って去る。困っている旅人への察しのよさ。そして必要最小限のことをなしてさりげなく立ち去る英国人の行動の美学であった。

4

木造の古い跨線橋を渡って向こうのホームにひっそりと止まっている列車に乗る。「やあ、また会ったね、先程はありがとう。ここはどうか」と前の席を指すのは足の悪い紳士である。英国人は紹介されない人に口をきかないわけでもないのだな——。周囲の人の眼も好意的であった。やがて動きはじめた列車の中で名刺を交換し、彼は積極的に話しかけてきた。米国で教鞭を執っていた建築学の教授であった。「丹下、黒川」と彼は日本の建築家の名を挙げはじめた。「黒川は大学で同級だった。むろん、彼は工学部、私は医学部だが。当時の彼はシャイな少年だった」と私。「えっ。しかしありうるな」。障害者を助けてそっと立ち去ったために、この国の人に「人間」とみなされたのかもしれないと気づいた。そして、英国人が実は人と話したくてうずうずしているらしいことも知った。それからエクセントリックな考えを大幅に許容することも。建築学の教授が老子とキリスト同一人説を披露して私は返事に窮したが、私も精神医学について問われるままに自説を大胆に話した。珍説に興じるところは古代ギリシャ人なみだなと私は思った。

ロンドンが近づいた。彼は私の態度から何かを察した。「困っていることがあるのでは?」。そのとおり、〝無重力状態〟のためフランをポンドに換えるのをすっかり忘れていて、切符の他には一ペニーも持っていなかった。しかし、ここは「甘え」の許されない国、自分の行為の結果に責任を取る国と承知している。「ヴィクトリア駅から(宿のある)ハイドパーク・ウェストまでどのくらいの距離か」と尋ねた。「どういうことだ」「私は両替を忘れた。歩こうと思う」。当時四十歳を出たばかりの私には足に自信があった。「ふうむ、私にはわからん、きみ、どう?」と教授は前の女学生に聞いた。紺のセーラー服の少女はぽっと顔を赤らめて「生徒手帳」を出してロンドンの略図をみせた。

5

ヴィクトリア駅に着く。彼は「ついてこい」と言った。「きみは俺の知らないことを教えてくれた（日本事情や仏教のこと）。きみを無事に宿に着けるようにしたい」。

彼は長い列の後ろに就く。「Oh, very long queue.（長蛇の列だね）」と私。「We used to wait.（われわれは待つのに慣れてる）」と彼。やがて英国国鉄の案内窓口に出る。「うん、ここではこう言ってる」と言って彼は少し先の窓口に並ぶ。市の案内所、さらに地下鉄の案内所窓口。「三カ所で同じことを言っているからたぶん間違いないと思う。これはそこまでの切符。ところでビールはどうかね」。私は新しい体験でへとへとだった。残念ながらと断わると「そう、じゃ」と彼は人ごみに消えた。

英国で最初に会った英国人のこの振る舞いに私は半ば呆れ、半ば感心してしまった。ふうん、英国ではこうか、と。なぜならフランスでもドイツでも道を聞いて「知らない」と言われたことがなかったが、自信たっぷりに教えた道が全くのでたらめであることが少なくなかった。その地に長い方に「あいつらと来たら、まったくそのとおりだ」と言われたことである。

私は後に「道を聞くことと自尊心のありかと」というエッセイをものした。どちらが道徳的かということではなくて、英国では「人に嘘を教えること」が自尊心にかかわり、独仏では「知らない」ことが自尊心にかかわるのであろうと私は書いた。

その後、独仏では自然がやさしいから道に迷っても大したことにならないが、英国ではいのちにかかわるからきちんと教えるのだという説を聞かされた。たしかに仏独の自然の優しさは、そのまっすぐに伸びた木立にも、汚れが少ない壁の家にも、電柱の細さにもうかがえる。ドーヴァー海峡に近づいて初めて、故国の風雨にさらされた壁そっくりの汚れに再会した。しかし、この話はほんとうだろうか。それにしても、三カ所が同じことを言うまで聞くとは。「英国経験論とはこれか」と私は感心した。

6

だが、「英国経験論」に感心するのは少し早すぎた。

地下鉄から地上に出ると、まだ七時だというのに全くの闇である。家々に灯火はなく、バス停にも街灯がない。よく見ると窓にほんのりと明かり。スタンド・ランプの灯である。窓一杯にあかあかと灯をともし、一家団欒が外から見えるように配慮する、つい先《せん》だってまでいたオランダの住宅地と大違いである。群がるバス待ちの人に道を聞くたびに「アイ・ドント・ノウ、ソーリー」。確かでないことは教えない国も困ったものだと気づいた。

私は見当をつけて道に足を踏み出した。明かりがついている。「両替屋」とある。なるほど。カウンターの青年のひょろりとしたのが中年の英国紳士にがんがん叱られている。

「何年英国にいるのだ⁉」。私が後ろに就くと紳士は出ていった。私に迷惑をかけるのは本意でないからであろう。米国人らしい青年はほっとして私の顔を見る。

フランを全部ポンドに換えて、青年に道を聞く。気軽に「OK。電話番号は?」。電話機に取りつく。米国人のきさくなのもいいものだ。教えられたとおり三叉路を左に行く。さあ次の目印がない。戻って「ないぞ」というと、彼はまた電話機に取りつく。「反対だった、右だ」。目元も頼りない。「とにかく右だな、サンキュー」と店を出る。隣りにポルノ雑誌ショップがある。道をきこうと近づいたカウンターの上の小型の電話帳のようなものの表紙に『Street Finder』。どんな小さな通りでも必ず地図上にピンポイントできる便利なものである。これがあれば道を聞かずに済むではないか。

7

ロンドンは私をまだ容赦しなかった。街のこの暗さに『ストリート・ファインダー』が読めない。いつか木立に入り、おまけに霧が出てきた。老夫婦が手をつないで散歩している。いくら何でも近くの人だろう。「ハイドパークだが、ハイドパーク・ウェストにはどうやってゆけばいいのでしょう?」「ここはハイドパーク・ウェスト。ハイドパーク・ウェストは知らない、ソーリー」。英国経験論を呪いたくなった。他に誰も来ない。

しかし、このオリエンテーリング・ゲームが少し面白くもなってきた。霧の中にぼうっと明るみがある。近寄るとレストランのメニューが照明されている。この明かりで「街路発見帳」を見ては、レストランの照明を飛び石としてようやく宿についた。よさそうなレストランを見つけておいて、待たせた仲間を誘った。英国の料理も捨てたものではなかった。

8

今はない「ロイヤル・カレドニアン」というスコットランドの航空会社でエディンバラに飛んだ。青と黄色のナショナル・カラーの塗装が美しいバイカウント機である。まだ新しいガトウィック空港には国電が直接入る。旅行とは荷物を抱えての階段の上下の繰り返しと思っていた故国とは大違いである。人々は出発予定時刻の三十分前ぐらいになるとぼつぼつ集まってくる。みな柱の陰にひっそり佇んで、異様なくらい静かである。

時刻が近づいてもゲートを開ける気配がない。まだ髭の薄い改札係が平然としている。旅客も誰一人たずねに行かない。時刻が来た。改札係の青年は日本の古い改札鋏そっくりの鋏でこつこつこつこつと三度ゲートの柵を叩いた。こつこつこつこつと三度。それが彼の見せた焦りの唯一の表現であった。そしてくるくるくると電話機のハンドルを回してひそと何ごとかを囁いた。

なお半時間経ってようやく機内に案内された。しかし、飛行機は静まり返り、アンケート用紙が配られた。次に「無料ですから」とアナウンスがあって各種の酒類を積んだカートが回る。これは「待たせる文化」である。飛び立ったらあっけなく着いた。

9

エディンバラは静かな古都である。英国人の個人主義がうつったのか、単独行動を取りたくなった。書店に立ち寄った。私はオランダに続く経験論的医学の成立をオランダに次ぐ第二のカルヴィニズム国家であるスコットランドの中に探りたかった。歴史や宗教の本を漁っていると中年の日本人に声を掛けられた。この地の大学の教授で、「日本人に話しかけないことにしているが、あなたの買われる本があまりに私の関心と似ているので」と言われた。

「こういう本を買う人が少なくなりまして」と、五時半で閉める店を少し延長してくれつつ、書店主は詫びた。「スティーヴンソンが常連だった」というパブに入って、教授は精神医学史についての私の見解を聞いてくれた。私の見解に西欧の精神科医たちは聞く耳を持たなかった。教授は「あなたのほうが正しいと思う」と私を支持され、その邂逅が私に「西欧精神医学背景史」を完成させる勇気を与えたのであった。教授は「では妻子が待っていますから」と霧の街に消えられた。今なお文通によってご交際がある。

10

翌日、この地の大学に留学している高校の同級生を訪ねた。友人は大学院卒業後、ここに留学し、そのほうで知られた学者となり、すでに教授であるが、給与をためて一年ここに再留学することにしたと語った。この大学の言語学科は当時世界唯一つ、あらゆる未知の言語を発音記号に書き取る能力を身につけさせる訓練を行う場であったが、サッチャー時代に廃止されたと聞く。彼の紹介で、大学はすぐにヴィジターの資格をくれ、私は大学教官が昼にほっそりした小コップでビールを飲む習わしの食堂にも図書館にも入った。

その夜は彼の家に立ち寄った。石畳の道路から階段を降りた半地下の住まいである。夫人はラム・チャウダーをふるまって下さった。日本では病弱と聞く夫人は、きらきらしく元気であった。「ここは気候もわるいし景色もよくないけど人間がいいからこうして来るんだ」と友人は語った。今度の再留学で「幾らで暮らせるか」と手紙で尋ねると返事は「(邦貨換算)十五万円」、しかし内訳に「saving 五万円」とあったという。「貯金が当然」なのがスコットランドであるらしい。

着いて電話を引いたという。翌月、何百円かの小切手が電話会社から送られてきた。不思議に思った彼が家主に聞くと「You are lucky.」。家主の説明は、ここの電話会社が昨年度儲けすぎたので今年は加入者全員にその分を払い戻すというものであった。「今年引いた者もか」「そう」。

彼はまた言った、「英国を保守的だと思っているだろう、ちがう、大学の会議でも、いちばん極端な説が通るのだが、言い出した本人を委員長にして実行委員会を作らせる。やってみて駄目とわかったらすぐ変える。だから大学院制度などしょっちゅう変わっているが、絶えず実験していると結局妥当な線に落ちつくので保守的にみえるのだ――」。提案者を実行委員長とするのは名案で、帰国後よく応用するが、提案者が降りることが多い。

十二時近い街の無人の石畳路を私は宿まで歩いて帰った。私に何の警戒心も湧かなかった。今も安全だろうか。

11

宿は二百年経った「ニュータウン」にある。騒がしいアメリカ人観光客を見つつホテルのフロントは「かなわんな」という顔でウィンクをしてみせた。私たちはこの国では静かにして人に迷惑をかけないことが重要だとすでに気づいていた。

朝食にポリッジ（お粥）とキッパース（ニシンの燻製）を注文した。キッパースは昨夜友人のところで試食済みである。レストランの人がやってきた。「どうだ」「very good」と答えると彼はにっこり笑って「and very Scottish」と付け加えた。

ロンドンに戻ってからのことであるが、前と同じレストランに行った。思い出がよかったからである。帰国を前にして私たちの抑制が弱くなり、会話は大声となっていた。前回と打って変わって料理の運ばれ方が速い。早く済ませて出てゆけという意志がわかる。前回来ていなかったら、人種差別だと妙な方向に気が行きかねないと私は思った。

12

その後、結局イングランドからの完全分離を国民投票で否決したが、スコットランドにはイングランドとの相違を強調して面白がっている気味がある。警官の帽子もイングランドの兜と打って変わり、昔の日本警官ふうの帽子である。二階建てバスも真っ赤でなくえび茶色であった。法律が根本から違い、慣習法のイングランドに対してスコットランドは大陸流の成文法である。

目抜き通りにはイングランドの将軍、提督らの大理石像が並んでいる。街の主な通りにはイングランドの州の名が付けてある。露骨な征服の誇示である。もっとも、わが国でも、幕府側の藩の後身には県庁所在地ではなく、愛知県のように小さな川や栃木県のように小さな街の名を付けてある。

私たちは小さな銀行で両替をした。旅券を出して住所を書くと窓口氏は「きみたちは皆名古屋からか。わが社は名古屋の何社と何社とに取引がある」とのたもうた。私たちは驚嘆した。ドイツでは「ナゴヤ」を姓と間違えられた。「きみたちは皆きょうだいか」

――。フランスの銀行でも名古屋を知らなかった。今度は私たちが「残念ながら私たちは知らないけれど、それは結構ですね」と答える番であった。英国海軍物語で、水兵名簿の中にRつまりreadができる印がついたのはスコットランド人だという一節を思い出す。換えたポンド札の中に「スコットランド銀行」発行のがあり、帰りの機内では「ローカルマネー」だと使用できなかった。

13

出発の朝、タクシーの老運転手は駅についた時、チップを受け取らなかった。欧州で初めてである。出した金は引っ込められない日本人のルールが強いて握らせると、彼は駅のホームまで荷物を持ってゆくと言ってきかなかった。スコットランド長老教会のモラルであろう。

ロンドン行きの特急列車は満員であった。ブルーの制服をきりっと身につけ、首から画板を掛けた女子職員が各車両に一人ずつ等間隔でホームに整列して、予約客が乗車しているかどうかを確かめていた。一人いないらしく、しきりに改札のほうを気にしている。

私の車両担当の人が窓越しに尋ねてきた。「あなたは席を見つけられなかったのか」「そうだ」。彼女は横を向いて隣の職員に「一人の紳士のために席を見つけよ」と叫んだ。申し送りが次々に端まで行き、皆車両に駆け寄って私のために席を捜した。やがて「ノー」

「ノー」という答えが返ってきた。

前の女子職員は私に近づいて尋ねた。「あなたは病気ではないか」「いや」。「あなたは立って旅行できるか」「もちろん」。「私たちはあなたのために席を見つけられなかった。遺憾である」「どういたしまして」。皆の列まで下がると彼女は右手をさっと挙げた。遅れていた予約客はすでに乗車していた。朝の光の中、ホームに整列するブルーの列の前を列車は静かに動きだした。英国が好きになる一瞬である。英国の働く女性にはブルーが実によく似合うなと他愛ないことを考えているうちに駅は遠ざかって行った。

「毎度ご乗車下さいましてありがとうございます」の放送もない。発車遅延の詫びもない。予約客は約束を守るとの前提のもとに乗るまで発車を待ち、立席の乗客がいることはそれ自体を異常としている。そして、全体が何ともみごとな劇になっている。帰国後、一人の友人はこれをきいて「さりげなく人を助けて素知らぬ顔で立ち去るなんてキザの極致だな」と言った。もう一人は「シェイクスピアの国だから当然だろうが」と言った。

振りかえってみれば、足の悪い教授の三カ所調べも芝居がかっていた。第一、「ウィ・ユースト・トゥ・ウェイト」というせりふが憎い。あの空港の改札係も、レストランのウエイターもキマッていたと思う。現代の日本人は芝居がかっているのを嫌うが、江戸時代はたぶん英国以上に仕種も言葉も芝居がかっていた時代であって、われわれの中にはそれへの郷愁があるだろう。時代劇、時代小説の需要はそれに支えられている部分があるのではないか。ただ、日本ではユーモアの混じり方が少ないかもしれない。イギリス人が人と話したくてうずうずしている一面も知った。困っている人への察しのよさも、この人間理解への嗜好ときっと関係があるだろう。

14

逸話にはすでにエッセイに書いた部分がある。重複をお詫びする。しかし、患者の初診の姿が忘れられないように、これらの体験は私にはかけがえないものである。それは英国認識というだけでなく、私の中の何かを大きく変えた。

初対面の人でも、英国好き、スコットランド好きは何となくわかる。そして少し水を向けると果たしてそうであることが確かめられる。私には「フランクであること」を美徳の上位とし愛称で呼び合う米国人との付き合いは少し苦手なのである。

15

余談であるが、私は英国と出会ってから、それぞれの文化が、どういう条件を満たしていたら「同じ人類」とみなすかに興味を持ち、それとなく観察し、時には実験してみた。以下は私なりの中間報告である。

ユダヤ人にはマイモニデスという偉大な中世哲学者の存在を知っていることであった。

現代ギリシャ人にはノーベル賞受賞者を二人出している詩人についての知識であった。どちらも自国の文化に誇りを持ちつつ、充分外に知られていないことを遺憾に思っている民族である。現代ギリシャ人は外国人の古代ギリシャ賛美にはうんざりしている。

インドネシア人には「友情」であろうと思う。ただし、この友情はただごとではない。国家試験の前日に友人が訪ねてきても勉強よりも友情を優先させねばならないのである。私はある時インドネシアの精神科医に「今年の秋の予定は?」と尋ねられた。「まだ決まっていない」と答えたところ、次に来たものは、私の名が講演者として載っている学会案内であった。その時には秋の予定が決まっていて、もうそのあたりは塞がっていた。私は何とか許してもらったが、友情は絶えた。友人ならばどういうことがあっても駆けつけるべきなのである。ジャワ文化は日本よりもさらに間接的な意志表現をよしとするので、「まだ決まっていない」という答えは「きみの自由にしていいよ」という意味にとられたのであろう。

ロシア人は何であろうか。「プーシキン」などといえば「外国人にそのよさがわかってたまるか」という反応になる。まして「その日本語訳」といえば「翻訳自体が侮辱である」ということになりかねない。ロシア人には言葉以前のもの、きっと合唱ではないかと思う。「ハモる」ことができるならば、ほとんど一切の中間段階抜きでロシア人と通じ合えるのではないか。

中国人はどうであろうか。漢字を知っている人間を最低限「人」と認めるのではなかろうか。私はある中国人が、北朝鮮が漢字を捨てたと知った時の驚愕を目の前で見た。ありうべからざることという感覚であった。漢字の知識を〝必要条件〟とすれば〝十分条件〟は「詩を書く」ことであろう。私がそれらしいものを見せた時から留学生の態度は急に変わって「教育マシーン」「治療マシーン」から「人間」となった。これが行き過ぎると、漢字を知らない者は漢民族ではあっても中国人ではないということになる。中国の標準語を話せるのに「私は中国語を知らない」という中国系二世の教授がいたが、それは漢字を知らないという意味で、非常に恥じていた。逆に漢字使用者は半中国人ということにもなりかねない。日本に来た中国人留学生は学校の掲示や案内がすべて漢字であるためもあって、時々そういう錯覚に陥るそうである。

しかし、日本人にも似た意識がある。西欧人がいくらうまく日本語を話しても「へんな外人」とされかねず、奇特とされるだけになりがちだが、漢文をすらすら読み、美しい漢字を書くと、日本人は打って変わって脱帽する。私は西欧人にはまず中国語をやるほうがいいですよと勧める。こういう反応はハンガリーでも経験した。ハンガリー語の片言に対する市民の反応が似ていた。中国語に当たるものはどうもドイツ語らしい。

西欧人にも日本人の漢文に当たるものがある。西欧人に脱帽させるには、いくら流暢にその国の言葉を話してもだめであるような気がする。些細な違いに彼らはますます敏感になる。特に知識人の言語と庶民の言語との落差の大きい仏独では、リセやギムナジウムを出ないで「知識人語」を話すのは並大抵の努力ではおっつかない。ところがラテン語、ギリシャ語を一部でも使用すると態度が変わる。仏独人には特に顕著である。もっとも、これはハッタリで、好きではない。まだ、英国人には通用しない。米国人には、大平首相が使っていちおう成功した前例がある。

では日本人はどうであろうか。庶民の間ではこういうことがある。ある年、盆栽の藤の花を買って飯田線に乗った時、その七時間の車中、乗っては降りる人がみな話しかけてきたのを思い出す。列車の中で話し合う習慣は廃《すた》れたようにみえるが、どうしてどうして、日本人が声を掛けたくてうずうずしていることを知った。まだ「花好きな人に悪人はいない」という考えが残っているのではなかろうか。

最後に、韓国（朝鮮）の人にはどうであろうか。このような単純な鍵で「人間仲間」と認めるかどうかという問題は、この隣国の人に対しては成り立たないと思う。彼らは日本人の手の内をよく知っている。それも、被差別者としての鋭い眼で知っている。そうして「日本人」に対するステロタイプがあって、それにあてはまると「所詮日本人さ」ということになりがちではないかと思われる。しばしば評価は「（日本人だけど）日本人らしくない」という形をとる時に、まあ許せる程度によいということになる。結局、個人が裸で試されている（他の場合には文化の障壁の高さのためにそこまで行くのに時間がかかる）。

ただ、ひょっとすると、「日本人らしくない」人とは、日本人が日本人の美徳と思っていて、しかも実態から遠いもの（「出処進退を潔くする」など）が身についている人ではないかという気がする。

＊

イギリスについての本を紹介せよとのことであるが、どうも家族や友人が持っていって手元に残らない傾向がある。さしあたり、林望『イギリスはおいしい』、『イギリスは愉快だ』、『ホルムヘッドの謎』など、藤原正彦『遥かなるケンブリッジ』――いずれも留学していない私には知りえない世界である。なお、小池滋『英国鉄道物語』。またジョン・セイモア『図説 イギリスの生活誌――道具と暮らし』か。

英国の地図の美しさ、実用性は抜群である。ロンドンの『Street Finder』、駅の売店で売っていた一マイル一インチの地図、いずれも英国理解に欠かせない。これは「マップ」だが、「アトラス」も王室御用達「バーソロミュー」家の美しい地図（最近「タイムズ」に合併されたとか）はもちろん、高校生用の地図がすでに実によい。さらに海軍年鑑類、切手図鑑、むろんオクスフォードの事典類――これらは英国文化の精髄の一部である。

英国文学史でこれ一冊といえば私の好みは、アントニー・バージェス『バージェスの文学史』で、楽しんで何度も読み返した。現在から過去に遡る「倒叙史」で、英国文学史という名の小説ともいえる。バージェスは『時計じかけのオレンジ』などの作で名高い小説家で最近物故した。もっとも多少の予備知識は必要である。

英国の本を読んでいて、引用らしいが出典が書いていないという場合は、八割まで『聖書』、「シェイクスピア」、『ナーサリー・ライムズ』(童謡集、「マザー・グース」ともいう)、そして海事用語であろう。童謡集には美しい挿絵入りの本がたくさんあり、私はBrian Wildsmithの挿絵入り(オクスフォード大学出版局)が好みである。学問的には先ごろ亡くなったオピー夫妻のThe Dictionary of Nursery Rhymes。海事英語には私は佐波宣平『海の英語』を愛用している。

アイルランドについての本が隆盛に向かっているのにスコットランドについての本にこれというものがないのは残念である。

(1) 林望『イギリスはおいしい』平凡社
(2) 林望『イギリスは愉快だ』平凡社
(3) 林望『ホルムヘッドの謎』文藝春秋
(4) 藤原正彦『遥かなるケンブリッジ――数学者のイギリス』新潮社
(5) 小池滋『英国鉄道物語』晶文社
(6) ジョン・セイモア『図説 イギリスの生活誌――道具と暮らし』(小泉和子訳) 原書房
(7) Handy Map of London, Bartholomew.
(8) The Concise Oxford Dictionary/The Pocket Oxford Dictionary, Oxford University Press. など。

（9）アントニー・バージェス『バージェスの文学史』（西村・岡・蜂谷訳）人文書院
（10）Iona and Peter Opie, The Oxford Dictionary of Nursery Rhymes, Oxford University Press.
（11）佐波宣平『海の英語』研究社

（「GQジャパン」一九九四年六月号、中央公論社）

＊依頼にはその国を紹介する本を挙げてほしいという趣旨が入っていた。この男性向きの大型ファッション雑誌に掲載された時は、多くの英国の風景と私が挙げた本の表紙のカラー写真に囲まれて美しいレイアウトであった。なお最近の情報によれば、友人の宿のあったノーサムバーランド街二十九番地のあたりは麻薬吸引者の巣窟になっているという。にわかに信じがたい話であるがどうも真実であるらしい。

私の死生観――〝私の消滅〟を様々にイメージ

死生観というほどのものではないが、できるだけ率直に書く。

「人々みな草のごとく」

「私もいつか死ぬのだ」という実感がすとんと肚《はら》に落ちたのは、昭和十二年の夏、中国との戦争が始まったころであった。そして、いつのころか、まだ小学生のうちに、どうして私が今ここに生きている何某という人間であって他ではないのかという、人に尋ねようもない疑問が萌した。私は結局、他の誰ともさほど変わらない「大勢のうちの一人」である「自分」と、意識、知覚、思考、感覚を私のものとしているかけがえのない一個の「私」とを、それぞれ認めつつ、統一できないままである。しかしこの統一は、人間の条件を越えているとも、ときに思う。

「ワン・オヴ・ゼム」であり、生理・心理・社会的存在である「自分」としては、私は、社会、職場、家庭、知己との関係の中で私なりに生きてきた。私は対人関係に不器用であり、多くの人に迷惑を掛けたし、また、何度かあそこで死んでいても不思議でないという箇所があったが、とにかくここまで生かしていただいた。振り返ると実にきわどい人生であった。知りし人が一人一人世を去っていく今、私は私に、遠くないであろう「自分」の死を受け入れよと命じる。この点では「人々みな草のごとく」である。

そのときどきで満たされた「自己実現」

昨年の三月ごろであったか、私はふっと定年までの年数を数え、もうお付き合い的なことはいいではないかという気になった。「面白くない論文はもう読まない。疲れる遠出はしない。学会もなるべく失礼する。私を頼ってくれる患者と若い人への義務を果たすだけにしよう。残された時間を考えれば、今の三時間は、若い時の三時間ではない」と思って非常に楽になった。

幸い、私はさほど大きな欲望を授からなかった。「自己実現」ということが人生の目標のようにいわれるが、私はほとんどそれを考えたことがない。私の「自己」はそれなりにいつも実現していたと、私は思ってきた。

私が恵まれているからだといえば、反論できない。確かに「今は死ぬに死ねない」という思いの年月もあった。しかし、私は底辺に近い生活にも、スッと入ってしまいさえすれば何とか生きていけ、そこに生きる悦びもあるということを、戦後の窮乏の中で一応経験している。他方、もし経済的に恵まれていたならば、私はペルシャ文学などのあまり人のやらないものをやって世を送るだろう、と大学進学のときに思った。ある外国の詩人の研究家になろうかと思ったこともある。この二つの思いは時々戻ってきた。しかし五十歳を過ぎてから、私はかなり珍しい文学の翻訳と注釈を出し、また、例の詩人の代表作を翻訳してしまった。さすがにこれが出版されたとき、私（の人生）はこれだけでもよかったくらいだ、後はもう何でもいいという気に一時はとらわれた。

〝私の消滅〟は自然に受け入れられるだろうか

しかしそういうことも含めて、医学生なり、若い四等研究者なり、精神科医なり、大学教師なりをやっている「自分」の内側に、それを微苦笑しながら眺めている「私」、つまり私を見ている一点を私の中に感じる。これは「ユニーク（唯一無二）な私」、「純粋自己」だろうか。はたしてそれほど堅固な土台の上にあるのか。いや、それは一種の「虚点」ではないかと思う。そのうえ、それは酩酊、睡眠、中毒などによって怪しくなる。それが死によって消滅することは、自己の消滅という事態を理解できない限りにおいて理不尽ではあるが、しかし不思議ではないと思う。

私は、強いていえば、理解し得た限りでの大乗仏教の哲学、龍樹あるいは世親の「空」論に親近感を抱いてきた。しかしこれは哲学としてである。私はどの宗教にも帰依していない。幼年時代にも、成人してからも仏教とキリスト教から多くを得た。その一部は私のモラル・バックボーンになっていると思う。しかし、私の基本を遡ってたどれば、祖父の痩せ我慢的武士道と、老病死への恐怖からの祖母の仏信心と、母の聖書物語とに戻りそうである。

私の消滅は、私には常に越え難い謎である。私が死ねば、家族や国家はもちろん、銀河系とさえ無関係となるというのは奇妙であり、私の死後、数百万年も私が決して見ることはない世界が存在していることも奇妙である。しかし、私はこの不条理をいつのまにか受け入れている自分を感じている。

死への過程をイメージできる自分

死への過程は、私には想像し得るものである。学生時代、私は病理学の教科書を読みながら、このどれで死ぬのかと思った。私はその後、私の力及ばずしての死も含めて多くの死に立ち会った。彼らのことを思うとき、私は「ぜいたくはいえない」と思う。私はだらしなくうめき、苦しむかもしれない。詩人リルケが、死をうたった多くの詩を書いた後、自らの死病――白血病であった――の中で、「これは自分の考えていたのと全然違う、全く別の苦痛だ」と書き残したことを思い合わせる。

しかし私は、睡眠中の死や一挙の死を望んでいないようである。「自分は死ぬのだ」と納得して死にたいようである。「せっかく死ぬのだから死にゆく過程を体験したい」とでも考えているのだろうか。また私にとって、生きているとは意識があるということである。植物状態を長く続けるのは全くゾッとしないようである。高度の痴呆で永らえることも望んでいないようである。これは自分の考えを推量していっているので、自分ながら「ようである」というのである。私がわずかしか残さなかった家計を、家族がそのような私のために失うのを私は望まない。「尊厳死」という発想と少し違うかもしれない。死の過程を――それもあまり長くない間――体験したいというのは、私の一種の好奇心ともいえよう。ただ、私はマゾヒストではないから、苦痛の軽減は望み、余裕のある状態で死の過程を味わいたいが、これはぜいたくかもしれない。また、長い痴呆あるいは植物状態を望まない主な理由は、経済的に家族を破綻させるからで、私はこれらの生命の価値を否定しているわけではない。また、所詮私の自由裁量の範囲を越えた問題である。私の中で育っているに違いない死の種子の、どれが一位を占めるかは、キリスト者ならば「御心のままに」というであろう。

おわりに

しかし私は、ときに愛する人の死のほうが、己れの死よりもつらく悲しいのではないかと思う。そのように悲しい人のことを「愛する人」というのだろうか。

（「クリニシアン」第四二七号、一九九四年）

昆虫についてのアンケートに答えて

1　昆虫についての思い出について。

昆虫好きのたくさんの友人を思うと、筆がためらわれ、虫そのものを思うと私の胸がちくりと痛むのですが、幼年時代、少年時代の私は昆虫に相手にしてもらえませんでした。私はあまりに鈍かったのです。今なお、庭に鳥が来ても、確かめるまでに逃げられてしまう鈍さです（なぜか、ゴキブリを捕まえるのだけは名人で、彼らは私の待ち構えるティッシュ・ペーパーの中へやさしく滑り込んできます。実際は、彼らは簡単な方程式を解いて行動しているのでしょう。ただ、嫌悪感が彼らを逃がしてしまう……）。

私は必然的に草木派でした。母がよく草木の名を知っていました。その中には地方名も多く混じっていましたけれども。私は、堀辰雄の、とうに忘れられているであろう人間二分法に従えば「ファウナ」的でなく「フローラ」的でありました。今もそうでしょう。ちなみに、三島由紀夫氏は、私の見立てでは全く「フローラ」的であって、私に劣らない「運動拙劣症候群」（命名者はフランスの神経学者デュプレ）なのに、無理に「ファウナ」に転身しようとした方であろうと思われます。私にもそういう誘惑はありましたが、それを抑えて、幼年時代は「女の子みたい」といわれる自分を認めて、たぶんそれで助かったのでしょう。

庭の片隅に自由に植物を植えてよい一画を貰って、キンギョソウやナデシコを咲かせた時の感激は今も生きています。むろん、そこには蜜蜂の唸りも、蝶の時たまの訪れも欠けてはいませんでした。三歳少しのことです。

昆虫に関するいちばん最初の記憶は、たぶん昭和十三年、四歳の時で、引っ越した先の住宅地を流れるせせらぎに蛍が出るのを、夏の宵になると祖父が長靴を履いて、悪童どもを引き連れて川に入り、籠《かご》にいっぱい取ったことでしょうか。小学校への行き帰りに見た、オニヤンマのメスがツンツンと田んぼの水面に産卵している情景は五十年後の今でも思い出します。オニヤンマのオスを捕まえた時には興奮しました。私がこの王者を捕まえるのはめったにないことでした。

若い時の仕事に、カイコの多角体ウイルスのＤＮＡを取って、これをヒトの組織培養細胞継代株に入れると、ヒトの細胞がこの昆虫ウイルスをまるごと造りだすというのがあります。実際には、共同研究者の姫野道夫氏（現・大阪府大名誉教授）のカイコとその病気への馴染み、そして何よりも氏の不屈の根気によるものでありました。周囲がまさか出来るまいと思っていた仕事で、ＤＮＡ暗号の大きな普遍性の一端を立証した実験ですが、刊行が遅れてヒトと昆虫との間に共通性があるという程になりました。しかし、ヒト細胞の中にきらめく多角体は実に美しいもので、私の名が載っている論文では最も洒落《しゃれ》たものになっています（Virology, 33, 507-514, 1967）。

小学校を出てから最近まで、私と昆虫との縁はこの実験だけかもしれません。十一年前に神戸の垂水に家を買った当座は、裏山に登ると神社があって、その人一人が通れるほどの細い参道は枝を差し交わすカシ、シイ類などで昼なおほの暗く、その幽邃《ゆうすい》な空間にはクロアゲハが舞っておりました。これは、神戸の山からマツクイムシによってマツが駆逐され、照葉樹林が千年ぶりだかに立ち戻ってきて、開発が及ぶまでのわずか数年に出合ったことによります。

2　昆虫採集をしていますか。

私は昆虫を採集していませんが、昆虫採集家を採集しているのかもしれません。私の友人には、結局行き着くところ、オサムシ屋になってしまう人が多いようです。中にはオサムシの触角だけに付くキノコ類の研究家もいました。採集、収集、その他の趣味の話になると、私は、人間の趣味を採集する採集家であると自称してきました。

3　ファーブルの『昆虫記』を読んでいますか。
ファーブルの『昆虫記』を読んでいないと書くと、絶交状が何通か舞い込むでしょうか。
4　昆虫についての本を二冊あげて下さい。
田添京二氏のほうの『虫の居どころ』八朔社、一九九一年。

杉山恵一『ハチの博物誌』青土社、一九八九年。

いずれも個人的ひいきからです。田添先生は、私がスコットランドで精神医学史を書きあぐんでいた時、『神曲』でいえばウェルギリウスに当る導き役をして下さった方です。タゾエ何とかという昆虫が四種あることはずっと後に知りました。経済学者、経済史家、アダム・スミスに先駆けたスコットランド経済学者スチュワートの研究家です。

杉山氏は、友人の夫人の兄上で、私がもっとも行き詰まっていたころ、家に呼んでメシなどをよく食べさせて下さった人です。生物学者、詩人。最近は環境保護学者でもあります。
5　その他昆虫について何でも。
若き日のヴァレリーは親友のジッドに昆虫学をやるように勧められています。実際には昆虫採集でしょう。きっと、ヴァレリーが精神集中か不器用な恋愛かで精神に失調をきたさないかと心配したのでしょう。ヴァレリーの答えは「蜘蛛ならまだしも。あれは孤独な織り手、忍耐づよく、絶対の無謬性 absolue infaillibilité に至るから」でした。彼の詩に出てくる昆虫は南欧人らしく「蜜蜂」と「蟬」だけで、動物は圧倒的に「蛇」。彼のノートにどれだけ蛇の絵が出てくることか。「蜘蛛」もたしか一度は出てきます。ルーヴルの十六世紀の陶器のお皿のグロテスクな蛇などの生々しい模様を見て、彼の絵を思い出しました。「ヴァレリーの趣味はよくない」と私はひそかに思っています（これも公言すると絶交状ものの人があるでしょうか）。

ヴァレリーの「蜜蜂」は勤勉だからでもあり、刺して意識の覚醒度を高めてくれもします。また、髪の中への口づけをしゃれて「蜜蜂一匹の重み」といっています。「蟬」は「清潔な蟬は乾燥を掻き鳴らす」L'insecte net gratte la sécheresse; というのが、彼の名句の一つとされています。なぜ、insecte が蟬であるのか。きっと、かつてヴァレリーがうたい、今は眠る故郷セートの墓地には蟬しぐれの他はありえないからでしょう。

私も「昆虫学」を友人に勧められたら断ったでしょうが、蜘蛛や蛇のほうへ行くとは言わなかったでしょう。私はカブトガニやシーラカンスの本を楽しく読んでいますが、ひそかに尊敬しているのはクジラとウマです。ウイルス学をやりとおせなかったのは、私がウイルスに尊敬にせよ何にせよ感情を抱けなかったからかもしれません。対象を愛せずには研究がやれない人間もあるという一例でしょう。

（「ユリイカ」第二十七巻十号、一九九五年）

＊昆虫についての五つのアンケートへの答えである。

阪神大震災後四カ月

阪神大震災から四カ月が経った。その間はずいぶん長いようでもあり、つい昨日のような気もする。

五月二十日の私は、六月から発足する「こころのケアセンター」なるものの担当理事ということになっている。

四月の下旬に私は兵庫県精神保健協会なるものに呼び出された。私はいちおう協会の理事ではある。そこで、「阪神大震災復興基金」というものが示された。総額がほぼ千五百億円で、その一パーセントが「こころのケア」に充てられる。十五億円である。五年継続の事業だから一年当たり三億円。これで何をするかというと、「こころのケアセンター」というものを作るのだそうである。お金を出すのは自治省。では、どこがやるのかというと、精神保健協会である。住宅関係なんかだと、県の外郭団体がちゃんとした組織としてある。精神保健関係には、なるほど、他に受け皿はない。では、精神保健協会というのは、どういう組織か。くわしいことは省くとして、理事長は神戸大学の前教授の黒丸正四郎氏、予算は二百万円ぐらい、ほそぼそと会員費と企業などからの寄付で賄っていて、専従者なし。啓蒙雑誌と啓蒙講演と啓蒙講師派遣とが主な事業である。つまりは、晴和病院に本部を置き、超大物の秋元先生が理事長をやっている会の兵庫県版である。こんな足腰の弱い団体でいいのか、といっても、しかたがない。

最初、私は「所長」ということであった。兼任で大役がつとまるかと危ぶんでいると、文部省は文部教官がこのような団体の運営する機関の所長になることは好ましくないという回答を大学によこしたので、私は理事のまま担当となった。残念ながら仕事の内容は変わらない。

で、何をやるのか。神戸市を中心に保健所十二カ所（その後十八カ所に増えた）に「地域こころのケアセンター」を設けて、有名になった「PTSD」をはじめ、震災後の「こころのケア」をするのだという。三億円には、建物などを建てる費用は含まれていない（これは震災切手の売り上げ八億円の半分を使う）。そこで、精神科医を週五日勤務、十二人ほど、カウンセラーを同じく二十四人ほど雇う。各地域センターに医者を一人、カウンセラーを二人配置する計算らしい。といっても、事業が五年後にはヤメになるわけだから、常勤では困る。皆、日々雇用である。医者が一日二万円足らず、カウンセラーが一万円足らずというところ。これで適格者がいるか、そもそも人がいるのか。県の精神科医で、遊んでいて、適格なんて人はいない。私が指名をして、どこかの職から動かすというわけにもゆかない。「ヘイタイを持っているのはセンセイだけだから」といわれても困る。

県は新聞広告をしてしまった。そうすると、結構、履歴書が集まったらしい。カウンセラーというのは資格的な条件があるようなないようなものだからずいぶん数がある。医者は？　とにかく履歴書が何通か来ているらしい。選考は面接だという。一人二分でも七、八時間かかりますよ、と安《あん》先生がいう。しかし、県の広告に「面接する」と書いてあるからしないわけにはゆかない。それを五月二十三日にする。蓋を開けるまでがスリルである。どんな人が応募しているのか。面接員をなるべく若い人になってもらった。キャンペーンで働いたお馴染みの人たちである。もっとも、これでは済まないので、老人中心の選考委員会を開かなければならない。

十七日だかに県は記者会見をして、発表してしまった。サリンのお陰で大きく扱われなかったのがせめてもの救いである。まだ、実体は何もない。「センター」の部屋は、県精神保健センターの裏の二階建てのプレハブの一室である。震災で中止になった「何とかピック」つまり何かの属性を持っている人のオリンピック準備事務局が引き払った跡である。むろん、机一つはいっていない。「地域ケアセンター」は、各保健所に部屋を確保してもらっているわけでない。私はあれよあれよと見ているだけである。

こういうことがわかるのを待っていたら、この一文はいつまでも完成するまい。六月一日から何が始まるのか、スリルさえ覚える。きっと、まだ、各保健所には人がおれるスペースを確保できていないだろう。精神保健センター裏のプレハブに、とにかく採用した人

――どんな人たちだろう――を集めて、なるべく短い挨拶をして、さてどうするか。まさか、新聞記事か何かを読んでPTSD患者が続々現れるということはあるまい。では、世はすべて事も無しか。おそらくそうではあるまい。

（高齢者が震災体験を何を引き合いに出して理解しようとしているかというと、さすがに関東大震災というのは少なくて、戦争体験である。私の場合は関東大震災の家族伝説と、戦争体験である。戦争体験といっても、直接は空襲と敗戦と占領だが、一族の出征と戦死のための「間接の戦争体験」というべきものがかなり大きい。私はいわゆる戦記ものの愛読者では全然ない――その大部分は次第に「時代小説」めいてきているから――が、前の戦争にはかなり詳しくて、ことに英米の記録の中の日本軍の行動パターンがわれわれの行動の盲点をよく浮き彫りにしてくれるものよと感心している。今回の震災でも、残念ながら、その事態はかなり踏襲されている。）

そこで、今の私の立場に近いものを、過去に求めると、どうやら、戦後の掃海艇隊の責任者を命じられた者ということになりそうである。

戦後まもなく、私の学校の窓から、大阪湾をゆっくり往復するみすぼらしい貨物船がみえていた。これが「桑栄《そうえい》」といって、元来は戦時標準船であり、今、掃海を終えた後について歩いて、身を以て航路の安全を試しているのだと、復員業務のために残留している父が言った。この時の幼い感銘を四十年後に神戸新聞に書いたら、意外にも阪神掃海隊の長から筆書きの礼状がきた。見る人は見ていてくれたというのである。湾岸戦争で日本の掃海隊が知られる以前である。東灘区深江の掃海艇基地は今回の震災で初めて市民に知られた。

軍が解散し、大部分の将校、兵士が市民社会の中に消えていった後、米軍が航空投下して行った大量の機雷のために、瀬戸内海を中心とする航路は麻痺状態にあった。敗戦の大きな一因となったこの機雷の処理は、きわめて危険なために、米軍はやらない。日本がやれということになった。ドイツでも同じ事態になっている。そこで、復員業務を終えつつある旧艦艇乗組員から何とか掃海要員を抜き出したのである。

その隊長に指名されてしまった人の心境はこうもあろうかというのが、私の今の心境である。海は静まり返っているが、その中に何がどう潜んでいるかわからない。戦争は終わり、軍は解散し、皆が家郷を目指す時である。その時に残ってくれる人はたいていお人好しであるが、あちこちから集まった各種各様の人を何とかまとめて、有効な何かをしなければならない。成果は目にみえず、参加した人たちに報いる何かがあるかどうか、彼らが評価される何かがあるのか心もとない。といって、もし何か不首尾があっては大変であり、指弾もされよう。掃海事業では、瀬戸内海西部で「青葉丸」という内海航路の客船が触雷して瞬時に沈没した。既掃海地域であった。この事件を自ら責める一句が現在の海上自衛隊の掃海の歌にも引き継がれて存在している。

実際、神戸を埋めていたボランティアの姿はもう見えない。兵庫県は四月二十八日を以て正常宣言をしたと私に告げる。それまでの超法規的行為は目をつぶるが、今からはおとなしくせよという含みがあるのかもしれぬ。保健所で診療したことも今は昔である。「センター」は薬を使う治療はできない。ボランティアは、実際は残っていて活動しているのだが、フランスやギリシャの抵抗運動をはじめとして、戦争中は戦士として称揚されていた者がにわかに反政府ゲリラとされるほどではないにしても、外国人被災者救援活動などを初め、おかみの不足を補うことも含めて、行政にいくぶんわずらわしい存在になってゆくという機微がありそうである。そこに、行政によるボランティア活動のコントロールという提案も出てくるわけだ。

精神科についていえば、最後のボランティアは東北大学であった。志願した二人の医師が交替で精神保健センターのあの一室に詰めて、コーディネーター業務を最後までし終えて、雨の中をひっそり帰って行った。私たちは感謝の気持ちをあらわす機会がなかった。最後まで残った業務がコーディネーター・システムであったことは今回の精神科キャンペーンの重要な性格を表していると思うが、今はそれもなくなった。混沌時代のヒーローであったが、五月の麻生氏はセンターでアルバイターを雇ってコンピュータを叩いてもらっている。「ぼくらは乱世向きかもね」と私と言い合う。

それにしても、神戸を一時は埋めつくしたボランティアたちは、どのような事業によらず、毛細管のように、すみずみまで救援を行き渡らせた。ボランティアなくして、行政の救援だけならば、全国の行政が集まってもああは行かなかったはずだ。老人の荷物を担ぐとか、家をちょっと直すとか、救援物資を配るということを行政がするだろうか。してよいか。

私の関係している看護大学の学生に聞くと、ボランティアに行ったが、さしてすることがなかったとか、そこらを片づけたら終わりだったという感想が多い。目ざましいことは何もなかった。しかし、それでよいのであると私は思った。そこで老人が一人突然倒れたら、たちまち、彼女に出番が回ってきたろう。彼女に出番がなかったということは、問題に対して対抗するパワーのほうが優位を占めていたということである。関東大震災の時は被災民は全国に散らばったが、阪神大震災の時は全国が神戸にやって来た。その違いが今後どのように現れるか、である。

精神科医でも同じことがあったのではないか。せっかく来ても、あまりすることがないままに帰られた方が少なくないであろう。しかし、それは、精神科医で一時は神戸が飽和状態に近かったことを示唆している。神戸大学精神科―精神保健センターのコーディネーター・システム―保健所精神科救護所―避難所という脈管系が活動している限り、何かがあったらネットワークはたちまち活性化しただろうからである。一月二十三日の一家心中未遂の時がそうであった。幸い、そういうことは二度と起こらなかった。私の知る限り、一家心中は以後なかった（実は老夫婦の心中があった――後に記す）。報道された限りであるが、老人の自殺も流行とはならなかった。あの時期、老人の自殺は報道価値がかなりあって、それほど漏れていないのではないか。問題はアルコール症の人にあって、中央区であったか、やむをえずアルコール症者ばかりを集めた部屋を作って宴会をやらせたという。しかし、これも精神科医（名古屋大学）がいてのことである。いずれにせよ、神戸は一時、精神科医でほぼ飽和状態にまで達していた。それは、数字的に評価することができるかどうかは別として、大きな予防精神医学的措置であった。

問題が巨大であって、その中から何が出てくるかわからない時には、一般的対応能力のある人たちの集団を一気に投入して急速に飽和状態にまで持ってくることが決め手であることを私はこの災害において学んだ（人々にはどうもこの点がいちばんわかりにくいようだ――後に記す）。

逆に、「情報を寄越せ」「情報がないと行動できない」という言い分は、一見合理的にみえて、行動しないこと、行動を遅らせることの合理化であることが少なくない。これは「情報時代」における新しい合理化にみえて、第二次大戦における、特に日本軍の常套句だったのである。徒歩連絡で情報が目的地に到達した時には、出発地の事態はすっかり変わっていたというのが普通であった。「情報は常に時遅れである」。警察庁発表の死者数は、検視を終えて警察署—県警本部—警察庁と上がってきた情報である。時遅れの甚だしいものであった。せめて「行方不明数」に依拠していたら、少しは違っていたろう。情報解読にもイマジネーションが必要である。さらに、震度何の地震がかくかくの地域を襲ったら、これほどの災害が予想されるというイマジネーションこそ何よりも必要なものであった。

過去に学ぶこともほどほどにするべきであろう。日本海軍は一つ前の海戦の教訓を「戦訓」と称して軍艦を改造しつづけたが、次の海戦では役に立たないどころか、マリアナ沖海戦における旗艦「大鳳」の爆発のように全くの敗因となったことさえあった。

自然災害、特に地震においては、救援の必要性は発生時に最大であって、急速に目減りするから、即時大量の人員機材投入がもっとも理屈に叶っているのである。その点、戦争よりも構造は非常に単純である。

決して語られないことであるが、初期において、「過剰対応」をすると後で責任を問われるという脅えが、一部の行政の人に読み取れた。後での談話のはしばしにも、それがみられる。過去の「戦訓」に則ればよしとされるが、あいにく、今度は未曾有の事態であった。

実際に、圧倒的多数は、アングロサクソン流の表現を使えば「民間防衛」(civil defense）によって行われた。最近、私は、「生き埋めになった人」のリストはあるかと聞いた。麻生氏の答えは「ないでしょうな。警察、消防とか、自衛隊が掘り出した人の統計ならひょっとするとあるでしょうが、倒壊家屋から計算すると十万人ぐらいは生き埋めになっていますよ」であった。明け方の地震であって、働き手が自宅にいたことも、住民による救出に幸いした。「官」が救出したのは「民」では手に余る場合であって、専門家による救出は絶対に必要なのであるが、数からいえば多くて数パーセントという計算になる。

この「民」のパワーを補うのがボランティアである。「官」の補完ではない。

奈良女子大では、地震と聞いてさっと出発したのは外国人留学生で、日本人学生は、これにはっと気づいて数日後に後を追ったそうである。

精神科医の場合も同じである。今回は大学の精神科医にも、行政のルートをとおしてきた方と、神戸大学精神科の要請で来た方とにわかれた。神戸大学精神科の要請できて下さった方は、ヘリコプターの便宜も、パトカーの先導（小林秀雄氏の「精神病院協会報」の救援記による奈良県チーム、他にもあったであろう）もなく、手弁当で来られ、シュラーフで寝て、危険の際の補償規定の外にあった。たいへん申し訳ないことをしたわけである。

この辺りを、内側から少し記録に残しておきたい。

神戸大学は医療の応援を断っている。神戸市も、兵庫県も、最初は断っている。

神戸大学における一月二十三日から二十五日にかけての会議での応援謝絶決定には、まず、ヤマを越えたということがある。確かに、精神科と看護科以外には「戦争は終わって」いた。カルテ代わりに患者の背中にマジックで書いたという初日の修羅場――したがって患者数も不明である――はもはや過去であった。重症患者を主に大阪に送った大学病院は入院患者が激減していた。水道もガスもまだ復旧していなかった。また「来ていただいたら、接待が大変である、食事も宿泊場所も設定しなければならない、もし満足いただけなかったら今後のお付き合いに支障が生じる。何をしていただくかも考えなければならない。接待の要員も割かなければならない」というもので、私は「何をこの際」と思ったが、未確認であるが、ホテルを要求された方もあったと聞き、食事への不満が救援の記録にも出てくるから、大学の管理者、事務方の心配も杞憂でなかったのであろう。ちなみに当時営業しているホテルは神戸に皆無であった。もう一つは、手続きが大変であるという、事務方の憂慮があったらしい。実際、私が「神戸大学精神科との災害精神医学・共同研究」という名分を考えついた時、非常に感謝されたのは事務方からであって、「私たちの立場を考えて下さって」というので、私ははなはだこそばゆかった。

ある地方の大学（複数）からは、地方自治体派遣の一員としてきているにもかかわらず、神戸大学精神科から厚生省の現地対策本部（須磨区北部の国立神戸病院にあった。清明寮には二十分ほど逗留して「現地の医者で足りる」という結論を出したが、その時いあわせたのは被災従業員の家族と私の個人的友人で精神科医ではなかった）に一言挨拶をしてほしいという依頼があった。どういうことかわからなかったので、私はこれは放置したが、迷惑がかかっていたら気の毒である。

ちなみに、私はこの「対策」という字からして嫌いであった。「時遅れ」的であるだけではない。何か「取締り」的ニュアンスがあるからである。一九八一年のＷＦＭＨ（世界精神健康連盟）マニラ会議の際、日本の「青少年対策本部」のパネルにはこれを正直に「青少年に対する」〝countermeasure〟（対抗策）のセンターと訳してあった。おかしいというと係官が「正式の英語名です」とのたもうた。

私は、実は一月二十五日の会議で憤然としたのであった。不眠不休で働いているナース、精神科医たちは、なるほど、働いてはいる。日本ではこういう時に、「限界ですから帰ります」とは言わない。それに、「地震は人を二極に分化する」ということがあって、働く者は猛烈に働き、出てこない者は全然出てこなくなるようである。前者は高揚状態、後者を抑鬱状態といえば、それだけのことであるが、私は神戸大学精神科の諸君を潰《つぶ》したくなかった。しかし、このままでゆけば、ナースと精神科は無傷では済むまいと思われた（実際、精神科は無傷では済まなかった。ナースにも帰郷した人がいる）。むろん、科によっては、その性質上、「することが最初からない」科もある。しかし、看護科、精神科のことを全然わかっていないのではないか。私は一月十九日からナースの指導部と頻繁に情報と意見とを交換していたので、看護科の事情も知っていた。

こういう食い違いは、大学だけでなく、公立病院でもあったらしい。上部が「応援不要」という結論を出しても、院長レベル、部長レベル、あるいはヒラが知人友人に独自に応援を求めたし、また応じてくれる相手があったということである。

「精神科独自で応援を頼んでもいいですね」「それはご自由に。しかし、衣食住はそちらでやってほしい」。ここで「結構です」といえたのは、新しい精神科病棟・清明寮の存在と多少の軍資金の手持ちであった。私個人が使ってほしいという義援金が、二十年前、三十年前の患者を含めて私の手元に到着しつつあった（昔の患者さんたちは私の生死をまず気づかって手紙と見舞いのお金や品物を送ってこられた。中には患者さんの服薬に困るだろうからという添え書きの水もあった）。特に一月三十日限りで、精神科に食糧の補給が打ち切られたことが広まってから、友人やその夫人のへそくりの義援金がふえ、合計二百五十万円に達した。これを使い切って、キャンペーンができたのである。

ついでにいえば、まったく「官」の費用だけではあのタイプのキャンペーンの受け手側になれない。必要に応じて即座に出せるお金を持っている必要が絶対にある。また、「官」の二百五十万円に比べて何と〝使いで〟があったことであろう。

しかし、来援側の支出した費用はさらに上回っていよう。九州大学精神科だけでも二百五十万円ではきかないと思う。すべての大学の方々にここでぜひ深い感謝を述べておきたい。皆が大変だった（モツナベ、フクナベのさし入れにも）。年三億円の「こころのケアセンター」は「精神科に国が支出する初めてのことで額もなかなかだ」というが（清明寮の建築費とほぼ同額である）、全国の精神科医が支払った私費に比べると何ほどのこともないのではないか。自治体派遣の方々も「ボランティア出張」、つまり出張扱いにはするけれど出張旅費は出さないという待遇であったらしい（前記小林氏は一泊二日で千円もらったと書いておられるが）。

もっとも、精神科医が神戸に出払った分、患者たちの医療は手薄になったわけで、患者たちの医療不足への忍耐が、このキャンペーンの基底にある。彼らが支払ってくれた犠牲であり、貢献である。複数の精神科医から「せんせいはまだ神戸へゆかないんですか」と患者に言われたと聞いた。患者への感謝をわれわれは忘れていないことを記しておきたい。

さて、私がやれると思ったもう一つの理由は、九州と青木病院とに賭けようと思ったからである。学会は念頭になかった。結局、九州大学と久留米大学と長崎大学と三大学がチームを組んで、もっとも初期から、もっとも持続的な来援をしていただいたわけである。学会は理事会を開かなければならなかったし、他の大学の中には、すでに自治体派遣のチームに組み込まれていたところもあり、地域の大学が集まって会議を開き、世話人を選んで、細部に至るまで周到なツメをしてから来られたところもあって、結果的には私の賭けは当たっていたと思うのだが、では、なぜ「九州」かということを述べて終わりにしよう(この一文は「九州の同僚への感謝」という含みがある——後に記す)。

一言にしていえば、まず「九州人の美学」に賭けたということになろうか。この美学によれば、相手が端的に困っている時に「まず会議を開いて」とか「どこそこに連絡して」とか「もっと詳しい情報を寄越してくれ」とか「何をするか言ってくれないと困る」などといわないだろうというのが、私の「九州人美学理解」であった(他地域では必ずいうだろうという偏見もあった)。

この仮説には、私の親戚と友人になぜか九州人が多く、その言動がまずベースにある。また、私を講演に呼んで下さったところはこの十数年圧倒的に九州なのであり、また呼んで下さり方がたいへん温かい。

さらに、最近は、神戸大学の若い諸君が九州に呼んでいただいて、いろいろ教えていただいている。自然、九州の先生がたの考えや人柄というものが医局でも話題になる。だから、九州の先生がたが来て下さったら、医局の諸君といちばんうまく行くにちがいないという読みもあった。

私は「ボランティアはまず『いてくれること』と見つけたり」という〝名言〟を吐いた

ことにジャーナリズムではなっているが、正直にいえば、「来ていただいて、それぞれの担当の日にめざましい事件があるかどうかわからない、そういう番に当たった方が自己懐疑的になられるようでは、今後のボランティアのためにもならない」という気持ちが裏に働いて、咄嗟に編み出した一句だったという気味もある。

こういう機会でもなければ、別の大学の精神科医が同じ釜の飯を食って、同じ場で、同じ目的で働くことなんて永久にないじゃないか、せっかくの地震なのに、それを生かさないのはもったいないとふと思った。その効果はすぐには見えなくても、精神医学界に絶対にプラスだぞとも思った。次の災害の経験にもなるだろうとも思った。あるいは、清明寮を見てもらって、使い心地を試してもらいたい気持ちもあった。あれは、私の精神医療への卒業論文代わりであった。しかし、神戸大学の自慢にするのでなく、あれを生かして、もっといいものを、建て替え期にはいった各地の大学精神科病棟を、精神医学が目に見える形にしたようなものにしてもらいたかった。よい大学精神科病棟は、患者のためだけでなく、医学生のためにも、研修医のためにもなるだろうし、地域の精神科病院建築にも影響を与えるだろうからと思った。こういう波及効果のために、大学精神科病棟は、ただの実習病棟と思ってほしくないとは、かねがね私が行政に訴えてきた「イデオロギー」であった。今度で、精神科病棟は天災に際して災害精神医学センターとして機能するものでなくてはならないという発想が付け加わった次第である。ぜひこれを生かしてほしい。せっかく事務方が筆舌に尽せない協力をしてくださって出来あがった清明寮だから、孤立的事象ではなく、波及効果を生んでほしかったし、その絶好の機会でもあると思った。

むろん、これらは、もっぱら九州のためなのではない。この辺の理屈は全国に向かって発信した。それがどう生きるかは、私の器量にもよるだろうが——。

しかし、今、振り返ってみると、私の動機には、第一に、私のセクションの医師とナースを潰したくなかったということがあったのであろう。その徴候はすでに隠顕していたと私は思った。九州大学の精神科医局長・松尾先生に「大変だ」と叫んだという話は、ほんとうに記憶から脱落しているのだが、私は、スタッフが大変だと言いたかったのであろう。私は清明寮の二階の内線5706から九州大学にかけた。周囲にはスタッフがほぼ揃っていた。「いいね、救援を九大に頼むよ。いいね」というようなことを言って、皆の眼の前で松尾先生を呼び出したのである。私は「九大がきてくれそうだ」と電話機から顔を放して言った。それから、次の交信で「田代教授が、教室の全力を挙げて救援しなさいと言われたそうだ」ということを皆に告げた。この瞬間が、ひょっとすると、もっとも教室員には助けになったのかもしれない。

「一五八六年、法王シクストゥス五世は、サン・ピエトロ広場にオベリスクを建てるという気まぐれを起こした。五百トンの石柱はローマの別の場所から運ばれ、九月十四日、ついに直立させる最後の工程が始まった。請け負った技師長はほんとうは成算がなかった。見物人が集まったが、その声が作業を妨げないように、絶対の沈黙が命じられ、現に絞首台が広場に組み立てられた。オベリスクが持ち上げられた。綱が張りつめに張りつめて、まさに切れようとした時、『綱に水を』という声を一人の男が挙げた」（クリストファー・ヒバート「ローマ、ある都市の伝記」、横山徳爾訳、二五二頁、朝日新聞社、一九九一年）。このような効果が九大の来援の吉報にはあったと私は感じた。むろん、綱は湿ると強度が増すのである。被災救援者が老人と並んでもっとも精神医学的にリスクの高い被災者であるという、自殺者数によって証明された事実に照らせば、私の救援要請に含まれるエゴイズムも多少は許されようか。

［付記］

「心のケアセンター」は六月一日に発足した。五月二十三日いちにちで百数十人という、身体全体が凝ってコチコチになるような面接をした上で、五月三十日に書類選考をした。「面接する」と新聞広告をしたからこうせざるを得なかったのである。「武士の一言」である。医師は週五日来る人は一人、それも六月一杯であった。あとは、それぞれの保健所から推薦されてきた人たちで週一日勤務、要するに保健所嘱託医師が化けたようなものである。ナースが四人、ＰＳＷが八人ほど、保健師が一人、臨床心理士が二十二人（ただし一日勤務の人が多い）。つまり、定員不足で出発したのであるが、員数を揃えるよりも、必要に応じてそれに相応しい人をスカウトして増員してゆこうという内々の方針である。

何を始めたか。かなりの人が、実はすでにボランティアとしてそれぞれの保健所管内で活動していた人である。これは継続してもらっている。そうでない人はまず研修である。そして「営業案内」を出した。行政や教育委員会や中小企業、地域にである。とにかく何でも「出前」をいたしますという、町のラーメン屋方式である。

今、実は神戸は妙に静かなのだ。深い疲労が緑濃いこの町を包んでいるかのようだ。家が建つまでホテル住まいをしている人もいる。中には外国のホテルというのもあるらしい。それから全国の親戚に散った。歴史の浅いこの町は意外に全国に地縁を残していたのである。北前航路の名残りは日本海側の山形県、新潟県に及び、南西航路の終着点であった跡は鹿児島県、特に南西諸島出身者の多さに現れている。また、通婚によって首都圏ともつながりが深い。

さらに大企業は、地震後いち早く社宅、寮を用意し、ホテルを借り上げた（企業がこのように社員の救援に乗り出すのは欧米では全然聞かないと海外生活の長かった精神科医の鈴木純一氏はいう）。四月になると大々的に配転をした。教職員をはじめとする行政の人たちも、比較的被害の少なかった地域にかなりの人たちが移った。退職した人もいる。というわけで、被災者は全国にかなり拡散している。老人のかなりの部分は全国の老人ホームに受け入れられた。その人たちに「ぼつぼつ経費をはらってもらおうか」という話が今持ち上がって、貧しい老人を困惑させているそうである。全国各地の公営住宅に住んでいる人もいる。

では、避難所にいる二万人、テント住まいの何千人かはどういう人たちなのか。商店、小企業の経営者、従業員など、土地を離れられない人と、心情的に土地を離れたくない人とが主である。そして、とにかく四カ月そこで耐え抜いた人たちである。どこか芯の強い人たちが多い。強引なことをして「成田空港」の二の舞にせぬようにと、私たちは何かの機会に語っている。

現在、自殺者数は昨年同期を少し下廻っている。大学病院にいて感じるのは診察がひどくあっさり済むことである。こまごました心気的な訴えをする人がほんとうに少なくなった。生命《いのち》びろいをしたという実感が続く間は、このような状態がつづくだろう。「腰痛が治った」おばあさんは自ら「地震整体」(!)が効いたと言っておられる。私の受持ちの強迫症患者たちは症状が格段に軽くなったが、逆に激しくなった人もいるらしい。境界例にもアルコール症にも、この鋏状格差増大がみられる。

動物、特に犬が参っていて、通るたびにいつも吠える犬がぐったりして声を出さない。犬の〝PTSD〟である(ニワトリは変わらず啼いている)。犬がこうであるからには、きっと人間も無事ではないだろう。しかし、悪夢を見るとか、夜中に時々さめるとかではわれわれのところに来ないだろう。

今、はなはだしいのは心臓死である。大学の循環器外来では昨年の二、三倍だという。それも解剖してみれば動脈硬化の所見なく、狭心症の既往歴もないのだと。内科の助教授一人も、まさにそのようにして亡くなった。年間六十〜七十人の死亡がある老人病院では、二月だけで三十人以上の死亡をみたという。皆「がんばった」代償が身体に来ているようだ。（六月十五日記す）

（「福岡行動医学雑誌」第三巻二号、一九九五年）

＊その後については『昨日のごとく——災厄の年の記録』（みすず書房、一九九六年）を参照して下さい（一九九六年八月）。

災害と危機介入

自殺予防学会は初めてだが、自殺を予防するということは精神科医にとって優先順位、プライオリティの高い問題である。多少ともご参考になるならばと講演をお引き受けした。

1　神戸と東京の落差

まず、震災についてお話ししていきたいが、司会者のご紹介を聞いているうちに、東京と神戸では違うと思った。また昨夜神戸から出てきて東京に着いたが、その落差を非常に感じた。神戸の新聞では依然として震災のことが新聞の一面や二面を占めており、「震災掲示板」というものが載っている。神戸人は依然として震災のことを全国が注目してくれているという錯覚の中で生きている。これほど新聞の地方版と中央版が違ったためしはあまりないのではないか、というのが一つである。これが非常に大きなポイントだというのは、たとえばフランクリンというオーストラリアの女性教授が、災害精神医学の中で、周囲の注目が去る時、たとえば全国的な注目やエネルギーの被災地への注入が立ち去っていく時が一つの危機で、また新しい危機が始まる節目だということを書いている。現在の神戸の人は、神戸で新聞を読んでいるかぎりは、まだ全国が注目してくれているという錯覚の世界に住んでいる。

もう一つは、東京というのは日々変貌しているということである。こんなに広大でしょっちゅう変わっているところで防災計画を立てるのは大変難しいだろうと思う。被災後一カ月足らずに東京に来たときは、私はまさにPTSD（心的外傷後ストレス障害、今なら急性ストレス障害ASDという）にかかっており、羽田の飛行場から本郷台地へ来るまでは、この建物も壊れるんじゃないか、あの家も危ない、と見えて仕方なかった。本郷台地へ来ると関東大震災でも大丈夫だったらしいが、ホッとして「この辺りは崩れない」と直観的に感じた。友だちの家に泊まり「タンスをこうしてたら危ないよ」と言いそうになり、あ、私はおかしいと思った。

今、それは随分変わってきているが、この講演も予め書き送ったレジュメとは大分変わっている。

2　都市地震災害は時刻の関数

まず、六千人の死者を出した災害であるという認識にたってほしくない。都市における地震災害は時刻の関数である。あれは午前五時四十六分に起きた。そのために行政の出足は非常に遅れたが、他方、一家の働き手はだいたい家に居た。戸外で被災したのは新聞配達の方、非常に早く配送しているタクシーの方、それから気の毒なことに早朝登山の方が神社がつぶれたために亡くなった。しかし、ほとんどの青壮年とくに男子が在宅していたために、西洋でいういわゆる市民防衛、シヴィル・ディフェンスが非常に迅速果敢に行われた。

実際、生き埋めになった人、脱出困難な所へ閉じこめられた人に精神医学的な面接をしようと思って何人居るか試算してみると、二十万人を超えている。自力で脱出した人が半数以上だとしても、近隣の人あるいは家族が救出した、それもおそらく五分以内だったというのが非常に大きなポイントになる。

神戸大学法医学教室の資料によると、午前中の死者は即死者で、大部分は死に顔がやすらかである。午後になっての死者は少し生きる時間があって、土や埃が口や気管につまり、苦しい窒息死であった。二日目以後に発見された方は閉じこめられた空間におられた方で、その後、この災害で有名になったクラッシュ・シンドローム、つまり、筋肉の大量挫滅による腎障害で亡くなられた方も少なくない。救出記録を見ると、頑張られた方には女性が多いが、他方でお一人だけであるが、救出を待ってむなしくそこで餓死されたという申しわけない方がある。

そういう状況だが、仮にこれが正午二分前という関東大震災の時刻に起こっていたら、まったく様相を異にしていたと思う。大部分の人は出勤していたから、行政・企業の出足は良かったかもしれないが、逆に市民救出による救命（ほとんどの健康な人は市民救出に積極的に参加したといわれている）は、非常に難しかったのではないかと考えられる。

また、新幹線の動き出す十数分前だったために、新幹線は依然として死者ゼロという記録を保っている（その後、扉はさみ事故で一人死亡者がでた――この講演後）。これは本当に危ない、今にも切れそうな糸で記録が保たれているのであり、もし二十分、あるいは三十分遅かったら、十数キロの長いトンネルの中に最初の新幹線列車が入っている。救出よりも前に、何が起こっているかを知ることがまず非常に難しかっただろうと思う。

もうそれだけで死者が相当増えるであろう。新幹線が脱線したらどうかということは無論ＪＲでシミュレーションをしておられると思うが、私の推定では、列車に定常波が生じて蛇のようにうねって、だいたい四台目ごとに非常に大きな被害を被るのではないか。トンネル内の場合だったら、四台目ごとに壁に激突するだろうと想像してしまう。

３　災害の渦中で

災害というのは集団の災害であり、自殺のような非常に個人的な、本人にとっては必然だが、周囲にとっては非常に限られた範囲の災害と、趣きを異にしている。

私が、その中で経験した第一のことは本当に状況がわからないということである。このわからなさというのは、おそらく地震以外の災害では経験しないようなものではないかと思う。というのはこの地震の時、私の周囲の人たちが最初何を感じたかを聞いて回ったが、いや向こうから喋りたくてしかたない人がたくさんいるのだが、サリヴァンのいう「人間同士で相互に事態を確認し合う」ということが第一のニードとして出てくる。聞き取りの結果、さすがに地震であると思われた方が非常に多いが、石油タンクの爆発とか原子戦争が始まったとか隕石が落ちてきたという反応もあった。突然始まって、ほとんど瞬時に最大強度に達して、非常に短時間で終わり、アフタマス（余波期）が長く続くというタイプの災害というのは、これぐらいしか思いつかないのであろう。

こういうタイプの災害は、その後どうなるかというと、ひとつは同心円的な視野回復である。これは災害に共通の特徴なのではないか。そして第二は鋏状の格差拡大ということである。

4　同心円的視野回復

同心円的視野回復というのは、まず自分が安全かどうかが最初になり、次は家族で、家族と自分の安全を確認してから近所の方に気が向くということである。その際、地震というのは大体二十秒でおさまってしまうので、何かがすでに起こったという過去形である。見渡してみて、家がつぶれて大変だ、案外ここは助かっているなどいろいろある。

次が近所の方、それから職場の同僚で、自分の責任を持っている範囲、つまり自分の部署、部下の生存がどうであるか、それから自分が担当している患者、特に入院患者が先で、外来患者に気が回るのはやはり二、三日後であった。そして初めて神戸というような地域が全体としてどうなっているかということが関心の対象になる。実際の経験では、同心円的な視野拡大が起こっている途中ではその外が見えない。

今回の場合、電話の被害は実に少なかった。地下埋設が多い電話は迅速に回復した。私は最初に電話機で何が起こったかを知った。東京に電話して「いったいテレビに何が映っているか」「何をいっているのか」を聞いたら「神戸が地震である」「阪神電車の車庫が燃えている」ということで神戸だと判ったが、地震だとわかった大部分の人たちも「神戸でこれくらいだから、京都はもっとすごいだろう」といった捉え方をしていた。

自分のところが震源地だという情報は自力では得られない。そして例えば京都が中心地で自分の家が周辺だったら、救援は後回しにされるという、現実的な問題がある。そのようなことの認識というのは大変難しいということが一つで、もう一つ、同心円的に視野を回復してきた人の方が精神衛生は良いということがいえる。

例えばアルバイトで当直していて、ナースは二人、他にドクターもいない所で二晩も寝ないで必死の働きをした若いドクターがいた。そういう人の精神的ダメージは潜行して非常に深いと考えて対応するべきである。今後のためにも、そのように認識していただきたい。同心円的視野拡大というのはもどかしく、しばしば誤認を含むが、いわば正常な拡大で、これが許されなかった人の精神衛生は特段の注意を要する。

仮に、正午二分前に起こったならば、多くの人はこの部類に入っただろうと思う。つまり行政は職場にいて直ちに出動しただろうが、その人たちの心には家族の安否が絶えず気にかかっていただろう。暇を盗んで家族へと電話を何度かけても回線がふさがっているとか。あるいは思いあまって帰りたいのだが帰れないということで、葛藤に引き裂かれた方は非常に多かっただろうと思う。また家族も職場の情報を知りたいということで苦しんだろう。

神戸は復興とともに今度は地震に負けない都市を作るということを一生懸命やっている。この日本列島では他に地震が来る確率の方がはるかに高いから、その時にこういう経験を生かしてほしい。生かすためには、神戸なら神戸というところを舞台にして時刻によって違う状況に対するシミュレーションをして欲しいというのが、特に防災関係者への要望である。

ビルの倒壊は時刻に関係ないだろうが、その中にいる人数は時刻によっておおいに異なる。時には五万人になるかもしれないし、もっと多いかもしれない。都市は昼間人口と夜間人口と人間の動きが刻々と変わるので、時刻の関数であり、だから六千人規模の災害ということを単純な前提にして考えると非常にまちがうわけである。せっかくコンピュータによるバーチャルリアリティ創出というものがかなり発達しているので、是非やっていただきたいというのが、私の今後への要望の第一である。

5　鋏状格差拡大

鋏状の拡大とは、人間の言動パターンが二手に分かれ、時間とともにその距たりが大きくなることである。それが至るところに起こる。神戸の人は災害とともにむしろ元気になって、ふだんの何倍も活躍したといわれる。確かにそうであるが、実は全員ではない。逆に頭を抱えて部屋や家から出てこなくなったり、再々職場の同僚が見に行っても出るのを拒んだ方もいる。このように鋏状に人間の態度が変わるわけである。後者の方が道徳的に劣等であるといっているわけでは全くない。そもそもこういう差は、最初は紙一重なのである。

例えば、医師資格、その他の資格を持っている方がいて、電車あるいは飛行機の中で「医師求む」というときがあるが、さっと立ち上がれる方というのは尊敬に値する。誰も立ち上がらないとなれば、まあしようがないからヨロヨロと立ち上がるか、知らぬ顔の半兵衛を決め込むか、ここでの勇気と卑怯の差は最初は紙一重だと思う。沈む船で自分のライフジャケットを友人に与えて自分は沈んでいく。これを与えない人との差、英雄と卑怯者の差というのは、その瞬間の直前までは紙一重だと思う。この紙一重は時には自殺の決意の過程にもあるかもしれないと思う。

しかし、ある程度進むとなかなか戻りにくいわけで、まず今のところ過活動が注目されている。しかし、これに対してテコでも動かなくなった人が同じくらいいる。どちらが長期的予後が良いかというと、実は動かなくなった人の方が生命的生物学的には自然であり、この人たちの方が現在までの長期予後はむしろ良いのである。これは冷厳な事実である。

個体保存の論理からいうと、ある限度を超えた心身の外傷に対しては、頭を抱えて過ぎ去るのを待ち、栄養を貯え、体力を貯える人が生物学的に順当であり、なけなしの力を奮って走り回り、人の領域にまで立ち入って働くというのは社会的には順当であるが生物学的には不順当である。長期的には淘汰されるかもしれない。しかし活躍の方が目立ったことは事実である。

6 流言飛語と市民意識

流言飛語は発生しなかったといわれているが、実は「あと何日か経ったらもういっぺん大きな地震が来る」「どっかで誰か女性がひどい目にあった」「窃盗団がいる」「大根が一本千円である」などの話はちらほら湧いた。かつて中国がハエ退治に熱心であった頃「中国にはハエが一匹もいない」というような報道がなされたことがあるが、神戸がそうであったという誤解はしないでほしい。しかし、火種を止める人が必ずいて決して大焚火になることはなかった。これも市民防衛の一種かと思う。

今まで神戸人は行政をあまりあてにしなかった。そして今回も市民救出を自分たちでやったという気持ちがある。それはかなりのパーセントで成功して、二十数万人が生き埋めになって、亡くなられた方は六千人弱である。非常に古い木造家屋や、一階が脆弱なビルなどどうしようもないところもあったが、かなりの市民救出が行われているために最初から神戸の人たちの自信というのは非常に高かった。自主的にやった感じである。家族が一体になったので、中心地ではむしろ夫婦仲が良くなった。夫だけ逃げだしたと一生言われるだろうというのもあるが、それほど自分のことを考えてくれないと思った夫が自分の上にパーッと一瞬覆いかぶさってくれたという方が実は多かった。ただしこれは被災地の中心のことである。

7 被災地の犯罪非行

実に学歴社会と貨幣経済の社会が少なくとも半月にわたって完全になくなったわけなので、髪の毛を茶色に染めてケバだてて学校の先生の眼の敵になっていた少年たちが本当に生き生きと水を運んだり、おばあさんの介護をしたりと飛び回った。治安が良かったとは言っても、窃盗ぐらいはあったが、大きな犯罪というのは初日はなかったと県警はいう。それはある程度当然で、全国からパトカー、沖縄県警から北海道警までのパトカーが走り回り、自衛隊のジープがその辺に止まっており、救急車が走り回っていた。あんなところで犯罪ができるわけはない。また、被災地というのは犯罪の対象となるものがあまり残っていない。在日の高齢者が吹きさらしの瓦礫の上に椅子を置いて頑張っているので、「おじいさん、大丈夫ですか」と声を掛けると「いやーこの中に俺の一生の血と汗の結晶が入っているので動くわけにはいかん」といっていた。元来は犯罪の多い都市だったが、震災後の犯罪は非常に少なかったと思う（県全体の統計でも〔一九九五年度〕著しく減少し、九六年度は回復しつつある）。

それから、アルコール中毒については、今まで飲んでいて飲まなくなった人がたくさんいるが、一方ではやはり飲酒の量が飛躍的に増加した人もある。

つまり、大きな災害にあったときに何事もなかったかのように平静に今までと同じようにおられるというのは、これは神様か余程の方である。一般には鋏状に開いていく。いわば災害は人間を分けるプリズムのようなものだと思った。時間が経ってはっきりしてくる中に貧富の差の拡大もある。ちょうど今ごろ（一九九五年十月）は神戸に戻れるかどうかの胸算用が決まる頃ではないか。ある意味では一つの節目であると思う。そして格差の拡大は今後も起こり続けるであろうと思う。

一般にクライシスに当たってはこの鋏状の拡大が起こるのではないだろうか。ある八十歳の母親が自殺なさった後の家庭をケアしたことがあるが、長男は超模範的になり、次男と三男はその長男を非常に攻撃した。これも鋏状拡大であり、非常に大きな事件の後は、どうも人間というものはどちらかに偏らざるを得ないもので、そのまま従前のコースをたどれないということがあると思う。

8　被災地の中心部と周辺部

第三の問題として、被災地の中心部と周辺部を分けて考えるということを、今後の災害のために強調しておきたい。これはたぶん言っている人はいないだろうと思うが、きわめて重要である。関東大震災における朝鮮人虐殺とも関係していると私は被災地の経験から思う。中心というのは、無論被災は大きい、死者も多い。だからそこには深い哀しみがある、嘆きもある。しかしある意味では構造が単純であって、皆が被災者なので、共同体感情が生まれやすい。長く続けば、諸々のいわゆる人間的な葛藤が出てくるかもしれないが、最初はほとんど溶け合うような共同体感情が被災地の中心には存在した。そして、マスコミをはじめ全世界、全日本から義援金が次々に届く。実際の分配はずっと遅く、今でもまだ分配されていないところがあるが、その他にも自粛とかとにかく全国が関心を寄せてくれている。中心部の構造は深刻でもシンプルである。

ところが周辺部というのは、まだら被災である。潰《つぶ》れた家の隣りに本当に何事もないように建っている家が結構ある。潰れる家というのは建築家にいわせるとやはり潰れるべくして潰れているというが、それにしても、共同体感情が生じにくい。「あそこは少し建物を値切ったからだ」「古い棟にまだ住んでいるからだ」などと本人のせいにされやすい。周辺部は被災地からの避難民が通過するところでもある。上がり込みはしないか、何かものを要求するんじゃないか、と自警団が組織されやすい。

私は災害の専門家でも何でもなかったわけで、地震に突然指名されて、還暦を過ぎて走り回らざるを得なかったが、関東大震災における朝鮮人虐殺が、朝鮮の方も非常に多い神戸においてもし起こりそうになったら、われわれはこれを優先順位第一でなんとか防がなければならないと思った。しかし最初からこれは起こらないと感じた。関東大震災の朝鮮人虐殺もどうも周辺部で起こったのではないかと思っている。だいたい、被災地の真ん中ではそんなことは二の次、三の次である。何じんであろうと人間が皆一つに見える。ところが、周辺部では被災民が襲うんじゃないかという疑惑がまずある程度自然に起こる。そして自警団が組織される。関東大震災はおそらくそこに社会主義者が攻めてくる、地震を利用して朝鮮の人が蜂起するのではないか、朝鮮を植民地化して十年経つか経たないかであるから当然あるのではないかとかが相乗作用して起こったのだと思う。軍と警察が真っ先にそのとりこになった。

神戸においては被災地の中心部は今までは通るのが恐かった所もまったく恐くなくなったが、周辺部はそうではなかった。したがって病気のあり方も違った。最初からうつ病や不安神経症やあるいは過呼吸症候群が起こったのは周辺部の病院で、むしろ中心部は初日の精神科は閑古鳥が鳴いていて、精神科医は死体検案をしたりあるいは全科を診たりしていた。精神科の患者が現れてきたのは、三日目からボツボツであり、六日目が第一のピークだった。ところが周辺部では大変であった。

「心のケアセンター」というのはずいぶん後になってからできたが、最初の事業の一つは周辺部にテコ入れすることであった。なぜならば中心部の機能は病院にしても何にしてもマヒしている。だいたい人が住んでいない。神戸大学病院もベッドの六割は空いていて、最近になって空床がやっと四割、三割になったところである。精神科だけは最初からずっと満床であったが、他は空いていた。中心部の被災した大病院、あるいは被災者がどこかへ行ったため患者がこない病院に代わって、その分だけ周辺部の病院が土日なしで働いているのが現状である。不眠に悩む外科医、抑うつ的になってしまった内科医などたくさん出ている。これに対する多少の精神医学的救護というのは「心のケアセンター」が最初にやった事業である。

中心部に対しては注目がおのずと集まるが、周辺部は非常に危ない所だった。犯罪者は外から来て周辺部を襲い、西宮ではクーラーの室外機が何百と盗まれたときく。日本では室外機だけ売ってもしかたないので、密輸船が海岸に着いていたのかもしれない。即日東京から宝石泥棒団が来て、そごうの宝石を何億円か持っていったが、さすがにこれは足がついてすぐ捕まった。

9　震災と自殺

自殺予防学会の皆さんは自殺のことに関心があるにちがいないが、県警は正式には発表していない。『ワシントン・ポスト』の記者が「二十二人でしょう」と言った。その方に「二十二人は多いか、少ないか」と質問されたが「日本の災害の自殺者数では八カ月において二十二人というのは多いか、少ないかというのは、今までの統計を知らないから比較のしようがない。ただし自殺の流行はなかったということだけは申し上げられるだろう」ということである。やはり家が焼失した方、それから孤独な方、老齢の方が多く、平均年齢五十九歳で、精神病の方もおられなかったわけではない。その後、病気を発病された方もいる。被災救援者、つまり被災者でありながら救援者になったという方がやはり一番最初の自殺者である。被災後一週間目であった。

心理的変化の時間的関係を話すと、第一撃があった直後は茫然自失状態が数分から数日の人まであった。それから過活動の状態になり、大体これが二月の二十四、二十五日頃終わった。それから緩い低迷状態になる。ここまでを急性期と言う人もある（身体医学のほうでは「急性期」は三日と定義されていて四日から「慢性期」だそうである。何という距たりか）。

10　精神医学的活動

私は現状を知らせろとかどのようなニーズがあるのかというファックスや電話をしょっちゅういただき、そのために電話機にはりついていなければならないくらいであった。ある程度は自分の想像力で考えていただきたい。震度6の地震が午前五時四十六分に百五十万人の都市に襲ったならばどれくらいの被害が想定されるかということは、想像力でやっていただきたいのである。

現地は精神科医はもう間に合っているようだということを厚生省の現地本部は中央へ報告しているが、これは人間の疲労度を知らない話である。最初の三日間というのは大体食糧補給無しで頑張れるが、被災地にいて自己激励でやれるのは三日であり、三日以後になると過剰な自己激励で躁状態になり、ついには躁病になり急に鬱《うつ》に転じて自殺した人も残念ながらいないわけではない。だいたい三日経つと視野狭窄が起こり、とにかく目の前の仕事をやるというふうになってくる。それで頑張れるのが七日で、七日目になるとやはり士気の低下が目立ってくる。私はこの時に九州の大学にとにかく緊急に来てくれと要請した。どうして九州かというと、九州人というのはこういう時、理屈をいわないであろう、助けてくれといって断らないだろうというのが私の読みであった。おそらく東京だと大会議を開くのではないかと思った。これはたいへん失礼な推測だがやはりそうであった。九州は「二時間後に送る」「一切の費用は自己負担でやる」「費用は君たちに心配かけない」と言ってきた。このことの最大の効果は、とにかく援軍が来るということで、そう聞くと残ったスタミナを安心して使い果たせるのである。

このような災害の時の孤立した集団の最大の足を引っ張るものは、自分でスタミナの配分ができない、生活物資をどう使っていいかわからない、自分の体のスタミナの残りをどのように使っていいかわからないということである。難船して漂流するボートの中に実に似ている。

神戸では大した事件がなかったと腕をさすりながら帰られたり、別にたいしたことじゃないみたいなことをいっておられる方もあるが、大したことがあったら大変なので、ないようにしたのだ。私や私のスタッフが状況を把握しだしたのはだいたい三日目であった。精神科の患者というのは、これ幸いと薬を飲まなくなるかというと、全然そういうことはなく、最初の頃の私の仕事のいちばん大きいことは患者から電話を受けることだった。私は薬を郵送したが、すべての患者がお金を払った。精神科医はそういう意味で患者を見直す必要がある。私の担当している全患者に二回「安否を知らせて欲しい」という手紙を渡して、処方はコンピュータが動いたのでプリントアウトした。これを見せたらやってくれるだろうと思っていたが、日本全国ではやはり頭の固いところがあり、これは正式の紹介状ではないので診ることはできないと断られたことがあったそうである。どうかそんな正式の紹介状を書いていられないということを分かっていただきたい。こういう想像力は現実処理能力の一部だろうと思う。

誰だって災害精神医学を専門にやっていないのだから、神戸という町を精神科医で飽和するという方針をとった。とにかく水道の栓をひねったら精神科医が出る、というのに近いものに持っていったら何とかなるだろう。そのうち精神科医は経験を積んでいくだろう。ということで、私どもがやったことは、まず保健所に精神科救護所を作り、定期的に診察し、無料で薬を渡すことにした。また、コーディネーション・センターを作って、いろんなルートで来県される方々をどこへ行ってもらうかということをやる。これが県立精神保健センターで、その後方として、神戸大学の精神科と県立精神病院とはできるだけ空床を作って慢性患者は近県の病院に移して待っていた。

二月二十四、二十五日頃になったら何か一段落したなという雰囲気が流れてきた。こちらが消耗しているのか、事態が落ち着いてきたのかわからないが、静かになったなとお互いに言い合った。避難所の人数も減りだしたし、仮設住宅も建ちだした。そしてオウム問題が起こって世間もオウムへ目が向いた。被災地でもあちらの方が大変なんじゃないか、他人事じゃないという感じでオウムのことをはらはら見ていた。

二月中旬に夜間往診隊を作ってここから二十四時間往診することになったが、東京から来てくださったドクターの中には自分の滞在中に往診のチャンスがなく、何かあったら行かせろと、怒っていらした方もあった。非常に申し訳ないのだがまさかケースを作るわけにいかないのでそのまま帰っていただいた。本当は何事もないのを喜んでいただきたかった。

四月三十日で一応ボランティア中心の活動は打ち切り、五月から突然予算がきた。阪神淡路大震災復興基金千五百億円というのが決まったらしい。これを五年間で使い、五年後でキャンペーンは終わる。おそらく一パーセントということで決まったのだと思うが一五億円を「心のケア」に使う、建物ではなくソフトに使うということで人件費とかその他に配分する。これはたいへん有り難いことである。一年で三億円だが、それでも雇える人というのは本当に限られている。百人は雇えない。そういう意味では来てくださったボランティアの活動をお金に換算したら、超過勤務手当も払うとすれば、考えられないほどの大きな金額になる。

細々と「心のケアセンター」が発足したのは六月一日で、募集したのが五月二十三日だった。訓練期間を経て七月から本格的な活動を始めた。だいたい十二の地域センターはそれぞれの地域性に従ってやる。他に本部が一つある。経営主体は半官半民である。受け皿は精神保健協会で、これは一人も専従者がなく、ときどき啓蒙講演を開いているぐらいのところだが、一応引き受けるしかないということになった。

今やっているのは「心のケアセンター」の自己規定として、まず行政がやれることはやらない、行政がやれないこと、あるいは早く決定できないことをやるということである。まず、ボランティアと行政の間をつなぐこと、両方の谷間に落ちないように問題を見つけていくことである。本部としては絶えず新しいことを見つけていかないと成り立たない。

11　老人医療の必要

仮設住宅生活ではそれなりに大変だが、日本人というのは第二次大戦直後の捕虜収容所でも非常にきれいに住みなしていたように、大部分の仮設住宅の内部はきれいにして住まっている。無論孤独死はある。直接の災害死以外に一般の死、心臓死は昨年の三倍、老人の死者も三倍になっている。原因はさまざまだが、抵抗力が下がっているとしか言いようがない。そういう意味で仮設住宅の死も多くなるかもしれない。

むしろ老人の医療の予防をやるべきだと考える。老人が若いときに経験したような、脈をとって胸に聴診器を当ててというような医療をやったら随分ちがうのではないか。病気の前段階の人たちの世話をする必要があるのではないか。(今、そういうことをし始めている——付記)

また仮設住宅では、火事と殺人が起こっていないことを報告する。ふだん殺人が多い神戸市にとってこれは驚くべきことである(火災は十二月二十二日に一件あった。火元の人をいち早く保護して自殺などを防ぎ自責を和らげたのはその地のセンター員である)。

今後、段々問題が軽くなっていくかというと、PTSDの恐怖のイメージと同じで周期的にときどき何か具合の悪いことが起こるのではないかと思う。心筋梗塞も一様にあるのではなく、波がある。よくわからないが、周期があるようだ。

私の近所の飼い犬は地震以前は私が通りかかるとフェンスの内側から吠えに吠えていたが、震災以後まったく吠えなくなった。忠犬ハチ公のように座り、じっと外を見ていた。それも大きな平たい石の上に必ずいる。いつ通っても鳴かないので、人間も生物学的にはこんなダメージを受けているのだろうなと思う。その犬がいつ鳴くのだろうと思っていると、七日ほど前に通りかかってじっと見ていたら「ワン」と小さなやさしい声で鳴いた。だいたい、人間は無理しているのであり、生物学的にはあちらの方が順当なのかもしれないと思いながら、その犬を一つのメルクマールにして現在やっているところである。

質問1（若林佳史）

朝鮮人虐殺は横浜で起こり、その横浜は被災の中心部のような状況だったと思う。その意味では関東大震災では中心部で大きな犯罪が起こったのだと思うがどうか。

また私の知っているかぎり、災害後に自殺が流行したというケースは一件もない。PTSDで自殺したというのはベトナム戦争帰りの兵隊さんがPTSDになって自殺したという論文を読んだことがあるが、一般の自然災害では全くないということであるがどうか。

阪神大震災以前は伊勢湾台風が戦後最大の災害と言われていた。その時は一時的に寝込む人はあったが、医療を求めてくる人はなかったということであった。その伊勢湾台風と阪神大震災とはいったい何が違ったのであろうか。

応答1

朝鮮人虐殺は亀戸あたりで起こったのではないか。あそこに工事のためにたくさんの朝鮮人労働者が集められていて、まだ日本語を話せなかった。（質問者が横浜から情報が流れて広がったと付け加える）それについては知らなかった。ただ横浜もまだら被災だったのではないか。鎌倉では今回の神戸のような連帯感があったという。

伊勢湾台風と何が違うかというと、当時は精神科医が少なく、精神科へのシキイも高かった。今でも神戸は例外的にシキイが低いところである。また神戸は大学から保健所、診療所まで一体になったネットワークが事前に存在した。また伊勢湾台風の方がはるかに酸鼻であり、死体の状況が違った。神戸の死体は安らかな人が多かったが、伊勢湾台風の場合は夜中にあがった高潮のために港に浮かべてある木材によって非常に悲惨なつぶされ方をした死体が転がっていた。その夜に統合失調症を発病して十五年後にまだその状態が治らない人がいたが、その酸鼻な死体収容を行った人だった。ちなみに今度の震災では名古屋の反応がずば抜けて早く、阪神を救えというようなキャンペーンをよくやっていた。これは伊勢湾台風のフラッシュバックと関係があるだろうと思う。
医療を求めてくる人が多いか少ないかということは難しい問題だが、最初の二週間は再発患者でいっぱいであった。統合失調症の再発がかなりの部分を占めた。地震による発病が普通の発病と違うのは準備段階がないということである。三週間目から初発が出ている。何かの大きな衝撃によって仮に急性精神病が発病するとしたら、それが健康な人の場合は二週間の準備期間がいると考えてよさそうである。
ただ、周辺部で当日から非常に多数の反応があったり、中心部でも最初から戦争神経症のような麻痺や転換症状が見られたりしたということもあるので、環境の微細な差で非常に違うということがいえる。一概に名古屋がどうだということはいえない。

質問2（加藤正明）

ＰＴＳＤの概念を広げることは本人のためにも良くないし、社会的にも問題なので、喪の反応を全部ＰＴＳＤに入れてしまうことは問題だと思う。ＰＴＳＤが拡大解釈されると労災の問題にもかかってくる。

応答2

ＰＴＳＤは喪の作業の一種をある意味で強調したものであると話そうとも思っていた。

喪の作業はすべて大きな喪失が起こった人に起こる。そのような意味ではPTSDと呼ぶか、喪の作業と呼ぶかである。今回の震災では神戸から離れている方にも、例えば青春時代を神戸で過ごした女性がテレビで震災を見ていて、その後まったく耳が聞こえなくなったりするというような間接被災者がたくさんいる。そういう意味では全国民が多少とも被災者である。

ロサンゼルス地震と阪神大震災を経験したアメリカ人のアンダーウッド兵庫県立看護大学教授がPTSDのメリットについて、要するにPTSD概念のメリットは万人に起こるということで精神医学的な差別をなくすことだと言っている。アメリカでもやはり差別はある。また、彼女は被災地の精神科医やサイコロジストはPTSDを認識できないと指摘している。PTSDの多くの症候群は適応症候群ではないか、喪の作業も適応症候群といえるのではないか。それでPTSDを薬か何かの精神療法でもいいが短縮するというのは間違っていると思う。むしろ後腐れのないベストの経過を想定して、破綻のない針の振り切れないような形で喪の作業としてのPTSDを経過していただくことに私は目標を置いている。この震災では賠償問題はほとんど起こっていない。全員がPTSDになることを前提にして絞っていくのがアメリカのやり方である。補償の対象になるかどうかは別の問題であり、今は問題になっていなくて、非常に多いのは救援者、復興関係者の過労死と労災死である（PTSDとPTSR〔外傷後ストレス反応〕を区別してもいいが、補償がどうだこうだ、だから言うなというのは承服できない）。

付記——その後アメリカの研究書を調べアメリカの研究者にたずねたところでは、診断基準DSM-Ⅲ～Ⅳにおける PTSDの定義は補償を支払うのが妥当な範囲に狭くとっており、ある研究者によれば「通常の喪の作業では消化できない」ものということになる。診断基準の政治性ということを考えさせられる。

（「自殺予防と危機介入」第十八巻一号、一九九五年）

ウィーンの色、日本の色

ああ、ウィーン。ウィーンの六月の朝は公園の樹々と花壇に撒水するさかんな音とともに始まる。緯度の高いこの地の早くも明るい夏の朝。まだ五時であるのに、広い市立公園をめぐる砂地の散策路にはいたるところにホースがうねり、あちらでは公務員たちが、こちらでは巨大な自動撒水器《スプリンクラー》がさかんな水の柱をほとばしらせている。

やはり北国である。故国に比べて淡い緑、木の種類の少ない単純な樹相。それが明るさをつくっている。日本でも北へ行くほど森は明るい。南国の照葉樹林は時に陰鬱であり、稀に神々しく森厳である。西日本の生活が多い私であるが、森林は関東のくぬぎ林やけやきの大樹が、あるいは北海道のカラマツ林やダケカンバの森が好きだ。

花壇にはト音記号の形に花を植えている。木立ちの間に大理石の礎石を据えて、この町が生んだ大音楽家たちの像。これはヴァーグナー、あ、ヨハン・シュトラウス、ああモーツァルトにあえた、と私たちは音楽家めぐりをする。像は胸像もあるが全身像が多く、すべて少し鈍い金色に塗られている。金色は何かを放射する色だ。音を放つ音楽家たちにふさわしい。視線は金色の輝きをみると、ともにはねおどる。銀色や青銅色なら、これは視線を吸い込むだろう。きびしいという、この町の冬にはなおさらだ。葉をふるいつくした木立ちの中のはなやかな金色の音楽家たちを思い描いてみる。

公園には浅い大きな池がある。ドナウの旧河道に近い。ここにドナウの伏流水が顔を出しているのだ。水が清く、木々の繁りがさかんなのも道理である。池の中には白鳥、ほとりにはベンチ。ベンチには老人たち。男性はみなきちんとジャケットにチョッキにネクタイ。女性はスーツである。すっかりカジュアルな服装が氾濫する西洋の中でウィーンはなお端正さが価値を持っている街だ。老紳士が小鳥を寄せている。餌をわけてくれる。鳥が寄ってくる。「アムゼル」（つぐみのたぐい）だと教えてくれる。

私たちのホテルは道をへだてて市立公園の向いである。イギリス資本のホテルであるが、ロビーは広々と木を茂らせ、高い天井から、乳白色のすり硝子をとおした自然採光の柔らかな光が降り注ぐ。ロビーをめぐって二階の高さに回廊がめぐっている。その一角から食堂に入れば、朝食は果物とチーズ、ヨーグルト、こんなのもあるのかという超多種類のハム、ソーセージのいろいろ、各種のパンを盛り上げ、飲み物も何から何まで、そう、ミルクはもちろん、蜂蜜、葡萄酒まである。ローマの絵画にあるとおりの「豊かさの角《つの》」から溢れる食べ物である。大ぶりの苺の、形はいびつながら、いかにも「朝摘み」という新鮮さ。ミルクの咽喉越しのよさ。

ふり返って、ポリッジとキッパース（ニシンの燻製）のスコットランド、ミルク入りのコーヒーとパンのフランスを思う。カルヴィニズムが食事を楽しむのも性を楽しむのと並べて大罪とした、その伝統であるか。フランスのカルヴィニズムであるユグノー派は敗れて今は少数派なのだが、フランスの朝食の貧しさに盛んだったかつての名残りをとどめているのか。ドイツを代表していたプロイセンも亡命したユグノーが文化をもたらした地域である。食事の質素さは世評のとおりである。これに対して、ウィーンの豪華な朝食はどうであろう。少し貧しく粗野ではあったが同じくらいの盛んな朝食にブダペストでも出会った。カトリック世界ゆえかと調べてみると、さらに遡ってこれはローマ時代の朝食そのままであった。ウィーンが前線ドナウを護るローマの城砦都市であった時代からの伝統であろうが、この町をめぐる農村の豊かさをも教えてくれる。

夏のウィーンはふんだんな緑の街だ。並木道を疾駆する赤と白に塗りわけた幅の狭い市電。車輛が前と後にむかってやや細くなっている。ブレーキもドアの開閉もとても頑丈な古めかしい機械装置で、むき出しである。簡単な鉄棒の組み合せが派手な音をたてて動くのが目に見える。

私たちのホテルが面している道はむかし城壁だった。トルコ人の包囲もペストの脅威もなくなって百何十年か前に城壁が取り払われ、道路となった。だからリング（輪）といい、市電の環状線がそこを走る。

ホテルのフロントで一日周遊券を買う。市電は速く、みるみる近づく。紺の制服に身をかためた老運転士。欧州の多くの街と同じく、乗降の折りに切符をみせる必要がなく、その代り、抜き打ちの検札でひっかかったら大金をとられる仕掛けである。

オーストリアの国旗は「赤白赤」であるが、ウィーン市の旗は「赤と白」であって、市電の色もそこから来ているが、いたるところに赤白の旗、垂れ幕。赤という色は一歩まちがえれば卑しくなるのに、明るくさわやかで品のよいのがウィーンの赤である。上に白、下に赤の二色旗はポーランドもウィーンと同じなのだが、どこかちがう。

ウィーンの街には、黄色にぬられて緑にふちどられた建物がめだつ。この黄色には茶色がまじる。少し焦がした炒《い》り卵の色というと近いだろうか。マリア・テレザ女王のお好みで、「マリア・テレザ・ゲルプ（イェロー）」というのだそうである。緑は青竹色を濃くしたような、いずれも、艶消しの、むしろざらついた肌合いである。黄色も緑も、いずれも難しい色で、シックと下品とが紙一重なのに、ウィーンの建築家はその危うさに遊んでいるかのようだ。十八世紀のテレザ女王時代の宮殿はもちろんだが、十九世紀末から二十世紀初頭にかけての「セセッション（分離）派」の建物も同じ色だ。（帰国後、四谷駅にそのそっくりさんを一つみつけた。逆U字型の屋根を二つ並べた小ぶりの建物である。）

この街に学問を通じての知人はいるけれど、外国での儀礼的ないろいろが年とともに煩わしくなる。訪問はやめて、むしろこの町のたたずまいに身を馴染ませよう。町の色彩に、音に、匂いに私の身体を通り抜けさせよう。

形通りベルヴェデーレ宮殿に行く。私はバロックの幾何学的庭園が好きだ。バロック音楽と同じように、心が均整を取り戻してやわらかになる。そのころと同じ落ち着きのない時代に生きているからだろうか。あるいは私にとってヨーロッパの原型はバロックなのか。

クリムトの絵画室がある。画集でみるより、ずっとずっと日本画だ。むろん日本人なら決して描かない、あるいは描けない日本画であって、江戸でも安土桃山でもないけれど、日本人に直接訴える力がある。クリムトの画は光琳がいちばん面白がったかもしれない。

クンスト・ヒストーリッシェス・ムーゼウム（歴史美術博物館）に行く。十九世紀からにわかに収集がまずしくなるのは、この帝国の衰退を物語っている。ふだんは素通りするコイン室に入って眺めてまわる。小説で名前だけ知っているルイ大王金貨とか、マリア・テレジア金貨。この街には金色を求めさせる何かがあるのだろうか。そういえば、東欧文化圏の色は東ローマ帝国直伝の金色と空色で、それはイスラムにも継承されている。北国のうすい青空の下で銀色はほとんど出番がないのだろう。

＊

はじめて北海道へ行った時の驚きを思い出す。視界の端から端までが同じ色だ。それはタマネギ畑の白い粉をふいた淡青緑色であったり、小麦の草緑、ラヴェンダーの紫、若緑のカラマツ、老緑のトドマツであったりするけれども、どれであってもそれを背景にすれば、本州であればけばけばしく厭わしい赤や青のトタン屋根がしっくりとおさまって美しくさえあった。北海道の女のひとの美しさも、この色を背景にしていっそう映《は》える。パリやウィーンでも同じだろう。パリのくすんだ石造りの建物の列の中で、一点の赤がいかに美しいことか、それが女性の服装であっても、ポスターであっても。

本州の緑はいかにも多種多様である。そしてそもそもがアフリカの森に生れたという人類は元来緑のわずかな違いにも敏感なのにちがいない。ことに西日本のさまざまな緑に対してはくすんだ瓦屋根、渋い色合いの服装しか似合わないだろう。私たちの色彩感覚は、シイやシラカシやタブやウバメガシ、ヤマモモあるいはケヤキ、エノキ、ナラ、クヌギの緑の少しずつの違いに磨かれてこうなったのではあるまいか。

*

私たちはリングの中をひととおり歩いた。家人のお目当ての楽器博物館は秋まで休館だという。スペイン乗馬学校も休んでいた。聖シュテファン寺院にペスト塔。なるほど、ここは東方から押し寄せるさまざまの力が波を立ててきた西欧の岬である。ウィンナ・コーヒーはトルコ人のもたらしたものである。リングを走る市電は市の東部をドナウ運河沿いに走る。東は広い森と畑地。西欧都市文明はここで果てる、人工都市であるブダペストを除いて——。ウィーンにさいはての町の寂寥がただようのもそれゆえであろう。

若い同行者たちは、ドナウを下る遊覧船に乗り、「第三の男」で有名になった観覧車にも乗って、ジェット・コースターも試してきたという。彼ら彼女らにはこの町がどう映っているのだろうか。オペラ座の切符を人にゆずってウィーンの最後の夜は早くねむった。

（一九九六年三月一日）

幼時の寸景——戦前のタクシーの記憶

タクシーの記憶は三歳の時から始まる。

その年の、今でいえば天皇誕生日に、私の一家は長らくの借家住まいから、当時阪急が開発していた住宅地の一つに移った。地名でいえば、六甲の東の麓で、聖心女学院の分校のある、今は宝塚市小林となっているところから、武庫川を東に越えて伊丹市の南部である新伊丹への移動であり、地形でいえば、山のすそ野の丘の端から平野部への移転ということになる。六甲山の全貌を朝夕仰ぎみる日々になった。

たぶん、ささやかな財産の証拠である証書や通帳類を運ぶためだろう、祖父母と私とはタクシーに乗って新居に向かった。私にとって初めての経験だったのは、それまでのわが家が駅まで歩いて三分だったからである。阪急小林駅前は今でも狭くて、タクシー乗り場が果たしてあるのだろうかと怪しまれる（今もない）。

初めての体験というものは実によく覚えているものだ。今までは家の東側の窓から眺めているだけの、武庫川の堤防の松林の中の道に車が入って行き、しばらくして右に直角に折れて甲武橋という橋を越えた時には興奮した。

造成されたばかりの新伊丹の街は、小林をみなれた眼には万事にゆとりがあった。駅前広場は思い切り広く、地球儀をかたどったオブジェが中心になっていて、回りは竜舌蘭などを植えめぐらして、ちょっとした公園であった。これを取り巻く、ほぼ円形の道路の、南側にはタクシーの車庫と菓子屋さんと不動産の店とがあり、北側にはしゃれたデザインのタバコ屋さんがあった。タクシーの車庫は二台分あって、いつも一台は残っていたと思う。

そのタクシーは、むろん、黒塗りで箱型である。前の座席の背には補助椅子が上にはね上げてあって、必要な時には後部座席に向かい合う小さな座席が二つできた。補助座席に座るのは、一家が出掛ける時は、私と母とであった。

主に祖父の恩給で暮らしていた当時のわが家ではタクシーに乗るのは晴れの日だった。たいていは祖父母が連れ立って大阪か宝塚に出掛けた帰りで、私も時々はお伴を仰せつかった。大人の買い物や観劇に付き合うのは、時間を途方もなく長く感じる子どもにとっては大の苦痛だが、ちょっとした御馳走や一冊の本がその代償だった。それに私は些細なことから空想の翼をいくらでも伸ばす独り子だった。〝宝塚新温泉〟にあった、人の姿をひどく縦長や横長に映す鏡一つでも私は飽きなかった。

新伊丹の駅を降りる時、私は、祖父か祖母が、今日は歩いて帰るのですよ、と言いださないかといつも心配だった。タクシーに乗るということは、この遠出の最後に来るはずの、取っておきの楽しみだったからである。

しゃきっとした制帽をつけて、黒い詰め襟服を着た若い運転士は凜々《りり》しく、ていねいに挨拶されると私はちょっとどぎまぎした。荷物をトランクに詰め込んで、走り出すと、いつもは遠くに見えた、直線道路の果ての第二のタバコ屋さんまであっという間だった。それから道は急なカーヴを描いてまた直線コースに入る。このカーヴの時に身体全体が見えない力で左に押しつけられるのを私はいつも待ち受けていた。カーヴを過ぎると、道はやがて両側にヒマラヤ杉のある「三角公園」の中央を突き切って、両岸に柳が垂れている天神川を越す。川を越す手前で道は上りになり、越すと急に下りになる。この登り降りで車が大きくバウンドするのも、いつも予期して裏切られることのないスリルだった。家に近づいて車が徐行しはじめるのを感じると、名残り惜しさと家に帰りつく安堵との混じった気持ちで、一日の疲れが幼い身体に急に重く感じられるのだった。

中国との戦争が始まり、運転士は年配の人に代わり、車は木炭車になった。そして、ある日、車庫が閉鎖された。世の中はタクシーどころでなくなった。

さて六十年たって定年間際に阪神・淡路大震災がやってきた。タクシーは一週間目にはもうよく動いていた。私は、渋滞が少し収まった深夜、タクシーで帰宅することが多かった。あのころは誰も彼も人なつこくなっていた。ずいぶん、運転士の人と被災の話をしながら帰った。私の家よりも被害のひどい方が多かった。タクシーに乗るとほっとして、急に眠気が襲った。疲れすぎている時など、今、気を抜きすぎてはいかんぞと自分に言いきかせた。多忙な毎日を送ったある夜、家に着いた時には亡くなっていた方を思い出したことであった。

大学教師にとってタクシー代は安いとは言えないけれども、最近はささやかな贅沢として帰宅はタクシーにしている。車に乗るとほっと気がゆるむ。家に帰ってからのくつろぎの準備体操のようなものである。私は自分では運転をしない。歩きながら考える癖があるからである。

（トラモンド別冊『'96日本のハイヤー・タクシー』一九九六年）

Ⅲ

私の中のリズム――『現代ギリシャ詩選』を編んで

翻訳の始まりは、若い同僚の結婚式の祝婚歌を書棚から選ぼうとして、たまたま現代ギリシャの詩人オジッセアス・エリティスがノーベル賞を受賞した時に出た英訳選集の冒頭の『エーゲ海』に遭遇したことである。翻訳がその詩でおわらなかったのは、精神科医としての私が「病」とか「分裂」という字ばかりを何十年も書いてきた偏りの重なりに、私の本来の言語意識が「こりゃあんまりだ」とばかりに反乱を起こしたのではなかろうか。精神医学中心の三巻千五百ページばかりの自分の著作集を校正している最中であったから、とくにそういう反逆が起こりやすかったろう。

それまでの何年かにも、専門書の翻訳の際、たまたま挿入されている詩を訳しているが、今見直すと冴えないものである。私の中のリズムはこの詩選の翻訳の時期に動きだしたらしい。

もっとも、それだけではなかろう。はるかになじみのはずの英仏独語の詩は私をギリシャ詩ほど誘わないし、訳は自己評価でもはるかにギリシャ詩に劣る。これはどういうことか。まず言語的親近性がありそうだ。京大の講師をしておられたアリウーさんは、日本語のように意味が文脈に依存する言語は他に（古代）ギリシャ語しか知らないと書いておられる（『日本語を読む』白水社、一九七九年）。現代ギリシャ語は、他にも、文語・口語の共存、普通語の未完成、綴りの不統一、分詞構文による主語・時称の不明な表現の多さなど、日本語に馴染む雑駁さがある。母音の数の少なさ、語尾の音の種類の少なさも両国語に共通で、原作者の苦心が伝わる。一行の長さが十五シラブルの詩がもっとも普通の詩形であるのも、一行の長さの長い日本現代詩に合うと思う。ギリシャでの日本語熱も古くかつ高い。

もう一つ、私の訳した現代ギリシャ詩人の四人中三人までが俳諧を作っているのでもわかるとおり、俳諧に親しんでいる人が多いらしい。シリアでもそうらしいことは奴田原睦明『エジプト人はどこにいるか』（第三書館、一九八五年）という本にあるから、レヴァント地域の詩的・知的風土だろうか。あるいは、古代ギリシャの二行詩、中東の四行詩以来の伝統なのだろうか。とにかく、セフェリスの、私の訳が「たそがれの暗さの中でも／あけぼのの初の光の中でも／ジャスミンの／かわらぬ白さ」となっている短詩の原詩は、五・七・五合計十七シラブルである。そして、これはみすず書房の吉田欣子さんの慧眼どおり「曙や　白魚のしろきこと一寸」（芭蕉）の本歌取りに違いない。こうなれば感受性の親近性もありそうである。

といっても、私の現代ギリシャ語など知れたものであり、年齢のせいもあって一つ単語を入れると一つ抜ける始末には閉口した。結局、かつて山室静先生が北欧文学にひきつけられた時のように、英訳独訳を眺めながら原文に当たるというやり方になった。しかし、実際にはかなりすらすら訳して行った。土曜ごとに数篇のペースである。訳の時期は、私には一種の例外状態だったのだろう。一行を訳していると、おのずと次の行が頭の中に浮かんできたりして、この予想した詩句を原文に当たって「修正」することがけっこう多かった。ことば以前のリズムがベルト・コンベヤーのように流れていて、その上にひょいひょい語を載せてゆく感じだった。そういう「例外状態」的な訳詩のほうが、脚韻、頭韻、母音調和、モデュレーションなど、音韻的な技巧が自然に整うことが読み返してわかった。

推敲にはワープロが実に役に立った。一字変えても白紙に全文を書き直す私には、抹消、訂正、挿入はもとより、行の移動、節の交換すら束の間にできる機械は夢のようなありがたさである。語のいろいろな組み合わせを打って比較秤量もできる。数十回の校正に匹敵することを原稿段階でやれ、散文でも韻文でも意味を損なわないで三分の二くらいに短縮される。訳詩が体言止めの多い、ラコニック（スパルタ的簡潔さのこと）なものになったとすればその余波か。

（「翻訳の世界」第十一巻三号、一九八六年、「私の訳した本」欄への寄稿）

＊中井久夫編訳『現代ギリシャ詩選』みすず書房、一九八五年

ギリシャ悲劇と私

私のギリシャ悲劇へのかかわりは、ほぼ三つの時期にわかれる。

第一は、少年期で、今にして思えば、西欧人の眼鏡をとおしたギリシャである。夢想のなかの神殿は大理石の白色に鎮《しず》もっていた。実は神殿も神像も赤、青、金と極彩色であったと後に知って茫然とした。

第二は、現代ギリシャのつくる映画に導かれ、ついで、悲劇を最大の源泉とするフロイトの眼鏡をとおしてみた、暗い衝動のギリシャである。ドッズの『ギリシャ人と非理性』の訳が出たのを、ルース・ベネディクトの『菊と刀』の鍵概念である「恥の文化対罪の文化」がそっくりそのまま下敷きで、いささか無邪気ではないかと思いながら、結構熟読した。この時期は、西欧精神医学の背景史をいちおうまとめた一九七九年で終わった。

第三は、現在に至る時期で、カヴァフィスやセフェリス、はてはリッツォスなど、古代ギリシャの故事からとる現代詩人に引かれてのことである。私はたぶんヘレニズムの眼鏡をとおしてみているのであろう。しかし、トルコ語由来の単語にきりりと引き締められた現代ギリシャ語と比べる時、つい古代語を間のびしたものに感じてしまう。そういう今の私には、ヘレニズムに近いヘーロンダースやメナンドロスのほうが近しいのであるが、古悲劇の新しい訳に接するのも、年齢からすればこれが最後かもしれない。ぜひ通しで読みおおせたい。三島由紀夫訳のラシーヌ原作『ブリタニキュス』ではないが、上演台本とまではゆかずとも、朗読して耳と口蓋にここちよい訳を求めるのは、私の偏りであろうが。

（「ギリシア悲劇全集月報」第三号、岩波書店、一九九〇年）

詩の音読可能な翻訳について

現代詩における改行とは何であろうか。

自由詩を嘲弄したせりふが、洋の東西を問わず、ある。それは「自由詩とは改行した散文である」というせりふである。こうなると「散文詩」の出る幕がなくなる。「散文」と「散文詩」と(散文詩ではない)「詩」との区別は何だろうか。さらに「自由詩」と「定型詩」とがあるのはどういうことだろうか。

こういう問題を、多少の訳詩を世に問うた経験だけからであるが、改行という些細な箇所からとりあげることにする。

「詩」と「散文」との相違という大問題は、さしあたり私なりの定義で済ませたい。それは、「詩とは言語の兆候的側面を前面に出した使用であり、散文は言語の図式的側面が表になった用法である」(『現代ギリシャ詩選』まえがき、みすず書房、一九八五年)というものである。その含蓄については、この「まえがき」でも少し触れ、「兆候」(「徴候」)「余韻」「索引」論としてもう少し展開したことがある(『へるめす』一九九〇年六月、八月号)。ここではここでさらに論じだせば、せっかく「改行」に問題をしぼったかいがなくなる。ここでは

「絶対詩」と「絶対散文」というものが、この定義によれば、ありえないか、ありえても、読解できないものになるということだけを述べておきたい。

改行は、二つの「間」で問題になるようにみえる。まず散文詩と自由詩との間である。次に自由詩と定型詩との間である。

しかし、この問題は、さしあたり「自由詩」がなぜ改行するかという一つの問題に還元することができる。むろん、定型詩しか詩でなく、定型詩と自由詩との差に比べれば、自由詩と散文詩との差はないに等しいという人もおられるだろう。しかし、現代日本では、古典中国語あるいはフランス語の厳格な定型詩を翻訳する際に、定型詩に訳することはふつうしない。漢詩の訓読がすでに自由詩である。現代日本の訳詩では、自由詩か定型詩かという問題は一般には「やむをえず自由詩」という形で解決されている。では、自由詩と散文詩とはどう異なるのか。

ここで、現代日本の詩に特有のことかもしれないが、押韻や定型を云々する以前に、詩は音読されねばならないかどうかが問題である。詩は必ずしも音読する必要はないかもしれない。これは、その人がどういう感覚によって詩を作りあるいは味わっているかという問題であって、単純な当否で答える問題ではないと思う。ここで、音読とは、聴覚だけの問題ではないことを言っておくにとどめよう。たとえば、舌と喉頭の筋肉感覚があり、口腔の触覚を始めとする総合感覚もある。私は、リッツォスの「三幅対」の第三において「接吻の直後にその余韻を舌を動かしながら味わっているひとの口腔感覚」を、音読する者の口腔に再現しようとしたことがある。

きみの舌の裏には　カレイの稚魚がいる。
ブドウの種がある。桃の繊維がある。
きみの睫毛の投げかける影には
暖かい南国がある……

（リッツォス『括弧Ⅰ』「三幅対」三「このままではいけない？」）

もし、音読を詩の必要条件の一つとするならば、いや、詩は時には読まれるべきものだとするならば、改行とは音読をガイドする働きを持っているかもしれないという仮説が生まれる。私は、改行とは、第一に、読む速度をそれとなく規定するものであると考える。長い行ほど早口で読むようにと自然に人を誘導すると私は思う。

視覚的言語が二つの要請を音声に与える。一シラブル（正確には一モーラ）をほぼ同じ速度で読ませようとする「文字」と、一行全体がほぼ同じ時間内に読まれる権利を主張する「行」とのせめぎあいである。これはシラブル数が不定な詩においては特に著しい。その結果として、読詩の緩急が決まってくる。この緩急は、行の末端が作りだす上り下りによって、読者にあらかじめ示唆されている。

ここで、すべて、私の拙い翻訳を例にするのをお許しいただきたい。版権という外的な問題もあるが、私の拙い実践をみていただくのが、もっとも裏表のない方法だと思うからである。九鬼周造も、その日本語押韻論に多数の実作を添えた。かつて私がかいま見ることのできた九鬼の蔵書には多数の日本詩書があって、詩人たちの意図しない押韻を拾い、傍線を付してあり、彼の研究の水面下の深さを物語っているが、表面に出したのは実作で、これはかなり勇気のいることだったろう。

コンスタンティノス・ペトルゥ・カヴァフィスの拙訳から——

「神 アントニウスを見捨てたまう」

深夜 突如 不可視の
祝祭の行列の通過。
聞こえた、妙なる楽の音が。人声も。
嘆くな、いたずらに。
運は尽きた。

事業は失敗した。
計画は一切駄目になった、一生の、な。
かねて覚悟の男、
いさぎよい男らしく
彼女にさらばと言え、
去りゆくアレクサンドリアに。
自己欺瞞はやめろ。
これは夢だというな。
聞き違いだというな。
無駄な希望にもたれかかるな。
かねて覚悟の男、
いさぎよい男らしく、
一度はこのまちをさずかったおまえらしくだ。
足どりたしかに窓べに行って
こころに沁みてあの音をきけ。
しかし祈るな。臆病な嘆きを口にすな。
最後の喜びだ。あの音をきけ。

不思議の楽隊の妙なる楽器をきけ。
そしてさらばといえ、彼女に。
きみを捨てるアレクサンドリアに。

フォースターの紹介によって西欧世界に最初に知られたカヴァフィスの詩「神アントニウスを見捨てたまう」の拙訳である。詩の翻訳の説明の難しさは、スペースを大量に必要とすることで、邦訳一つの提示でさえ大変であり、原詩、池澤夏樹氏による邦訳、代表的な英訳（現在入手可能なだけで三種ある）、ユルスナールによる仏訳、フォン・デン・シュタイネンによる独訳を並べれば、それだけで与えられた枚数が終わってしまう。従って、関心のある少数の読者はそれらを参照していただき、また、大いにありうる私の誤訳、不適訳は別個の問題として、音読と改行との問題だけに限ることとして、この恣意をお許しいただきたい。

この詩は、敵オクタウィウスの軍に包囲されたアレクサンドリアのアントニウスという設定である。深夜の音楽の一件はプルータルコスにあり、表題はその一節からとっていて、現代ギリシャ語ではない。それは、単にプルータルコスを想起させるだけでなく、その文法と音調によって、読者を一気に前三〇年八月のアレクサンドリアに連れてゆく。カヴァフィスの詩はしばしば短詩劇であるが、この場面はシェークスピアの『アントニーとクレオパトラ』の第四幕第三場にもなっていて、英国で教育を受けたカヴァフィスは当然これを知っていたはずであり、実際、この題は拍子木とともに開幕を知らせる重々しい響きで読まれねばならない。カヴァフィスにおいては、題がすでに詩の重要な一部であり、いきなり「事件の核心」にひとを降り立たせる契機を作る。題の訳である「神 アントニウスを見捨てたまう」の、「神」の後の一字の空白は、音読の際に少し間を置かせるだけでなく原詩の「神」が定冠詞を付した単数形であることを示唆させるためのものである。これは日本語における一つの工夫である。

もし、この詩を音読する労を取っていただけるなら、かなり早口で読んでいただきたい。私の訳詩は思い入れをこめた緩慢な朗読を予想していない。私は、現代日本語の美の可能性の一つは、速い速度で読まれることによる、母音と母音、子音と子音、あるいは母音と子音の響き合いにあるのではないかと思っている。

現代ギリシャ語は、単母音が五つ、複合母音が三つ、語尾は母音で終わるか、さもなくば大体nかrかsである。詩の一行が一五シラブルを普通とし、二〇シラブルを越えるものもある。これは一二シラブルを最長とする西欧詩語の多くと異なる。私には、日本詩の直面している言語的問題と現代ギリシャ詩の直面している言語的問題とにはかなり共通のものがあるのではないかと思われる。母音体系の単純さ、雅語と口語の共存、綴りの揺らぎ、など。

さらに日本語においては、母音の発音は、中国語やフランス語ほどきびしく規定されていない。ということは、いろいろな抑揚、さまざまな明示度、種々の変調が許されることである。この自由度は、発音を厳格に指定する言語では不可能である。そして、日本語は、その音体系の単純さのゆえに一分間に発音可能なフォネーム数は英語の一倍半を越える。日本語のやや湿った母音は単独ではさほど美しくなくとも、その融け合いと響き合いとが素晴らしい美を醸成することを、私は信じている。

「神 アントニウスを見捨てたまう」の拙訳をどのように読めばよいだろうか。テープに入れて何度も聞いてみた。最初の二行がもっともゆるやか(いわば「モデラート」)で、第三行がにわかに速く(いわば「アレグロ」)、第四行をへて第五行がふたたびゆるやかになり、ついで少し速い第六行に、そして破格的な速さの(ほとんど「プレスト」か)、しかし緊迫した休止を含む第七行になる。ここでふたたびゆるやかになり、声の調子が変わって、ささやくような低音で、次第に速くアントニウスへの第一の「引導」の一行に至る。それからまた少しゆっくりになり、ところどころに不意の破格的に長い行を交えつつ、再び次第に早口になるが、こんどはもっときっぱりした口調となるだろう。そして最後は少し緩やかになって詩は着地する。

もし、全体を原詩とキーリー・シェパードの英訳と拙訳とを並べて、行の長短の醸しだす一種のリズムをみていただくならば、ある程度の相似性に気づかれるだろう。原詩は最後の行がもっとも長い。私の訳は、これを二行にわけているが、ここは迷ったところである。

私は、詩の読まれる速さが、単純に一行の字数で決まるといっているのではない。まず、わが国においては、詩のたいていは漢字かな混じり文である。複雑な漢字は、その存在そのものが一字で二音以上である可能性を示唆し、読む者に、ゆるやかに読もうという姿勢を取らせる。また、漢字の多い行は、当然短くなる。これも、短い行はゆるやかに、という示唆のために、ゆるやかに読む姿勢を強化するだろう。

また、最初の一行は、その読まれ方いかんによって、その後の速度を大きく規定する。これには読者の個人的要素が大きい。「最初の一句はミューズから与えられる。後は努力である」とヴァレリーは言ったそうだが、それは韻律にとってもそうであり、決して意味だけに限らない。また詩人に限らず、読者にとってもそうである。むろん訳詩者にも当然そうである。訳詩者は最初の一行をミューズから与えられたものにできるだけ近づける必要がある。第一行（あるいは最初の数行）は調律者（ペースメーカー）であると同時に読者に読む気（あるいは読まない気）を起こさせる鍵的位置にある。ここで訳者としての心づもりを最初の二行について示すことにする。

深夜さだかならぬざわめきが聞こえる時、それはバッカスの楽隊が通過しているのだと古代ギリシャの人は言った。今のフランスで会話がふと途切れる時「あ、天使が通る」というのと同じであろう。バッカスは享楽家アントニウスの守り神である。そこで前三〇年、アレクサンドリアの陥落の前夜、あやしの音楽が街を経めぐって市門から出ていった時、アントニウスの運が尽きたと、市民たちが思ったとプルータルコスにあるのもうなずける。当然、最初の二行は、遠くに聞こえるあやしい楽隊の音をうつすものでなければならない。原詩の最初の二ないし三行の音声的な狙いも、そこにあったはずである。私は、断続的にきこえる音と「おや」と耳を澄ませる感覚とを漢語の使用と体言止めとで表現しようとした。原詩が「サン」で始まることに影響されて「深夜《しんや》」という歌い出しになったはずである。原詩の第一行は一二シラブル、訳詩は一〇シラブルである。原詩の音は、訳よりも連続的で、楽器が違うのではないかといわれそうである。原詩だと、最初から吹奏楽であるのに、邦訳だと最初に打楽器が聞こえて、次第に管楽器が聞こえるという違いがあるかもしれない。この辺りは、私の限界である。

最初の訳では「深夜　突如　不可視の／バッカスの祝祭の通過」であった(『現代ギリシャ詩選』一九八五年)。音声的にはこのほうがよいと今も思っている。これを変えたのは、カヴァフィスの「神」がはたしてバッカスだろうかという疑いが萌したからである。カヴァフィスは、必ず一ひねりする詩人である。「去りゆくアレクサンドリア」とあるからには、この市の制海権を表す女神アレクサンドリアをも意味しているのではなかろうかと私は考えた。表題の「神」は男性形であるが、これはただプルータルコスの引用であるからだけのことかもしれない。結局、私は詩人同様、神を限定するのを避けることにして「祝祭の行列の通過」としたが、「妙なる楽の音」からは少し遠ざかったかと残念である。「人声」が混じっていると思っていただけるだろうか。

いずれにせよ、最初の二行は「事件の核心」をいきなり神秘のままに提示する。カヴァフィスの常道である。第三行は、その説明であり、緊張がゆるむ。以下はアントニウスの中に住む誰かの語りである。彼以外の人物が語るという読みは排除されていないが、アントニウスはその場合沈黙を続けていることになる。いずれにせよ、行の長さの変化だけでもアントニウスの逡巡と懐疑と決意との過程を暗示し、その上に乗った上下の動揺（原詩ではむろん左右）と時々の破格的な長い行の出現とは、彼の心の波立ちのありさまを表すと読むことが可能である。

行を決定するのは、音だけではむろんない。当然、意味が介入する。詩というものは黙読の場合でもすっと読むもので、一度では意味がとれずに二度三度読み返すものではないだろうと私は思う。となると、時には原詩の一行を翻訳に当たっては二行三行に改行せざるを得ないのではないだろうか。一行には一発想（厳密にいうと1 chunkすなわち一つの塊として捉えられる概念や感情等々）、あるいは一場のイメージを常態とし、例外もありうるということにするのが読むに耐える詩であるためにはよいのではなかろうか。

そういう問題に直面した場合を挙げる。オジッセアス・エリティスの『アルバニア戦線に倒れた一少尉のための英雄詩』（「みすず」三五四号、一九九〇年九月）である。これは、一九四〇年のイタリア軍によるギリシャ侵攻に際して作られたもので、ギリシャ軍は反撃に転じ、敗走するイタリア軍を追って当時イタリア領であったアルバニアに進撃した。自身も少尉であった詩人が、おそらく、戦場における葬儀の際に朗読したものが原型であって、戦死した少尉と詩人との交際が深くなかったためであろうと思われる欠点は覆えないが、彼のもっとも美しい詩句を含み、初期と後期を橋渡しし、後期の詩想の多くを萌芽的形態において含むと思う。しかし、エリティスは元来実験的なシュルレアリスト詩人であるから、一行の長さはまちまちで、この詩では総体に長く、さらに詩想が飛躍に富んでいるので、邦訳はいっそう長くなりがちである。

太陽が初めて腰をおろしたところ
時が処女の瞳のように開いたところ
風がハタンキョウの花びらを雪と散らしたところ
騎兵が草の葉尖を白く光らせて駆け抜けていったところ、

端正な鈴懸の樹冠がしなうところ
高く掲げた長旗がはためいて　水と地とに尾を濡らすところ

砲身の重さに背が曲がるのでなく
空の重みに背がしなうのである
世界は光る　きらりと
朝まだき露の滴が　山裾の野に光るように。

原文の一〇行を一〇行に訳すことがかろうじてできたが、第六行は一行としてのまとまりの限界ぎりぎりであろう。いったいシュルレアリスト詩人の訳し方にはいろいろあると思うが、私は原詩の喚起するイメージの鮮明さを音と意味とによって再現したいと考えた。音については詳しくは述べることができないけれども、たとえば、「ところ」であるが、該当する語は原詩では語頭あるいはその近くにあって、語尾にこれを反復したのは、原詩の最初の四行が順に os, os, as, es で終わるのを模したのである。第四行と第六行とはかなり敷衍してイメージを鮮明にした訳であり、原詩よりずいぶん長くなっている。それぞれ「騎馬の人が草の先に点火した」「旗が高く地と水に揺らいだ」というほどの意味であるが、私の中に喚起されたイメージはこのような表現を得るまで満足しなかった。この一〇行にはすべて強い風が吹いているということを背景にして訳した。翻訳では原詩と同じ程度に鮮明なイメージを得るには多少の補いが必要であろう。たとえば、ゲーテの「なべて頂には憩いあり／梢には風もそよがず……」を、英訳では「樅の梢」と特定しないと読者が

——何よりもまず訳者が——満足しないという話がある。これは国民性の差とされるが、ドイツ語の「梢」Wipfelには先の尖った針葉樹を連想させる音感があるということもあるだろう。それはドイツ語では「頂」Gipfelと韻を踏むことによってさらに強化される。

エリティスの原詩のシラブル数は、数え方が正確でないかもしれないが一三・一五・一九・一五／一八・一五・一三・九・一五・七であり、これに対して拙訳のモーラ数は、一九・二〇・二四・三〇／二〇・三〇・一八・一六・一一・二五である。現代ギリシャ詩の一行のシラブル数の多さがわかる。また、それにもかかわらず、邦訳ではその数がさらに多くなることが示されている。この辺りが、音声のほうからの一行の限界（短くあってほしい）と意味のほうから一行の限界（表現の意図の実現のために十分な長さがほしい）とのせめぎあいのぎりぎりのところであると思われる。

結局、この詩の全三四一行のうち、四五行を省略し、二九六行を訳したが、四四二行になった（「みすず」三五四号、一九九〇年九月）。絶対にこれ以上圧縮できないというものではないが、数百行の長詩を翻訳してなお読み得る詩とするためには、短い詩にはない問題がでてくる。日本語では、一般に、長い詩ほど一行の長さを短くしないと読みきれないのではないか。西脇順三郎の長詩の一行は短い。一行の長さを二倍にすれば行数を二分の一に圧縮できるが、読みやすさは格段に減少するのではなかろうか。

改行の必要性、あえていえば必然性は、むろん内容にもよる。少尉の死を歌った第四節の後、第五節からは、暗い運命への呼びかけが始まる。それは第八節の最後まで続く一本の長く暗いトンネルである。その入口を私はこのように訳した。「太陽よ　太陽は万能ではなかったか？／かがやきよ　かがやきは雲の大胆ではなかったか？／鳥よ　鳥は絶えず動いてやまない喜びの瞬間でなかったか？／庭よ　庭は花の奏楽堂でなかったか？／暗い根よ　根は泰山木を吹くフルートでなかったか？」これは原詩の一行が一行に対応している。たたみかけるような調子で死者の周囲の事物に死の不条理を訴えている部分である。内容も早口の読みを要請すると私は思った。

ところが、第八節の末尾に至って、死者に捧げるバラの花についていたサナギに眼が留まる。そこに脱皮と再生の連想が生じ、大きな転回が起こり、第九節から死者の昇天へと移る。この転換の関節部分に当たる第八節の最後の四行を私は一〇行にした。「陽の光の／うつろいゆくにつれて／繻子《しゆす》がそのかがやきを変えるように／五月のカブトムシが／樹々の味を覚えるとすぐに／このすばらしい世界が／どういう種子の／芽生えによって／生まれたかを／さとるように」。これはゆっくり読まれるようにとねがってのことである。それまでの数十行を一気にのぼりつめた読者には休息が必要であり、また、サナギと陽の光のうつろいと繻子のかがやきの変転と五月のカブトムシとの関連を把握するのには、さきのたたみかけの部分よりも時間を要すると思った。訳者自身、この部分をかみ砕くのに暇がかかった。

最後に、散文詩との対比を試みよう。散文詩とはどういうものだろうか。散文詩を散文詩に訳したことはないが、詩を敢えて散文詩という形に訳したことがある。一つは、カヴァフィスの疑似墓碑銘詩である。これは、やまとことばの墓碑銘の形を考えてのことである（私の知るほとんど唯一のやまとことばの墓碑銘は、京都の法念院にある九鬼周造の墓で、西田幾多郎による、さきのゲーテの詩「なべて頂には憩いあり云々」が改行なしに刻まれてある）。もう一つは、リッツォスの『カヴァフィスに捧げる十二詩』（「みすず」三五九号、一九九一年二月）である。これは、ボードレールの散文詩『パリの憂鬱』を連想させたからである。実際、オスマン男爵が定規を当てる前の猥雑で活気のあるパリは現代のアレクサンドリアに似ていなかっただろうか。

散文詩は改行がないので、私の定義によると、ほぼ同じ調子で読まれるはずである。そして実際にそうだと思う。

イアシスここに眠る。この大都にみめよきをうたわれし者。賢者の賛美をも凡人の渇仰をもほしいままにせしが、ヘルメスよ　ナルシスよ　と愛でらるるも度重なれば、ついに限りを越え、擦り切れて死にき。そこ行く人よ、アレクサンドリアびとならばわれを責むるな。わがまちの狂熱を知り、快楽に身も心も捧げつくす　その民の生きざまを知らむきみなれば。

（カヴァフィス「イアシスの墓碑」）

浮き彫りの飾り付きの黒い書き机。銀の燭台が二つ。愛用の赤いパイプ。いつも窓を背に安楽椅子に座る詩人はほとんど目にとまらぬ。部屋のまん中のまばゆい光の中にいて語る相手を眼鏡越しに凝視する。巨きな、だがつつましい詩人の眼鏡。おのれのひととなりを、言葉の陰に、物語の陰に、おのれのさまざまな仮面の陰に隠す。遠い距離にいる、きずつかぬ詩人。部屋にいる者どもの視線をまんまとおのれの指のサファイアの絹ごしのきらめきに釘づけにして、通人の舌で彼らの語る言葉の味利きをする。嘴の黄色い若者が詩人をほれぼれと眺めて唇を舌で湿す時だ。詩人は海千山千。悪食。貪食。血の滴る肉を厭わぬ。罪に濡れぬ大人物。肯定と否定とのあいだ、欲望と改悛とのあいだを、神の手にある秤のごとく一つの極から他の極まで揺れる。揺れる、そのあいだ、背後の窓から光が射して、詩人の頭に許しと聖性の冠を置く。「詩が許しであればよし、なければ、われわれはいっさいの恩寵を望まない」と詩人はつぶやく。

（リッツォス『カヴァフィスに捧げる十二詩の一、詩人の部屋』）

原詩を散文詩に変えているのであるから、この文体は、私個人のものであるということになるかもしれないが、それはしかし、すでに挙げた私の訳詩には現れていない文体である。そこにはおそらく散文詩共通の何かがあるはずである。それは、巧拙を越えて、カヴァフィスを散文詩に訳したユルスナールの仏訳にもあり、ポーのマラルメによる散文詩訳にもある何かである。一本調子なのではないが、連続的な流体として音読されるという共通性と表現されようか、せせらぎにせよ、激流にせよ、悠々たる大河にせよ――。全体が（少なくとも一パラグラフが）詩の一行に相当するということができるだろう。散文詩の大部分が短い理由はこれではなかろうか。

換言すれば、長い散文詩が少ない理由は、改行による音声の転調、意味の飛躍、イメージの急変がないということであろう。したがって、散文詩のほうが朗読者の口腔感覚の快楽性が早く消失する。この感覚麻痺が長い散文詩を不可能にするばかりか、散文詩に漂う、ある味気なさの源となっているのであろう。散文詩は、喚起するイメージだけで勝負しなければならない比率が、通常の詩よりも大きい。これはイメージ能力の疲労をも起こすだろう。『マルドロールの歌』あるいは『フィネガンズ・ウェイク』のいずれも（私には）通読が困難である。これらは実際には兆候と図式との区別が消失する夢の水準において成立している例外的な、散文とも詩ともいえない混沌である。数えた人などなかろうが、散文詩は詩の中のたかだか数パーセントを占めるにすぎないだろう。

改行という問題は、むろん、書かれた詩を読む際にしか問題にならない。詩の音読における良さについては暗唱可能性が第一の基準となるだろう。暗唱可能性は定型詩が圧倒的に有利なはずだが、明治時代の比較的長い定型詩を暗唱する時には時々混線が起こる。似た発想の詩句が入れ代わるのである。逆に、実態は自由詩である漢詩の暗唱可能性は高い。あるいは、文語訳聖書についても同じことが言えるだろう。いずれにせよ、詩を「書く」ということが起こる以前には、詩の翻案はあっても翻訳はたぶんなかっただろう。したがってこの小論の射程も「書く詩」を出ないことは明らかである。しかし、書かれる詩の出現は、詩を貧しくした面もあるかもしれないが、豊かにした面もある。特に二十世紀になって現れた自由詩においては、ここに述べた、改行との間の隠れた関係によってその音読性が豊かになっているのではないだろうか。

（「へるめす」第三十五号、一九九二年）

現代ギリシャ詩人の肖像

現代ギリシャの詩へ

一

二十世紀後半、詩歌の乏しい時代のさなか、スペイン、南米と並んでギリシャ詩の質のよさは次第に認識されてきたといってよいであろう。私などが、多くの先達を措いて、その一端を紹介するのは、おこがましい限りであるが、大目に見ていただきたい。

依頼を受けてから、さまざまに想を練った。スペインの文学的再生は一八九八年の米西戦争における祖国の敗北と切っても切れない関係にある。実際、それを担った人々は「一八九八年世代」と呼ばれる。同じように、現代ギリシャの文学は、第一次大戦直後の対トルコ侵攻の果ての、首都アンカラ正面サカリア河畔における一九二一年八月の無残な敗北、また、翌年八月から九月にかけて起こった「ギリシャのダンケルク」であるスミルナ港における悲劇すなわちギリシャ史にいう「小アジア・カタストロフ」と、それに引き続く事態、特にトルコのギリシャ人とギリシャのトルコ人との百万人単位の交換と切り離して論じることができない。

しかし「サカリアの会戦」「スミルナの悲劇」といって、どれだけの人に通じるであろうか。さらに、その背景になると、大政治家ヴェニゼロスと、その農地改革を初めとする近代化とか、それを支えた知的に高いトルコ引揚者たちとか、あるいは、この敗北によってビザンツ帝国を復興しようとする「大構想」（メガラ・イデア）が一掃されたことが災いを転じて福となす要素であったということを書き出しても、書けば書くほどむなしい気がする。

医学でも、重要ではあるが専攻者が一つの大学当たり十年に何人出るかという部門がある。そういうところの教授は、出席してくれる少数の学生に向かって、ひょっとして興味を持ってくれる者が今年はいるのではないか、いやそれは期待できない、名前の一つ、概念の一つでも覚えてくれればよしと思い返すのだと私に語ったことがある。ギリシャに関心のある人の九割九分は古代ギリシャ、それもヘレニズムではなく、たいていはペリクレスのアテネ、稀にそれ以前に眼が向いている。現代ギリシャに眼を開いた人でも「現代ギリシャ史はちょっと……」という方が大部分である。ほんとうは、実に面白いのだが——。

二

私はついに、ギリシャ・トルコ関係はもちろん、第二次大戦における一九四〇年のイタリアの一方的侵略による「アルバニア戦役」とか、二次にわたるバルカン戦争（一九一二―一三）、一八八二年のアレクサンドリア砲撃とか、一八二七年のナワリノ海戦とか、ギリシャの独立と英国との関係とか、世界最初の非西欧近代国家であるモハメッド・アリのエジプト（一八〇五年以後）とフランスの関係とかを書いた長い文章を削除してオクラに入れてしまった。

これらの事件と、ペリー艦隊来航から明治維新を経て日露戦争にいたる経緯とを対比させると、そこにあぶり出されてくる類似性は実に面白い。むろん、カヴァフィス（Konstantinos Petrou Kavafis, 1863-1933）、エリティス（Odysseas Elytis, 1911-96）、セフェリス（Yorgos Seferis, 1900-71）、リッツォス（Yannis Ritsos, 1909-90）の理解には欠かせない。それは、ペリー以後の歴史を抜きにして漱石や鷗外、荷風を語れないのと同じである。しかし、私の中に、それに深入りするのはよせ、第一、おまえのつたない訳詩集の中にすでにかなり注記してあるではないか、とささやくものがあった。

三

ではどうするのか。私は、古代から現代までのギリシャ詩の連続性を端的に示そうと思う。呉清源は「天元」つまり碁盤の中央に最初の石を置いたことがあるそうだが、はるかに及ばずながら、ギリシャ詩のまっただなかにパラシュート降下をしていただこうと思ったのである。ことに音調と口腔粘膜の触覚、発声筋の運動感覚を味わうことにしようと。ギリシャ語は、三千年の間に余り変わっていない。口語でさえ、トルコ語由来の単語に「きりっと引きしめられ」(関本至先生)つつ、なおまったくギリシャ語そのものである。この連続性において現代ギリシャ詩を読んでいただこう。

その方法であるが、『白水社ポーランド語辞典』のひそみにならう。かな文字表記である。これは粗雑きわまる方法ではあるが、ギリシャ文字のままでは一部の人にしか読んでもらえぬのは経験ずみである。ローマ字化するか。だが、正確を期する記号化ほど、専門家以外の発音速度は遅くなる。それに正しい古代音は不明の点がけっこうある。上の辞典をみるとわかるが、かな文字表記は思ったよりいい。そもそも、それで満足されない方は、この原稿を読む必要のない方であろう。古代ギリシャ語はひらがなで、現代ギリシャ語はカタカナで表記する。前者はピッチ(抑揚)アクセントの言語、後者はストレス(強弱)アクセントの言語であって、それぞれ、ひらがなとカタカナが性に合う。細かいことに目をつぶり、馴染めない符号を付けるのはやめにする。特にサッポーの詩はひらがなにとてもよく合うと私は思う。なお、現代語の長音記号(「音引き」)はそこにアクセントがあるという意味であって、やや長く発音されるかというほどである。この工夫は関本至先生に倣った。ただ、通用の固有名詞には適用しないことにする。改行は紙幅からしても許されないが、意外にも私には書き下しのほうが読みやすかった。「ずいずいずっころばしごまみそずい」という感覚で読まれるのが私の望みである。

四

いきなり現代ギリシャ語から始めるのもいいが、やはり古代文学からにする。現代語は「ホメロスの岸辺のささやかな小屋」だとエリティスは言っている(長詩『アクシオン・エスティ』一九五九年――ノーベル賞受賞作である)。この謙抑な言葉の背後には、あえて現代ギリシャ語で詩を書こうとする詩人の気負いとひそかな自負とがあるわけだが、ホメロスという言葉の深い海、それも「鮮やかな赤紫の潮」の海の後を継ぐのはたしかに大仕事であろう。斎藤茂吉も「柿本人麻呂の偉大についに及ばない」と嘆いたではないか。

ホメロスを読めるのかと聞かれれば読めないとしか答えようがない。だが、小学生でも、たまたま論語や史記の一節を覚えたり、万葉の歌のいくつかを口ずさむものだ。しかしホメロスは「イーリアス」の歌い出しで勘弁していただこう。

(1) めーにん　あえいで、てあ、ぺーれーいあーでおー　あきれーおす／ううろめねーん、へーみゅり　あかいおいす　あるげ　えてーけ／ぽっらーす　でぃぷてぃーむぅす

ぷしゅかーす　あいーでぃ　ぷろいぷせん　へーろーおーん……

（怒りを語れ、ムゥサイよ、ペレウスの子アキレスの呪うべき怒りこそ数知れぬ苦しみをアカイア人に与え、多くの英雄の魂を冥府に送ったもの……）

この詩句は、事件の核心にいきなり聴き手を降りたたせる。はっと、聴衆に耳を澄まさせる歌い出しである。この点ははるかに二千数百年を隔てて、カヴァフィスにしっかりと受け継がれていると私は思う。

しかし、サッポー（紀元前六〇〇年ごろ）に移って私はほっとする。ぐずぐずしていると、ホメロスから出られないのではないかと思っていた。

サッポーから上田敏、呉茂一から枯骨閑人までの名訳が生まれたのにはそれだけの理由があると改めて思った。わかったようなことをいってしまうが、意味もイメージも素晴らしいけれども、聴覚も口腔感覚もえもいわれぬ。発声筋の感覚もである。

もっとも、われわれは断片の美に淫する癖なしとしない。岩波の『ギリシア悲劇全集』でも、そうそうたる訳者たちに失礼とは知りつつ「断片」が断然いいとつい思ってしまう。長詩がくりかえし短詩に分解して行ったのが日本語の詩歌史であることを思い合わせる。
（2）えすぺれ　ぱんた　ぺろーん、おさ　ぱいのりす　えすけださうおーす／ぺれいす　おいん／ぺれいす　あいが、ぺれいす　あぴゅ　うぉん　まてり　ぱいだ。
（夕星は輝く朝が撒き散らしたものを皆連れ戻す／羊をかえし／山羊をかえし／母の手に

稚子《うないご》をかえす)——二つの呉茂一訳から取捨選択

(3)おいあん たーん ゆあーきんとん えのれし ぽいめねす あんどれす/ぽっし かたすてぃ ぽいし、かまい でて ぽるぴゅ あん。

(さながらにヒヤシンサスの/山を行く牛飼いの足に踏まれて/なお土くろに紫の花を咲くよう)——呉茂一訳より

(4)あすてれす めん あんぴ からん せらんなん/あぷさぴゅくりゅぷといし ぱえんのん えいどす/おっぽた ぷれーといさ まりすたらんぺーさるぎゅりあ がーん。

(うるわしい月のあたりに星は影を潜める/満月の銀の光が大地をくまなく照らすとき——)

(5)あんぴ でゅどーる/ぷしゅくろん(おーねもす)けらでぃ でぃゆすどーん/まりのーん、あいてゅっそめのーん で ぴゅろーん/こーま かたれい。

(涼しい川のそば/風は林檎の枝を揺すり/葉のふるえにまどろみが流れて落ちる)

(6)えもい どーす あねもす かたれーす どりゅしん えんぺとーん/えてぃなくせん えろす ぷれ。

(あたかも樫の枝から吹きくだす風のように/エロスが私のこころをゆさぶって)

(7)ででゅか めな せらんな/かい ぷれーいあです、めさい で/にゅくてす ぱ

ら　でるけとーら／えごー　で　もな　かてうどー。
（月も沈み／昴《すばる》も沈み夜も半ば／時は過ぎゆき／我は眠る　独り）
（8）えごー　で　ぴれーまぶろしゅなん、（けくりゅて）とぅと、かい　もい／と　らん
ぷろん　えろす　とーえりおー　かい　と　かろん　れろんけ。
（されど我は優雅を好み／かがやくもの美なるものを日ごとに愛でた）
（9）ぷれーれーす　めん　えぱいねた　せらんな／あい　どーす　ぺり　ぽーもん　え
すたてーさん……
（のぼった月はあたかも望月なれば／乙女らは　社をめぐって並び立った）
（10）えーろす　あんげろす　いめろぽーの　えーどん
（春のおとない告げる／妙なる声のうぐいすが）
（10）は枯骨閑人の訳を拝借した。他にも若い時に暗誦してしまった呉先生の訳が濃い影を落してしまうのはお許しいただくしかない。ギリシャ詩華集には、さまざまな詩人がいるけれど、まずサッポーで代表させていただこう。サッポーからも、またしても抜けられない身の危険を感じたからである。

シモニデス（前五五六―前四六七年）
（11）とーん　えん　てるもぴゅらいす　たのんとーん／えうくれえーす　めん　は　ち

ゅか　かろす　ど　ぽともす／ぽーもす　ど　たぽす、ぷろ　ごおーん　で　むなすてぃす、どいくとす　えぱいのす／えんたぴおん　で　というぅとん　うぅてうろーす／うぅと　ぱんだまとーる　あまうろーせい　くろのす……

（たたえられよ　テルモピュライに死したる者の／さだめは。その死の美しく／墓は碑《いしぶみ》、嘆きならで想い起こし　悲しみならで讃め歌を歌おう／覆う土もしかばねを包む衣を朽ちさせず／すべてに克つという「時」さえも古びさせぬ……）

前四八〇年、圧倒的なペルシャ兵に対してテルモピュライを守って倒れた五百のスパルタ兵を悼む詩である。これも現代詩人カヴァフィスの同名の詩の元歌になっている。

ピンダロス（前五二二？—前四四八年）

(12)　めー　ぴゅら　ぷしゅか　びおん　あたなとん　すぺうで／たーん　でんぷらくとん　あんとれい　まかなん。
（わが魂よ　不死を求めず／むしろ　限界を汲みつくせ）

　これはヴァレリーの「海辺の墓地」、カミュの『シジュポスの神話』のエピグラフとなって名高い詩句である。寂しい山中でムーサイに出会ってしまって詩人となったピンダロスは、古代詩人中もっとも難解であるが、円形劇場で朗読すればきっと素晴らしく響くだろう。はるかに後世ながら、ギリシャを追慕してやまなかった詩人ヘルダーリーンの「エンペドクレース」を連想してしまう。たとえば「かつては競技場に戦車を駆ったこの俺だ／疾《と》く神々のもとに立ち帰りたい／たとえ迅速にいかに危険が伴おうとも！」（谷訳）

もう一つ。若くしては詩人だったプラトン（前四二九―前三四七年）である。

(13) てーん　ぷしゅけーん、あがとーな　ぴろーん、えぴ　けいれしん　えすこん。／えーるてがる　へー　とれーもーん　おーす　でぃあぺーそめねー

（いとしのアガトン　わたしのたましいはくちびるに、／なぜそこにというか、あわれや、この子に憧《あくが》れいでてよ）

第一級の詩かどうか疑問なしとしないが、現代詩人セフェリスの「アルゴナウトの人々」の歌い出しは明らかにここに汲んでいる。

五

古典ギリシャの詩をわずかに紹介したが、それは現代ギリシャ詩の紹介のためであった。現代ギリシャ人あるいはそのシンパサイザーは古代から現代までの「ギリシャ的伝統」(The Greek Tradition) を強調する。これも行き過ぎると妙なことになるが、現代ギリシャ文学を古代ギリシャとは全然別個の地方文学、多分バルカン文学の一枝とするのもまた行き過ぎで、わが国の記紀歌謡と現代の詩歌とを別個の文学とするのと同じ態度となろう。言語的連続性の高さだけではない。われわれの中で源氏物語を実際に読んだ者はごく一部

であろうが、現代ギリシャ人はホメロスを高校で特別の科目として習う。イタリア人の場合のダンテと変わらない。

二千年前、アレクサンドロス大王の征服によって生じた広大な世界のどこにおいてもギリシャ共通語が通用した。政治的、経済的、文化的に共通のスタイルがあった。ヘレニズム世界である。現代ギリシャ語が方言の幅の少ない言語なのも、言語がここで一度統一されたからである。

われわれはヘレニズムを軽視しがちであるが、これは西欧のヘレニズム侮蔑を引き継いだものである。古典時代のアテネにタイムスリップしたならば、たいていの人は戸惑うだろう。黄金と象牙の巨大な神像や極彩色の神殿はエジプトかインドに来たかとうろたえるかも。文学を語る友に出会うのはまず望めない。喧噪を極める、魚くさい広場《アゴラ》。奴隷や捕虜の群れ。ペロポネソス戦争時代に生きる過酷さは現代のボスニア地域とさほど変わらない。劇だけはすばらしいと思うだろうが。

人々がこれこそギリシャだと思うのは実はヘレニズム世界のものだ。ミロのヴィーナスもだ。専門の科学者、文学研究家集団があり、図書館が整備され、多少の政治的腐敗や不公平はあっても、優雅と頽廃と平和と普遍的人間性とが、人間が実現しうる限度内で、ほぼ存在した。矛盾葛藤と倦怠と虚無とを知っているという意味でも現代的な時代である。記紀歌謡と古今集とを同時に読むと、どちらかが必ず色褪せてみえる。ヘレニズム文学と古典ギリシャ文学も同じだと思う。では今ヘレニズム文学がそれほど読まれないのはなぜか。卑近で平俗であって、そのためにわざわざ難しいギリシャ語をやるまでもないということかもしれない。わが現代文学と江戸文学との距離か。

六

いちおう、ヘレニズム期の大詩人の一人テオクリトス（前三一六？―前二六〇？年）を技巧の代表として挙げる。現代詩人カヴァフィスの詩「葡萄酒大盃作者」の本歌かもしれない。

（1）とー ぽてぃ めん けいれー まりゅえたい ひゅぷそてぃ きっそす、／きっそす へりくりゅそー けこにめのす、は で かたうとん／かるぽー へりっくす へいれいたい あがろめな くろこえんてぃ。
（さかずきの上の縁にまつわる蔦、／蔦、黄金の実のそここに散らばる蔦。蔓に沿う／巻きひげの、うす紅《べに》の果実のよろこびよ）

「牧歌Ｉ」という長詩の一節である。これを無内容な技巧とみるか都会的洗練とみるか。いずれにせよ、青空の下でなく、ギムナシオンや宴席で聴くための室内楽的な詩の始まりの部分である。ついでに現代音で読み返してみよう。「ト ポティー メン ヒーリ マ

リーエテ　イプソシ　キッソース、／キッソース　エリフリーン　ケコニメーノス、アゼ　カタフトン／カルポー　エーリクス　イリーテ　アガロメーナ　クロコーエンティ」。万葉集や古事記を現代音で読むほどの差ではないか。

次にカリマコス（前三一〇―前二四〇?年）を挙げよう。下世話な厭世の詩である。

（2）えくたいろー　と　ぽいえーま　と　きゅくりこん、うぅで　けれうとー／かいろー、てぃすぽろす　おおで　かい　おおで　ぺれい、めせおー　かい　ぺりぽいとん、えろーめのん、うぅだぽ　くれーねーす／ぴのー、しっかいのー　ぱんた　た　でーもしあ。／りゅさにえー、しゅ　でないひ　かろす、かろす　あら　ぷりん　えいぺいん／とぅと　さぽおす、えーこー　ふぇーしてぃす「あろす　えけい」。

（叙事詩を厭う。大勢の往きかう道を私は喜ばぬ。大勢の追う人気者も嫌いだ。私は人の飲む泉に飲まぬ。公事《くじ》は皆厭わしい。リュサニアスよ、きみは美しい、美しいなぁ、でもこう言いやらぬうちに、こだまが答えてしまう、「ひとの持ち物だ」と）

ヘレニズムが卑近だという意味合いがここにある。この延長の上にカトゥルスを初めとするローマ詩人を考えるのが適当かもしれない。ラテン詩は、粗野なラテン語を極限まで磨き上げて一種の人工語としてギリシャ詩の伝統を受け継ぎ、それに匹敵しようとした。原初的な素朴ローマ詩というものはないのである。

ギリシャ的連続性を示すには、さらにビザンチンの宗教詩あるいは十七世紀クレタ島の叙事詩「エロトクリトス」を挙げるとよいのだろうが、筆者には無理である。

ローマ、ビザンチン、トルコと支配者の交代した二千年間、ギリシャ的同一性とはギリシャ正教とギリシャ語の二つであった。トルコ支配の四百年間に「純正語」と「民衆語」、要するに「文語」と「口語」とが分かれた。十九世紀のギリシャ独立後次第に「口語」が文字化され、「文語」との間に「言語戦争」が起こった。ごく最近も軍事政権時代に「文語」の復活が意図されたが、現在では「口語」を基本として、「文語」もことわざや慣用的な言い回し、学術語の造語などに欠かせないことがわかって一応落ち着いているようだ。これは文章語としての「口語」の確立ということでもある。日本語と同じ過程である。「文語」は鈍重な感じで、「口語」はトルコ系の語がきりっとひきしめているという（関本至先生）。しかし、両者の差はおおむねギリシャ語の範囲であり、「うお」を「さかな」とする類の変化が多い。一般に詩人は「口語」を中心に据えて、現代ギリシャの詩語を形成してきた。

カヴァフィス

一

そこで一挙に現代に移るのもやむを得まい。カヴァフィス、エリティス、セフェリス、リッツォスの四人の現代詩人——といっても二十世紀前半の詩人であるが——において、現代性と「ギリシャ性」とがどのように一つになっているかをみたい。それは、斎藤茂吉の歌が万葉集そのものでも万葉集の亜流でもなく、現代の詩でありながら、なお万葉以来の伝統につながるのと似ている。

まず、カヴァフィスである。一八六三年アレクサンドリアに生まれ、一九三三年同市で喉頭癌によって世を去っている。ギリシャ人はユダヤ人と似ているところがあって、二千年来、亡国の民（ディアスポラ）として地中海世界に散らばり、商業、行政、学問に従事しているが、その一人である。彼はヘレニズム的ギリシャを精神的支柱とする人で、幼い時には英国で教育を受けたが、父の死後のカヴァフィス商会の破産によって帰国、市の商業高校を出て、英国支配下の灌漑局の小役人として終わった。独身で、同性愛者であることを隠さなかった。『全詩集』がギリシャで出るのは死後の一九三五年であるが、フォースター（E. M. Forster）の紹介によって第一次大戦後の英国で早く高い評価を得た。フランスではユルスナール（Marguerite Yourcenar）がギリシャ人の助けを借りて一九三九年に散文訳を行い、評論を書いている。戦後ロレンス・ダレル（Lawrence Durrell）の『アレクサンドリア四部曲』に登場して、若い世代に名が広まった。
私が最初に読んで、すごい風刺的な劇詩人だと感心したのは初期の「野蛮人を待つ」である。

「市場に集まり何を待つのか」「今日　野蛮人が来る」「元老院はなぜ何もしないのか？／なぜ元老たちは法律も作らずに座っているのか？」「今日　野蛮人が来るからだ。／今法案を通過させて何になる？／来た野蛮人が法を作るさ」「なぜ　皇帝がたいそう早起きされ、／市の正門に玉座すえられ、／王冠かぶられ正装・正座しておられるのか？」（十二行略）「どうしていつものえらい演説家が来ないのか？／来て演説していうべきことをいわないのか？」「今日　野蛮人が来るからだ／奴等は雄弁、演説、お嫌いなんだ」「あっ　この騒ぎ。突然おっぱじまった。何ごと？／ひどい混乱（みんなの顔が何ともうっとうしくなった）。／通りも辻も人がさっとひいて行く。／なぜ皆考え込んで家に戻るんだ？」「夜になった。野蛮人はまだ来ない。／兵士が何人か前線から戻った。／野蛮人はもういないとさ」「さあ野蛮人抜きで　わしらはどうなる？／連中はせっかく解決策だったのに」（一九〇四年）

最後の一節だけ近似音を記す。「ヤティー エニーフトセ キ ヴァールヴァリ ゼンイールセン。／ケー メリキー エーフササン アプター シーノラ、／ケ イーパネ ポース ヴァールヴァリ ピアー ゼン イパールホン。」「ケー トーラ ティーサー イエーヌゥメ ホリース ヴァルヴァールゥス。／イ アーンスロピ アフティーイーサン ミアー カーピア リーシス」

私はこの掛け合いを、芥川比呂志と宮口精二とにやらせたいと思った。若い時に、ラシーヌの悲劇「ブリタニキュス」が三島由紀夫訳の台本で上演された時の記憶である。私は実際二人の声が耳に聞こえる思いがした。もっとも、カヴァフィスの詩はギリシャ詩の中では散文に近いのだそうである。地中海世界の住人の例に漏れず、非常に雄弁なギリシャ人の世界で詩を作るには、形容詞を極度に節約しなければならないと別の詩人セフェリスはある対談の中で語っているが、同じことをカヴァフィスも言っている。若い時の詩はセンチメンタルなもので、死後出版されたのは無残だとセフェリスは言っている。成熟した時期の詩はラコニック（スパルタ的に簡潔）である。言語のエコノミーが非常にある。

こういう劇詩は他にあるだろうか。ギリシャ悲劇でもない、メナンドロスの喜劇にもヘロダスの寸劇にもない劇詩である。しかも、ギリシャ世界にこういう劇詩があってよい、なかったのが不思議だと思ってしまう。ギリシャ世界でなくてもいいかもしれぬ。しかし、ギリシャ世界以外がこういう詩を生み出せるだろうかとも思う。はたして現代的な詩か。いや、その後の世界はしたたかにこういう事態を経験してきていないか。

この詩は四十一歳の作で出発の遅い詩人としては初期の作品であるが、カヴァフィス詩の特徴がよく出ていると思う。

まず、(一) 短い。この詩は長いほうで、彼の詩は一般に三ページを滅多に越えず、数行のことも多い。(二) しかも、その中でストーリーが完結する。(三) 読むものをいきなり「事件の核心」に降り立たせる。われわれはいきなり状況に投入され、めまいを覚え、息をのむ。(四) 現場にいあわせる感覚がある。この詩ではわれわれは対話を小耳にはさむ思いがするが、対話の相手となる場合も、隣室に独語を聞く時もある。しかも (五) 読者は登場人物と決して同一化できず、現場にありながら醒めていなければならぬ。この感覚が特にカヴァフィス詩独自であると私は思う。(六) 人間を中心とする寸劇、それも仮面劇である。登場人物の容貌も服装も決して与えられず、場面もヒント程度である。自然は出番がない。演出は大幅に読む者にゆだねられている。能か狂言仕立てにならないかと空想したくなる。(七) 歴史ものは必ずどんでん返し、あるいは裏の意味がある。この詩の場合は明白だが、よく考えてやっとわかるものもある。(八) 古代と現代とが二重写しである。同時代的に感覚されている。(九) ある市井性、世俗性、下世話さ、ゴシップ性とでもいうべきものがある。(十) 彼の諷刺には読者の中にある「内面化された世論」へのおもねりがない。非常な皮肉家と見る人もいるが、運命の前の人間の小ささというギリシャ悲劇的感覚につながる見方も可能であろう。

二

「野蛮人を待つ」に引き続いて、現代ギリシャの詩人カヴァフィスの歴史詩をもう一つ紹介しよう。次の詩は、非ギリシャ人が最初に接したカヴァフィス詩である。当時、徴兵の代わりに赤十字要員としてアレクサンドリアに派遣されていた英国作家フォースター(E. M. Forster, 1879-1970)が友人に紹介されて詩人の自宅を訪問した。時は一九一六年か一七年。

初対面の際にカヴァフィスが持ち出したのは、次の詩である。題は「神 アントニウスを見捨てたまう」という。Apoleipein ho theos ton Antōnion. 題は古代語である。

「深夜 突如 不可視の/祝祭の行列の通過。/聞こえた、妙なる楽の音が。人声も。/嘆くな、いたずらに。/運は尽きた。/事業は失敗した。/計画は一切駄目になった、一生の、な。/かねて覚悟の男、/いさぎよい男らしく/彼女にさらばと言え、/去りゆくアレクサンドリアに。/自己欺瞞はやめろ。/これは夢だというな。/聞き違いだというな。/無駄な希望にもたれかかるな。/かねて覚悟の男、/いさぎよい男らしく、/一度はこのまちをさずかったおまえらしくだ。/足どりたしかに窓べに行って/こころに沁みてあの音をきけ。／しかし祈るな。臆病な嘆きを口にすな。／最後の喜びだ。あの音をきけ。／不思議の楽隊の妙なる楽器をきけ。／そしてさらばといえ、彼女に。／きみを捨てるアレクサンドリアに。」

これは、彼の詩的自覚の年とされる一九一一年の作である。その年には代表的な詩がいくつも生まれているが、中でもこれを初対面の英国文学者に示したのは、自信作というだけでなく、これがいちばん英国人にわかる詩だからであろう。

わかりやすさの第一は、プルータルコスの『対比列伝』の記事にもとづき、シェークスピアが『アントニーとクレオパトラ』（第四幕第三場）に再現した挿話だからである。英国の選良教育の題材である。第二は、表題が古代ギリシャ語（プルータルコスより採る）であり、他にも西欧の学校ギリシャ語でかなり読めることである。第三には、英国人好みのストイシズムに訴えるだろうということである。その程度にはカヴァフィスは老獪である。

三

すでに御推察の方もあろうが、時は前三〇年、人は前年アクチウムの海戦にオクタウィウスに敗れてクレオパトラとともにアレクサンドリアに籠城しているマルクス・アントニウスのことである。さて古代ギリシャ・ローマの人たちは、深夜に得体の知れない物音が通過したら「あ、バッカス（ディオニュソス）の楽隊が通る」と思った。会話の不意の途切れを「あ、天使が通る」という伝である。そのように敵迫る市を、一夜、怪しの物音が楽の音や人声をまじえて、町の中央道路を通り抜け、敵陣に近い市門のあたりで一段と高まり、そして消えた。享楽者アントニウスの守護神バッカスが今彼を見捨てる——誰もそう思い、明日の敗戦を必至と感じた。アントニウス、クレオパトラ御両人がすでに敗北主義だった。現にアクチウムの海戦の最中のクレオパトラの逃亡があった。アントニウスが後を追う。市民の耳にいかにもと思われたろう。

ここでもカヴァフィスは読者をいきなり状況の核心に投入する。シェークスピアの手法である。だが、ト書きはない。アントニウスの部屋だろうか。そうだろう。聞き手は、アントニウスか。捨てる神はバッカスか、伝説によれば。しかし、皆、そうでなくてはならないわけではない。深夜の音。そして語りかけ。これだけは確かだ。語りかけているのは誰であろうか。もっとも平凡な答えはアントニウスの友人あるいは部下であろう。いやアントニウスの中にいるもう一人のアントニウスかもしれない。いや、ただの市民が心の中で支配者アントニウスに囁《ささや》きかけていてもいいではないか。あるいは一人の神が。そう、囁いているのはバッカスかもしれない。アントニウスを捨てるのは〝アレクサンドリア〟らしいからである。これはむろん町の名だが、この町の守護神の名でもある。提督帽をかぶり船尾の櫂舵を持った女神である。訣別の対象は、実はこの女神であり、そうせよと囁いているのがバッカスであるかもしれない。守護神がアントニウスに毅然とした最期を勧めるのは大いにありそうなことではないか。

むろん、読者は、アントニウスの中のもう一人のアントニウスになっても、市民になっても、バッカスになってもよい。アントニウスならば、訣別はバッカスに対してもアレクサンドリアに対してもである。市民であれば、市である女神アレクサンドリアになり代ってアントニウスへの訣別である。それは同時に市民のこの独自な享楽的文明の市への訣別でもある。女神アレクサンドリアになってもよい。それは自己への訣別でもある。守護神バッカスの身になってもいい。あるいは、後世の一読者という時間的遠みからアントニウスに語っているのでもよく、いや、すべてが読者の中で始まり終わってもよい。敗北体験を知っているほどの読者ならばである。詩人はよく「各自のテルモピュライ」「各自のイタカ」という。

私は、長らくバッカスが語り手である可能性に思い至らなかったが、あるいはこれがもっともふさわしいかもしれない。守護神が(守護神ゆえに)耳もとで語るが、しかし(伝統によって)守護神は遠くの楽隊としても現れているという二重性が、いかにもカヴァフィスらしいと私は勝手に考える。

もう一つ。価値転換がやはりある。この文章を書く途中ではっと気づいた。あの楽隊は不吉な楽隊である。決して快い楽の音を放っていなかろう。むしろ彼の葬送の歌である。

これを「妙なる楽隊の音」とし「最後の喜び」として聞けという。詩の前半のストイックな勧めを通常のストイシズムとすれば、ほとんど繰り返しとみられる後半は二乗のストイシズムとでもいうべきものである。同時にこの享楽は究極の快楽主義といえるのではないか。

四

詩的自覚の年とされ、多産な（いや惜しみなく詩を捨てる詩人である。残した詩が多いというべきだろう）一九一〇年から一一年の詩を順に挙げる。

「市《まち》」――「いってたな「ほかの土地にゆきたい。別の海がいい。／いつかおれは行くんだ」と。／「あっちのほうがこっちよりよい。／ここでしたことは初めから結局駄目と決まってた。みんなだ。／おれの心はムクロ。埋葬ずみの死骸さ。こんな索漠とした心境でいつまでおれる?／眼にふれるあたりのものは皆わが人生の黒い廃墟。／ここで何年過ごしたことか。／過ごした歳月は無駄だった。パアになった。／／きみにゃ新しい土地はみつかるまい。／別の海はみあたるまい。／この市はずっとついてまわる。／……／まわりまわってたどりついても／みればまたぞろこの市だ。／他の場所にゆく夢は捨てろ。／きみ用の船はない。道もだ。／この市の片隅できみの人生が廃墟になったからには／きみの人生は全世界で廃墟になったさ」

「市」はアレクサンドリアということになっているが、とにかくこれは「脱出不能」「しかし残る意義もない」という主題である。

ところが、次に来る詩「総督領」は、逆である。不運なために安直に故国を捨ててペルシャに向かう架空の古代ギリシャ著名人への語りかけで、ペルシャ王が総督にしてくれても、きみはほんとうにほしい故国での満足を得られない、それなくして何の人生かという。「きみの魂が焦がれ泣くのは別のもの。／本貫《ほんがん》の民衆とソフィストの称賛だ。／……／アゴラ、劇場、月桂樹の冠／……／それなしでどんな人生を送る気だい？」。主題は「安直に外《ほか》に新しい可能性を求めるな」である。

また、ところがである。次の「三月十五日」は、カエサル暗殺の日のことであるが、「わが魂よ、用心だ、栄耀栄華にゃな。／野心を押さえこめないなら／せめて慎重にためつすがめつ進んでくれ」と始まり、「頂点に着いて　ついにカエサルになったら——有名人の役を引き受けたらってことさ／特に注意だ……」。前の詩の否定である。「月桂冠」など求めるな、「隠れた生がもっともよき生」というがごとくである。

だが、さらに「ところが」が続く。その次の「今は詮なし」という詩で、「恐れと疑惑にまるごと呑まれ／落ちつかぬ心にあたりを窺い／必死に出口を穿《うが》とうとした。／激しい危険が来るのは必至。／……／だがこれはしまった。前から来ない。／誤報であった。／……／突如激しく別の災難、／天から降ったか地から湧いたか。／こちらに用意のないのを見抜き——いとまあらせず／われらを一掃し去った」。つまり用心しても無駄なのである。

一つ前の詩を次々に否定してゆく、この詩のシリーズは、推敲と選別と順序とにきびしかった詩人のことゝて、偶然の産物と考えられない。カヴァフィス詩は全詩集（詩人が生前に配列しておいたいわゆる「カノン」）を全体としてエリオットの「荒地」のような一つの詩と読めとは詩人セフェリスの勧めである。確かに、古代と現代、聖と俗、快楽と自己犠牲とのほとんど全スペクトルを網羅した「カノン」は「荒地」的である。ただ、神が遂に現れない（か？）。しかし、「荒地」的であるだけか。次々に前詩否定してゆく精緻な構造が、少なくとも、一九一〇—一一年の詩群には読みとれるのではないか。「カヴァフィス全詩集」の構造は、ウェルギリウスの「牧歌」とはまたちがった、精緻な内的構成を持っているように思われる。

では「市《まち》」「総督領」「三月十五日」「今は詮なし」の否定の系列の次に何が来るのであろうか。次の「テュアナの彫刻家」は単純に芸術あるいはギリシャ至上主義のようにみえる。現アジア・トルコの植民市出身の老人は、よりによってギリシャ討伐に功のあったローマの政治家、軍人などの彫刻を作っている。彼にはローマ元老院からも注文がくるからだ。しかし、心中では悲運に倒れたカエサルとクレオパトラとの子カイサリオンを、さらにはギリシャの海神ポセイドンを選んでいる。だが、ほんとうに霊感によって作ったのは最後に見せる奥のヘルメス像であるという。これは一つの転換点ではないだろうか。ほんとうのものは世過ぎとは別で自分かぎりのものとして秘するということである。自尊心の置き場の決定である。この詩にはどんでん返しも風刺もない。もっとも、後に「会心の作は客に売らない宝石細工師」という変奏はある。

次に来るのが冒頭に挙げた「神　アントニウスを見捨てたまう」であって、詩集全体という新しい文脈に置くと、この詩の断念と享楽とに新たな意味がみえるのではないか。名声はすでに過去である。それに訣別して、おどろおどろしい「バッカス」の楽隊を「妙なる楽」として聞く一つの決意である。実際、エロスの詩の真の始まりはこの詩の後である。

それはさしあたり若いギリシャの神、しかしとうに滅び去った神の姿を取る。詩「イオニア的」である。「八月の朝の光がイオニアの空にひろがる時／大気には神々の気が満ち／時にさだかならぬ若いエーテル的な姿が／イオニアの丘々の上を天翔けりゆくではないか」という。ここではまだ定着されぬおぼろな姿であるが——。

その次にくるのが「イタカ」である。「イタカに向けて船出するなら、／祈れ、長い旅でありますように、冒険がうんとありますように、新しいことにたくさん出会いますように、と。／ライストリゴン人、片目のキュクロプス、／ポセイドンの怒り、ああいうものにビクつくな。／……／イタカを忘れちゃいけない。／終着目標はイタカだ。／しかし旅はめったに急ぐな。／何年も続くのがいい旅だ。……」。何かが変わった。価値転換はオデュッセウスが迂回をよしとし、その間に得るものが多いとして、イタカは出発点として十分の価値があり、それ以上の期待は見当違いだというところにある。最後の「イタカ」は複数で、アレクサンドリアでも、きみの見栄えしない現実でもよいことを暗示する。ここでエロス詩に進む準備ができた気がする。大部分のエロス詩は実際この後なのである。

五

同じアレクサンドリアの詩人カヴァフィスの詩であるが、「歴史詩」を承けて今回はエロス詩に入りたい。もっとも、詩人はおのれの詩を「歴史」「哲学」「エロス」に分類したというが、本人も、他の誰も、どの詩がどれに入るかを言っていない。

哲学詩は僅かであり、初期に多い。全詩集の最初を飾る「壁」（一八九六年）では、知らぬ間に壁で「奴ら」が自分を囲んでしまったという。「大いなる拒絶をなせし者……」（一九〇一年）では選択を迫られて「拒否」を選んだが、正解だが生涯引きずりおろされるだろうという。しかし、一九〇三年には「精神の成長のためには」という居直った詩が密かに書かれ、哲学詩のピークはこれで終わる（この詩は死後刊行）。「精神を成長させんと欲する者は／すべからく服従・尊敬を卒業すべし／二、三の法には逆らわずともよし／

他の大部分には違反せよ／法にも慣習にも。／……／官能の喜悦こそ大いなる教育／破壊的活動を恐るるなかれ／家の半ばを壊すともよし／悠々と叡知に入る道なれば」。詩人は小心な、小市民的な外面をみせつつ、四十歳のこの年にはこの不逞な心境に達していた。

老いを恐れる詩がごく若い時からある。「エロス」に対する「タナトス」（死）としてエロス詩の「影」の位置にあると思う。過ぎ行く日を次々に蠟燭《ろうそく》の尽きるのに喩えた「蠟燭」（一八九九年）の主題も要するに死への恐怖である。

もう一つ、無視できないものがある。「祈り」（一八九八年）を掲げよう。「水夫が一人溺れて沖に沈んだ／気づかぬ母は聖母のイコンの前にいって／背の高い蠟燭に火を灯した／はやく帰ってきますように　海が凪《な》ぎますようにと／祈り　風の音にも耳をそばだてた。／／母が祈りこいねがうその間／母の待つ子の永久に帰らぬを知るイコンは／じっと聞いていた、悲しげに荘重に」。これは、巷の同性愛に沈淪して帰宅しない彼を待つ母の心情をうたった詩である。翌年母は死ぬ。プルーストの母にどこか似た豊満な未亡人の母と彼は二人暮らしであった。一九〇八年の「足音」で、寝台にゆったり横たわるネロに復讐の女神が階段を昇って母殺しの大罪を罰しに来る。亡き母への未決の罪悪感が読み取りうる。しかし、以後は「官能の喜悦こそ大いなる教育」と言い切る。

六

エロス詩が遅れて現れる。エロス詩は、哲学詩に代わって一九一四年から急速に増加し、第一次大戦中（一九一四―一八年）の詩の大部分を占めつつ一九一七年にピークに達し、一九二〇年に一段落する。第二のピークは翌二一年に始まり、低くゆるやかな起伏をみせつつ七十歳を一期とする死の前年、一九三二年で終わる。

歴史詩の一九一一年までの少なさは歴史的意識の未成熟ゆえである。一九一一年以後一五年までが歴史詩の質的な絶頂でもある。その後いったんエロス詩に道を譲った歴史詩は一九二〇年以後再び登場する。しかし、この時以前はカヴァフィスの「モラトリアム哲学」の変形であったが、以後は現代ギリシャ政治への悲憤と警告があらわである。たとえば一九二二年夏、小アジアに進撃したギリシャ軍がケマル中将の新生トルコ軍によって海に追い落とされる寸前、彼は「アカイア同盟のために闘った戦士に」を書き、「百戦百勝の敵なるをいささかも怖れず／闘って倒れた不屈の諸君／ディアイオス、クリトラオスの指揮のしくじりは／むろん諸君の罪でない……」と記した。この詩でカヴァフィスがわかったと詩人セフェリスは述べている。なお、彼の最後の詩は、背教者ユリアノスとキリスト教徒の聖者の遺骸を巡る確執における後者の勝利を述べたものである。

七

エロス詩の第一の峰は第一次大戦に一致するが、その中で目立つのは「墓碑銘詩」である。墓碑銘詩は古代ギリシャ以来の伝統だが、カヴァフィスの墓碑銘詩は古代のより長く、かつ端的な美少年讃歌である。

「美しかりしエウリオンここに眠る。シエナの一枚岩から切り出した優雅な意匠の墓石のもとに、おびただしい菫《すみれ》と百合に埋もれて。美しかりしエウリオン、アレクサンドリアびと、二十五歳……」

「イシアスここに眠る。この大都にみめよきをうたわれし者。讃美をも凡人の渇仰をもほしいままにせしが、ヘルメスよナルシスよと愛でられるも度重なれば、ついに限りを越え、擦り切れて死にき……」

「この古い石碑はかろうじて字が読める／「主キリスト」。何とか「たまし（い）」とも／「アテュルの月に／レウキオ（ス）眠（りにつけ）り」……」

「われ、ここにてはかのアレクサンドリアに名高きクレオンならず、（なかなかに眼肥えたるアレクサンドリアびとのなかにありても）その館、その庭、その馬、その戦車、その宝石と絹の衣によりて知られたるクレオンならず。かの町遠み、ここにては……われはイグナチウス……キリスト護りたまうて心安けく、十月《とつき》がほどはこの道にありて幸せなりき」

彼はかねて墓や埋葬に関心があった。しかし若者が大量に戦死したこの戦争の衝迫とも無関係ではなかろう。アレクサンドリアは英国の対トルコ策謀の根拠地で、戦場に意外に近いのである。

もっとも、夭折者への偏愛、さらに「ネクロフィリア」（屍体愛）すら仄見える詩である。少年愛は対象を特に視覚的に精密に規定し、それが永遠に不変であるという幻想の上に成り立つ。去る者は冷酷であり、追う者の嫉妬は異性愛の比ではなく烈しく、しばしば殺人に及ぶ。「美しい白い花」（一九二九年）にあるとおりである。ここでの詩人は見者（voyant）と視姦者（voyeur）との危うい境界を往復する人であった。

八

エロス詩の主なジャンルは次に（二）「追憶詩」である。エロス詩の第一の峰に彼の追憶詩の絶頂がある。二十代前半のエロス的体験を四半世紀へだてて五十代の詩人が追想する。その次のジャンルは（三）「古代に仮託したエロス詩」で「歴史詩」と重なる。これは年とともにピカレスク（悪漢物語）的要素を強め、（四）「現代市井詩」に移行する。

（五）は「たまゆらの少年讃美詩」である。（六）は官能愛を肯定する哲学詩で、これはいろいろな時期に散在している。まず、「追憶詩」である。

「この記憶をぜひ話したい／だが今はもうひどく色あせて――消えて尽きたかのよう――／はるかな昔だから、私の青春時代だから。／／ジャスミンの肌――／あの八月の夕べ――はたして八月だったか？――／眼だけは思い出せる――青――だったと思う／そう。サファイアの青だったね」（「はるかな昔」一九一四年）

「身体よ、忘れるな、受けた数多の愛だけでなく／横たわった多くの寝台だけでなく／きみを見つめた眼の中に／きみに語って震えた声の中に／いかにも露わだった憧れのきらめきも――。／充たされなかったのはほんの偶然のせいだったが／決定的な過去となった今では／肌を合わせたようにも思えてくるではないか。／忘れるな、ああ、きみを見つめていた眼の中の、あの憧れの震え。忘れるな、身体よ」（「忘れるな、身体よ」一九一八年）

「私の馴染んだこの部屋が／貸し部屋になっている／その隣は事務所だって。家全体が／事務所になってる。代理店に実業に会社。／／いかにも馴染んだあの部屋／／戸口の傍に寝椅子／その前にトルコ絨毯／かたわらに棚。そこに黄色の花瓶二つ／右手に、いや逆ね、鏡付きの衣裳簞笥／中央にテーブル。彼はそこで書き物をしてた／大きな籐椅子が三つね／窓の傍に寝台／何度愛をかわしたことでしょう。／／……／／窓の傍の寝台／午後の日射しが寝台の半ばまで伸びて来たものね／／……あの日の午後四時に別れた／一週間って——それから——／その週が永遠になった」（「午後の日射し」一九一九年）

「夜中の一時だったか／それとも一時半／／酒場の隅だったね／板仕切りの後ろ／きみと二人きり。他に人はいなかったね／ともしびもほとんど届かなくて／給仕はドアのきわで眠ってた。／／誰にも見られなかったけれど／どうせこんなに燃えたからには／用心しろといっても無理だよね。／／……／神のごとき七月の燃えさかる中／／大きくはだけた着物と着物の間の／肉の喜び。／肉体はただちにむきだしとなって——／そのまぼろしは二十六年の時間をよぎって／この詩の中で今憩いに就くのだよ」（「憩いに就く」一九一九年）

「このちいさな鉛筆がきの肖像は／あいつそっくりだ。／／とろけるような午後／甲板で一気に描いた／まわりはすべてイオニア海。／／似ている。でも奴はもっと美男だった／感覚が病的に鋭くて／会話にぱっと火をつけた／今彼はもっと美しい／遠い過去から彼を呼び戻す私の心。／／遠い過去だ。すべて。おそろしい古さ／スケッチも、船も、そして午後も」（「船上にて」一九一九年。当時の同性の恋人たちはスケッチを交換しあった。）

九

このような追憶詩は第二の峰においてはもはや見いだされない。代わって、まず神に、ついで古代人に仮託した悪漢物語的エロス詩、最後に現代市井悪漢物語的エロス詩となる。

「一柱の神が通り抜けた、セレウキアの市のアゴラを／時はあたかも黄昏時／姿は青年、すらりと背高く、完璧な美／かおる黒髪／不死なることの悦びを眼に湛えつつ――、／すれちがった者は皆みつめて／あれは誰だとささやきあった／シリアのギリシャ人か野蛮人かと、／子細に見た者ははっとわかって道を避けた。／神は柱廊に入って／夜のともしびの影に消え／夜だけ生きるあたり／狂乱とらんちき騒ぎと頽廃堕落／あらゆる色と欲との世界に向かったので／皆は首を傾《かし》げた、ありゃどの神さまだ、どんないかがわしい悦びが欲しくて／セレウキアの市に降りて来なすったのか／天の壮麗な館から」（「かの神々の一柱」一九一七年）

「ベイルートのタベルナ、あいまい宿をはいずりまわる私。／アレクサンドリアにいたたまれなかった。／タミデスに去られた。ちくしょう。／手に手をとって行ってしまった、長官の息子めと。／ナイルのほとりの別荘がほしいためだ。市中の豪邸もだな。／どんな顔して俺がおれる、アレクサンドリアに？／……／そんな人生にも救いはある。一つだけある。／永遠にあせない美のような、わが身体に残る移り香のような救いはこれだ。タミデス、／いちばん花のある子だったタミデスがまる二年／私のものだった。あまさず私のものだった／しかも邸やナイルに臨む別荘目当てじゃなかったってこと」（「タベルナにて」一九二六年）

「カフェに坐りつづけた、十時半から／あれがいつ何どきドアを開けてはいってくるか／真夜中はとうに過ぎたが、なお待ちに待つ／一時半も過ぎてカフェに人影もまばら／機械的に読み返す新聞にもうんざり／……／長い長い待ちびと。心がずたずたに破れてゆくなあ／こう何時間も独りでいると／道徳に背く自分の人生を／彼とて悩み出しもする。／／だが友がきた。みえたとたん、疲れも悩みも退屈もあっという間に消えた／友の知らせ。何という棚ボタ／六十ポンド儲けた。カードでだ。／／……／／さあ、何もかも歓喜、生命、官能、魅惑。／／ふたりは出掛けた。たがいのご立派なご家族の家なんかじゃなくて／（どうせもう歓迎される身じゃなかったし）／馴染みの家に行った。非常に特殊な淪落の家へ。／寝室を一つ頼み、高い飲み物をとって飲みなおした。／／高い飲み物を飲み干した時／もう朝の四時に近かったけれど／ふたりはとてもしあわせに愛に溺れた」（「二十三、四歳の青年ふたり」一九二七年）

彼の最後から二番目の詩は、「一九〇八年の日々」と題し、ある貧しい少年を一週間囲った記憶である。前半は悪漢的、後半は追憶詩的で特にリアルである。一九三二年、六十九歳の詩人の作である。彼としては長い三十一行のこの詩が、やはり長いユリアノス詩とともに彼の最後の詩となった。

十

カヴァフィス詩は一般に制作と発表との間に大きなずれがある。エロス詩は特にそうであって、死後刊行の詩篇の中に一九〇四年という早い時期のエロス詩、それもピカレスクな詩を見ることができる。大戦以後のエロス詩は単なる「解禁」なのか。一九〇四年には更に例外的な哀切な詩がいくつかある。彼がアテネに旅行した翌年である。何かがその年の秋にアテネであったらしい。

現実の詩人のエロスはどうだったかはあまりわかっていない。しかし、ほしいままにエロスの中に浸りえ、その世界の光源氏であった男はそもそも詩を書かないのではないか。彼のエロス詩には対象との距離意識、ほとんどニーチェが「距離の情熱」と呼んだものがあって、それが彼のエロス詩の硬質な魅力を作っているのではないだろうか。

「年を取る前にみまかった美しい死体。／涙ながらに贅《ぜい》を凝らした廟《びょう》の壁龕《へきがん》に収められ／頭の傍らに薔薇、足元にジャスミン。／それはそっくり——／満たされずに終わった憧れ／一夜の悦びも、光まばゆい翌朝も授からなかった憧れに」（「憧れ」一九〇四年）

「もしもきみへの愛を語れぬとしても／よしんばきみの黒髪を、唇を、眼をうたえぬとしても／こころに秘めたきみの面影／脳裡に消えない声の響き／九月の日々は私の夢に現れて／私のことばの、私の書くものの　形となり肉となっているよ／何を論じても　どんな考えを語ろうとも」（「一九〇三年十二月」一九〇四年）

エリティス

一

青い空とさらに青い海と白い家々と、乾いた夏と湿った冬と、太陽と裸体とセミと星明かりの夜ときつく匂う草と海藻のむれた香と、地中海を越えて南のアフリカから吹き荒れる風と——このようなギリシャを愛する人たちにもっとも近しく思われるであろう現代ギリシャの詩人はオジッセアス・エリティス（Odysseas Elytis）である。

カヴァフィスとともに私たちはアレクサンドリアの狭斜の巷をさまよった。ギリシャ人の二千年余りの挫折の歴史にも出会った。今われわれはエリティスとともに戸外に解き放たれ、かつてイオニアの哲学者たちが歩んだ海の同じ岸辺に立って、その荒々しく美しい元素を直《じ》かに浴びる。そして、ノーベル賞受賞作『アクシオン・エスティ』（一九五九年、受賞一九七九年）のような長詩を読む能力に恵まれた少数の人は、ホメロス以来のギリシャ文化の脈々たる連続性に触れる思いがするであろう。

エリティスは一九一一年、クレタ島の富裕な家庭に生まれた。クレタ島はもっとも長くトルコの支配を受けたギリシャ南端の大島であり、正式のギリシャ復帰は彼の誕生の翌年であるが、その住民は知的卓越を誇る伝統があった。また、父母の故郷はレスボス島、あの古代の大女流詩人の島である。彼はアテネ大学法学部を中退し、詩人としての出発を模索する。時あたかもギリシャは、対トルコ戦争の痛手が癒えつつあり、米西戦争敗戦後スペインの知的再興を担ったオルテガらの一八九八年世代に比すべく、ギリシャには一九三〇年世代が生まれつつあった。エリティスはそのすぐれた一員である。

彼はエリュアールの詩に接して開眼し、超現実主義の詩人として出発する（詩集『定位』一九四一年）。第二次大戦には少尉として出征し、アルバニア戦線でイタリア軍と対戦する（『太陽一世王』一九四三年、『アルバニア戦線に倒れた一少尉のための英雄詩』一九四五年）。その後に続く内戦と独裁の日々には沈黙を守って、一九四八年から五二年にはフランスに亡命し、一九五九年『アクシオン・エスティ』で詩とギリシャ的（正教的、民族的）伝統とに復帰する。以後、晩年まで多数の詩集、訳詩集、エッセイを発表しているが、生涯、時に名誉職に就くのみで、アテネ市内に聳えるリカヴェットス山南麓の国際的高級住宅地に隠棲を続けている。いろいろな点で、わが西脇順三郎を思わせる詩人である。西脇が絵をよくしたように、彼はコラージュに巧みであり、またすべての詩集を自装し、それらはいずれも実に美しく、ほとんど美術品である。

二

「愛／沖の島々／その泡立つへさき／その夢の鷗／一番高い帆柱に／揺れる水夫の歌声」(おえーろたす／と あるひぺーらごす／きぃぷろーら とん あふろーん とぅ／きいぐらーり とんおにーろん とぅ／すと ぴお ぷしろー かたーるてぃ とぅ おなーふてぃす あねみーずぃ／えな とらぐーでぃ)

第一詩集『定位』(prosanatolismoi＝orientations) の劈頭を占める「エーゲ海」の歌い出しである。視線がずーっと、ほとんど映画的感覚で遠くから近くに寄せてくる。これは祝婚歌で、従っていきなり「愛」であり、この後、視線の跡を花婿の帆船が追ってきて岩の突端に待つ花嫁に会う。「愛／その歌／その旅のあまたの水平線／その憧れの音《ね》／一番濡れた岩に出て／花嫁、船を待つ」「愛／その船／気まぐれの風／その希望のジブ・セイル／軽やかに島は揺れる／漣《さざなみ》の帰港」。全三部の第一部である。なお、原詩各行は島の裾に寄せる岸波のリズムを再現するかのごとく、一語の第一行から各行は漸層的に長くなり、第五行で思い切り長く伸びて最終の第六行で一語に戻る。一見単純な詩だがなかなかの技巧である。エリティスの詩の歌い出しはいつも美しい。『定位』からいくつかの例を挙げよう。

「夢は夢に続いて／ジャスミンの初めて香る夜に至り／夜は夜に続いて／白鳥の白い不眠の夜に至る。／／涼しさは葉ごもりにあり／降る星明かりの感覚は／はてのない夜空にある……」（「七つの夜想曲」冒頭）

「日の青春／喜びの泉の湧き口／老いたる天人花《てんにんか》が旗を振る／やがて雲雀《ひばり》の胸は光に開き／歌は中空《なかぞら》を漂って／東西南北の風に／火の金色《きんいろ》の種子を蒔くだろう／／大地の美を解放しつつ」（「日の青春」――全詩）

「きみの唇は嵐の味がする――石と海との硬い夢の中で／どこを彷徨《さまよ》っていたのか、このひと日《ひ》？／風は鷲を載せ、丘を剝ぎ取り／きみの憧れを骨まで剝《そ》いだ……」（「岩の小舟溜まり」冒頭）

「オリーヴの林も葡萄の園も遠く、海はなお遠く／彼方に浮かぶ赤い漁船はさらに遠く、遠い記憶のようだ。／八月の金色《きんいろ》の滑車が昼下がりのうたた寝の中で／藻と貝とに塗《まみ》れている……」（「青い記憶の歳」冒頭）。「金色の滑車」とは水に映った太陽であろう。

「昼下がりのカワセミに、魂の、何という連動！／遠い浜辺の声に籠もる、何という静けさ！／樹々のかぶるマンテジャ頭巾の中のカッコウ。／やがて漁夫のゆうげの神秘の時となり／海は小さな手風琴を弾く／それは女の長い嘆き声／美しいひとは胸をはだけた／思い出にゆりかごが浮かび／夕日がリラの花に火の粉を振りかける時に！」（「エーゲ海の憂愁」第一節)。カワセミはじっと水面を凝視して、つと魚を取りに水に身を投げては何ごともなかったかのようにもとの静止に戻る。「マンテジャ頭巾」は背の高いレースの頭巾。春浅い樹の葉ごもりがまだ透けていることのたとえである。「海の手風琴」はたゆたう波のリズム。

「孤独な視線の風がアロエと石とに吹きつけ/時の足音が重く轟くところ/空の破風板《はふいた》の上高く/壮大な雲が金《きん》の旗をなびかせる……」(「ポイオティアの形象」冒頭)

「白い中庭から中庭へと南の風が笛の音《ね》を立てて/吹き抜けている、円天井《まる》の回廊を。おお、あれが狂ったザクロの木か/光の中で跳ね、しつこい風のささやきに揺すられながら/果《み》の実りに満ちた笑いをあたりにふりまいているのは?/おお、あれが狂ったザクロの木か?/今朝生まれた葉の群れとともにそよぎながら、勝利にふるえて高くすべての旗を掲げるのは?」(「狂ったザクロの木」第一節)。

南風はエジプトから地中海を越えて吹き荒れ、アテネの温度を摂氏四十度以上にもする。これは地中海的躁状態そのものともいうべき詩であって、先行する詩の沈鬱さと対照的である。『定位』はこの乱舞するごとき詩を以て終わる。

三

私はこれらの詩句から、まだ見ぬギリシャの土の熱気を、風の肌ざわりを、海の匂いをさえ感じる。さらに「きみは思うな、骨まで青く染める今ひとたびの夏を」(「岩の小舟溜まり」)や「あらゆる糸杉は夜のはてを指し/あらゆる指は沈黙を指す」(「七つの夜想曲」)には翻訳中に脊髄をぞくっと走る戦慄があった。

彼の詩は超現実主義の詩であろうか。わが中原中也が超現実主義詩に学びながら感覚的な抒情詩を作ったように、彼の『定位』には苦い恋愛体験、青春への失望あるいは孤独が見え隠れする。たとえば「掌《て》に砂を載せ掌を閉じる/眼に砂を載せ掌を握る。/悲しみである。/思い出す。四月。初めて感じた、きみの重み、きみの身体/人体は粘土と罪より成る。/誕生の日のようなアマリリスの祝日/思い出す、きみの苦痛。きつく唇を噛んだ跡/肌の深い爪跡にその時の痕が永遠に残るだろう」(「青い記憶の歳」)。これは少年愛である。アマリリスはアヌスの美の隠喩である。

四

第二詩集『太陽一世王』は『定位』の継承のごとくにみえる。しかし、主題ははっきりと変わって、それは戦争である。

「コリントの太陽を飲む/大理石の遺跡を読む/葡萄園と海を大股でよぎる/狙った魚が銛《もり》の柄を/滑って逃げるのを見る/太陽の讃歌が木々の葉を記憶し/情熱の喜びが生きた大地を開く。//水を飲む。果物を切る/ざわめき乱れる風に手を突っ込む/レモンの木が夏の花粉に水を贈る／緑の鳥どもが私の夢を引き裂く／一瞥して去る私／ずいと左右を見渡せば世界は再生する／始まりの心の襞《ひだ》の奥までも美しく！」（「コリントの太陽を飲む」）。ギリシャの夏そのものをうたっているごとくである。「夏の花粉」とはまばゆい太陽の光であろう。しかし「緑の鳥ども」とは？　襲撃してくるドイツ戦闘機であると私は思う。上部を濃緑色に下部を空色に塗装した戦闘機の編隊が緑の背を見せつつ自分に向かって急降下してくる。だから「夢を引き裂く」のであり、これに白い眼の一瞥を呉れて襲撃のショックから立ち直り、「世界はその始原から内的な奥襞まで美しく再生する」のである。戦闘機の襲撃を経験した者は皆、この詩の迫力を理解するであろう。

五

しかし、彼の絶唱は『アルバニア戦線に倒れた一少尉のための英雄詩』の中にあると私は思う。少尉の死はイタリア機の銃撃による戦死である。その冒頭から紹介する。

戦場の形容、「太陽が初めて腰をおろしたところ／時が処女の瞳のように開いたところ／風がハタンキョウの花びらを雪と散らしたところ／騎兵が草の葉尖を白く光らせて駆け抜けていったところ、／／端正な鈴懸の樹冠がしなうところ／高く掲げた長旗がはためいて　水と地とに尾を濡らすところ／砲身の重さに背が曲がるのでなく／空の重みに背がしなうのである／世界は光る　きらりと／朝まだき露の滴が　山裾の野に光るように。」

死の瞬間、「今、動かない髪の毛を／風が静かになぶる／忘却の枝が左の耳に刺さる／きみは焦げたマントの上に横たわる／鳥がいっせいに飛び立った後の庭のように／暗闇の中で立ち往生した歌のように／止まってしまった時計のように／睫毛があるかなきかのさようならをささやき／戸惑いがその場で凝固する……」何という豊かなイマジャリー。

死の不条理、「太陽よ、太陽は万能ではなかったか？／鳥よ、鳥は動いてやまない喜びの瞬間ではなかったか？／かがやきよ、かがやきは雲の大胆ではなかったか？／庭よ、庭は花の奏楽堂ではなかったか？／暗い根よ、根は泰山木《たいざんぼく》を吹くフルートではなかったか？／……／指が雪に触れれば雪の熱さにたじろぎ／……／パンを食《は》めばパンは血をたらし／空の深みを見れば空は鉛の死の色となる／なぜだ、なぜ、なぜなぜなぜ、死が体温を与えず／こんな聖餐でもないパンが血を流し／なぜこんな鉛色の空があるのだ／いつも太陽が輝いていたところに」（『アルバニア戦線に倒れた一少尉のための英雄詩』）

少尉は詩人が深く知る相手でなかったであろうし、またあるいは戦場の追悼式における朗読から始まったためか、詩はギリシャ正教的な昇天で終わるのである。そのあたりはやや拍子抜けするが、いくつかの行はまことに素晴らしい。

六

十四年後の『アクシオン・エスティ』はあまりに壮大で、その結構は私自身とうてい見渡すことができない。私の訳した断片を以て責を塞ごう。

「西北の風が高い山あいに絞られてオゾンを変えつつ強く吹きつけたところ／下は葉の海の底のすべっこい砂利。花の小さな耳／精一杯伸びた短気な若枝——まことに／これよ／この世界。この小さな世界の大きさ！／／ついにわかった、海の微風《びふう》が、樹のはてしない囁きが／岸壁に並ぶ赤い水差しが／木の鎧戸《よろいど》の近くで横ざまに寝る時／隙間に吹き込んで大きく甲高《かんだか》く鳴る北風の音が。／また、わかった、波打ち際のすべっこい小石の肌の美しい乙女らの／一糸まとわぬ身体のふとももものデルタに一刷毛はいた黒が」（『アクシオン・エスティ』「創世記」より）。おのれのうたう主題を「エロス、海、マリーナ（ヨットハーバー）、太陽、不死、エリティス（自己）」と規定する詩が続く。しかし、この長詩はそれに尽きるものではない（その後全訳が出版された。山川偉也訳『詩集アクシオン・エスティ——讃えられよ』人文書院、二〇〇六年）。

最後においらくの恋であろうものをうたった晩年の作『モノグラム』（一九二二年）は池澤夏樹氏のすぐれた訳を引用する（『ギリシャの誘惑』書肆山田、一九八七年に折りこまれている青い詩集）。

「手のひらのひとすじを運命が／転轍手のように切りかえてみせると／時も、一瞬の間だけ、同意する／／そうするほかはない、人と人が愛しあう以上」「せがまれた身体とやさしくぶつかりあった小舟／水の下でふるえおののいたギター／」「信じておくれ」と「いけないわ」／一度は風の中、一度は音楽の中」。注釈は要るまい。ただ詩人の健在を知るのみである（一九九六年三月十八日、死去が近親者により公表された）。

リッツォス

一

ヤニス・リッツォス（一九〇九―九〇年）とともに、われわれは、現代ギリシャの庶民生活のただ中に降り立つ。まず詩二つ。

「爺さんはいう「俺はもう全然海に出ない／このカフェニオンに座って窓の外を見てるのさ」／若い漁夫らが籠を手に入ってくる／座って飲んでさえずる／魚の身体のきらめきはワイングラスのきらめきとちがうんだぞ／私はそう連中に言ってやりたいと思う／そこの大きな魚の話もしたかった。銛が斜めに背に突き刺さったままの奴だ／陽が沈む時、そいつは長々と海底に影を落とすんだと。だが話さなかった／あいつらはイルカを愛する人間じゃない。それに窓が塩水で汚れている／磨かなくちゃ」（「老漁夫」、『証言B』一九六六年）

「彼は浜を端から端まで歩いた。太陽と若い栄光とに輝いて。何度も海に飛び込んだ。その度に皮膚が濡れて光った。金色に。赤土の色に。すてきね、という声が後を追った。男からも女からも。何歩か後を村の少女が随いて歩いた。彼の服を捧げ持って、いつもちょっと離れて、一度も彼を見ずに。一心に尽くす自分を少し腹立たしく思いながらも幸福だった。ある日、二人はいさかいをして、彼は、もう服を持つなといった。彼女は服を砂に投げ、彼のサンダルを腋に挟んで走り去った。裸足の彼女が立てる小さな砂埃が陽のほてりの中に残った」(「夏」、『証言A』一九六三年)

二

カヴァフィスとアレクサンドリア、エリティスとエーゲ海のように、リッツォスは故郷モネムヴァシアと深く結びついている。このスパルタ県に属する小さな町は、後進地域ペロポネソス半島が南に三本の岬を突き出す、そのいちばん東の半島の東側の中程《なかほど》にあって、かつては陸繋島であったが、今は四百メートルほどの海峡が本土と隔てている。高さ三百メートルほどの岩から成る島は、ミノス文明時代にすでに重要な港であり、「ギリシャのジブラルタル」といわれ、海賊から護るに恰好な要塞であって、以来何度も主を代えている。県最大のエルコメノス教会は「引っ立てられる者(イエス)」の意味で、岩山の頂上に聳え、その下のヴェネチア支配時代の城壁の正門のまん前の家に彼は生まれた。ミノス時代から現代までを同時代と観じ得ると自称するのもこの出自のゆえである。

彼はこのように幸福な幼年時代を語るが、それは十二歳までであった。一九二一年、兄と母の結核死から一家の転落は始まる。父は賭博と酒に溺れ、その農場は一九二四年に倒産し、彼は四年でギムナシオン（大学進学のための高等学校）を中退し、一九二五年、アテネに出る。

ギリシャは一九二二年の対トルコ戦争敗戦直後のもっとも悲惨な時期にある。農場の破産も、一九二三年の農地改革と無関係ではないだろう。アテネにはアナトリア半島からの難民が溢れていた。半失業状態の一年の後に彼は結核を病んで帰郷するが、すでに家はなく、村人が彼をあわれんで廃屋に住まわせた。一九三一年、父は精神病を発し、生涯アテネ郊外の病院を退院しなかった。一九三七年には姉も父の後を追って精神病となった。

彼は八歳から詩作していたが、三一年、再びアテネに出て左翼演劇運動に身を投じる。詩人としての出発は一九三四年の「トラクター」。一九三六年には東部の大都市セサロニキのタバコ工場のストライキ弾圧を契機にメタクサス将軍の独裁が成立する。彼は新聞に掲載された写真にみる、弾圧による死者に大通りの真ん中でひざまずく母を主題に抗議の詩を一気に書き上げ、当局の焚書にもかかわらず一万部を捌く。この詩はセオドラキスの作曲によって民衆に広まった。

時代は、一九三九年のナチスの占領、一九四四年の内戦勃発、一九四九年のギリシャ人民解放軍の決定的敗北と続く。詩人は一九四八年逮捕、以後四年エーゲ海の孤島に流刑される。五二年、アテネに帰還。五四年には四十四歳でサモス島の小児科医と結婚、翌年一女を得る。同性愛者のカヴァフィス、両性愛者らしいエリティスと異なり、同性愛の匂いがない。ギリシャは自由主義国となり、ＥＣＣ（現ＥＣ）に加盟し、詩人の著作もついに出版され、各国語訳が相次いだ。彼は信じられない多作家で、数十ページにわたる長詩が大半を占め、しかも詩集は百冊を越え、なお刊行中である。その他に各国語の詩の翻訳、評論がある。しばしば国外出版のほうが先になっている。

しかし、一九六七年から再び軍事独裁が始まり、故国はＥＣを除名され、彼は逮捕流刑となる。一九七〇年遅く、六十一歳で腫瘍手術のため自宅に返され、以後アテネに居住し、軍事政権下でも詩集の出版が許され、七四年の軍事政権瓦解後は詩集出版が相次ぎ、各国から賞が殺到した。ノーベル文学賞候補にもなったが、ギリシャ三人目の受賞はついに実現しなかった。

若い日の彼はヴァレンティノばりの美男子である。後にあご髭を蓄え、実にいい顔になる。詩の朗読の写真は古代の吟唱詩人を思わせる。老後には妻の故郷サモス島とアテネを往復する日々で、最晩年はアテネの自宅に籠《こ》もって人を避け、路傍の石を拾って、その凹凸を活かして目鼻を付けていた。元来、絵と書とをよくし、それらは簡素な彼の詩集をしばしば飾っている。

三

リッツォスの詩は、一九三〇年代のギリシャ詩人の常としてシュルレアリスム詩として理解されているが、それを否定はしないけれども、私はある時、あっと思った。彼の詩は映画的な運動感覚性を帯びていて、リッツォス詩の「映画性」ということを言ってもよいのではないかというのである。その契機となったのは次の詩である。

「女が三人、壺を持って、湧き井戸のまわりに腰を下ろしている／大きな赤い葉っぱが、髪にも肩にも止まっている／鈴懸の樹の後ろに誰か隠れている／石を投げた。壺が一つ壊れた／水はこぼれない。水はそのまま立った／水は一面に輝いて我々の隠れているほうをみつめた」（「井戸のまわりで」『証言C』一九六六―六七年）

水の静止を私は日常的超現実主義とでもいうべきものに理解していた。しかし、これはカメラを止めたとすると筋が通る。つまり、第一行――中央に泉。水汲みの女が三人、縁に腰を下ろしている。休息。何かを語り合う気配。第二行――カメラは一転して一人の女の肩を接写する。第三行――おそらく、鈴懸の樹の幹が大きく手前に。その暗がりにかすかな動き。泉の辺りは明るい。第四――手前から石が飛ぶ。壺が割れる。第五行――ここでカメラが静止し、そして第六行につづいて、こぼれかけて小さな滝となって立つ水の輝きが、ゲリラという設定であろう「われわれ」をみつめる。なぜ、ゲリラが石を投げたか。おそらく、シンパの村民であると思って合図を送ったのだ。しかし、シンパでなかった。「水がみつめる」とは固唾《かたず》を呑んだ瞬間の永遠のような長さを意味する。おそらく、よそものを拒む村の女たちの冷たい視線が、この「水のみつめ」に重なっているのであろう。
この詩は傑作とまでは言いがたいので、私の愛する幾篇かを挙げよう。

「ちょっと眼を閉じて／聞こえるね 台所で皿を洗うお母さん／聞こえるね ナイフとフォークを引出しにしまう音／聞こえるね 廊下を歩くお母さんの 衣ずれ／そしてイコン立ての中に漂う聖母の微笑。——明日はもうなおる。病人じゃなくなる。体温計をみよう／わきから抜いたばかりで温かい／天のおとうさまが 幼い従妹に そっというだろう／あす行っておやりって／従妹が来たら いっしょに 散歩するんだ／鹿と肩を並べて 林の中を。——杏の実の新しいのを集めよう／集めて 従妹にやることにしよう／青い鹿がくるよね／おとうさま——ぼく 眠れそう／青い青い 鹿なの——／おとう／さま／天の／お／と／う／さ／ま」（「幼年時代——回復期」、『括弧Ⅱ』一九五〇—六一年作）
「女はテーブルの前に立つ。寂しい手が／レモンを薄く切る、お茶のためだ／レモンの薄い切れは黄色い車輪／おとぎ話の小さな馬車のもの／若い将校はテーブル越しに向かいあう／女の顔を見ず、古い肘掛け椅子に身を沈め／煙草に火をつける。マッチの手が震える／マッチはそのやさしいオトガイを照らし、紅茶茶碗の把手を照らす／一瞬時計が止まる。だが見送られた。何を？　何かを／瞬間は去った。今は遅い、お茶をご一緒に、ね／こんな小さな馬車に死が乗って来るってこと、あるの？／みんな行ってしまい、去ってしまって、この小さな馬車だけが残るってこと、あるの？／残って、来る年来る年ランプを消して脇道に駐車してるってこと、あるの？／小さなレモンの黄色い車輪を付けて——？／そして、ひとしきりの歌、僅かの霧、そして何もなくなるの？」（「ミニチュア」、『括弧Ⅰ』一九四六—四七年作）

「単騎夜っぴて駆けた。馬のあばらに滅茶苦茶に拍車をかけた／自分の無事安着を待っている。そういう話だった／そんな急用だった。暁に着いた／待つ人は一人もなかった。誰も出てない。見回した／しんとした家。鍵を掛けてる。皆寝ている／自分のすぐそばに馬の喘ぎが聞こえた／馬の口に泡。あばらに打ち傷。背に擦り傷／男は馬の首に手を回した。泣いた／死相を示す馬の眼は大きく、暗く／二つの塔であった。己の眼が遥か向こうに映っていた、雨の降る風景の中に」（「孤独な業《わざ》」、『証言A』一九六三年）

四

彼の詩をかりに映画化すれば、どうなるであろうか。

まず「幼年時代——回復期」。最初は少年の寝室の薄暗がり。少年の姿。ほのかに顔。眼を閉じる。長い睫毛。廊下のかなたからうす明かり。物音がくぐもって遠くからのように聞こえる（少年は半醒半睡だから）。見えない母親の衣ずれ。期待された母親の現れの代わりに、カメラはイコン立てへ近づいて行き、微笑する聖母のイコンを写す。

ここで部屋がぱっと明るくなる。少年は醒めた。体温を計る。明日は治る、病人ではなくなるということは少年が現実に戻るということ。成長し現実に押し出される少年の悲哀が病からの回復の安堵とかすかな惜しみと重ね合わされる。急速に冷えゆく体温計の温かみは、子どもであることのはかなさを示唆する。ここで子どもは空想に入る。最初の異性としての幼い従妹。自分からは呼べない。父への祈願。ここで「父」はおそらく亡き現実の父であると同時に、最後の文章が新約聖書のとおりであるように、天の神さまでもある。ここからはまどろみの中の空想。おそらく古い写真のようにぼかした枠に囲まれるだろう。「鹿」はおそらく男性性だが、天の色を残す、ありえない「青い鹿」である。最後の眠り入りは原文もこのように改行してあり、鹿と従妹の姿がそのまま（遠ざからないで）溶暗というところではないだろうか。母‐聖母の世界から父‐天の父の世界への移行と、母子家庭の現実と、少年がこれから入ってゆく世界のきびしさの重ね合わせ。

次に「ミニチュア」に移れば、ほとんど一時期のフランス映画ではないかと言った読者がいる。時代は明示されていないが、イタリアが侵略してきたアルバニア戦役（一九四〇年）か、内戦か、いずれにせよ生還はおぼつかない。将校と女性との関係も読者の想像に委ねられているが「見送られた瞬間」がすべてを語るだろう。「ひとしきりの歌」は戦闘を、「わずかの霧」は意識の混濁、ついで死を示唆するだろう。映像化は読者に委ねよう。「孤独な業《わざ》」——私が最初にこれを読んだ時、戦慄が脊髄を走った。ほとんど黒澤ではないか。まず暗がりを走る馬の遠景。その上に伏せた男の姿。遠景。カメラを長く引いて。ついでカメラはパンして馬の腹にしきりに拍車をかける脚。次に遠くから走ってくる一騎の正面像。微かに辺りに暁の気配。次は広場。馬を下りる男の大写し。次いでカメラは周囲の家々を写す。灯火はどこにもない。鎧戸を閉ざして静まり返る窓。次の窓。次の次の窓。扉にカメラが近づく。鍵穴に中からささっている鍵。呆然と立つ主人公。馬がいつのまにか、主人公の傍らに倒れている。喘ぎ。振り返る主人公。馬の首の大写し。泡。カメラは移動して腹と背の傷を示す。馬は首をもたげ、男は首を抱く。泣く。馬の眼の接写。大きな馬の眼は魚眼レンズのよう（「塔」という卓抜な形容）。そのように小さく遠く自分の眼が映っている（己の存在の小ささ、孤立無援性）。周囲は（いつの間にか）雨の降る風景（暗い絶望）。男は、馬の死をいたむだけではない。このレポ（ゲリラの連絡）が友好的な村落に向けた急ぎの旅だったからこそ、後のことを考えず、馬を潰したのだ。しかし、待っていた相手は逮捕されたのか、裏切ったのか。いずれにせよ、直ちに逃げ出さねばならないところだが、馬がなくては叶うことではない。すべてを失った男の慟哭。次の瞬間は、降伏勧告のスピーカーか、彼の命を断つ銃弾か。

五

むろん、詩は言葉で作られるものであり、彼の詩は朗誦に適する。しかし詩はイメージを喚起するものでもある。その意味で、カヴァフィスの詩は演劇的である。時に古典劇であり、時にピカレスクな芝居であるが、しかし頭の中で映画化しようとしても、わざとらしいものしかできない。逆にリッツォス詩は演劇化しえない。私には、彼の詩は、そう、強いていえば「ぼくの村は戦場だった」のタルコフスキーの映像を私の中に喚起するのである。共にエイゼンシュテインの精神的弟子と言ってもいいだろう。

彼の詩のスペクトルは広い。人民を鼓舞する詩もあるが、政治を「括弧」に入れて歌った詩（『リッツォスを括弧にいれて』〔邦訳『括弧』〕という詩集がある）、主に短い詩が世界で読まれている。女性にファンが多い印象がある。日本でも女性の読者からのお便りが多い。そもそも「ファン」という言葉はカヴァフィスにもエリティスにもありえない存在である。別に、私と同年輩の男性精神科医で「自分を含めて〝リッツォス・フリーク〟が何人もいる」と書いてよこされた方もいる。リッツォスの詩には老若男女を問わず人をシビれさせる力があるようだ。そのような現代詩人が他にいるだろうか？　フランスのポール・エリュアールの最良の詩にはそういう力があるだろう。エリュアールの詩のほうがはるかにスマートだと人は言うかもしれない。しかし、エリュアールにはしばしば「いい気なものだ」と言いたくなる軽さがある。いわば〝腰が高すぎる〟のだ。〝腰を深く沈めた〟リッツォスの魅力のほうをとりたくなることが私には多い。エリュアールに学ぶ現代詩人はあるだろうか？　しかしリッツォスには確実にあると私は思う。

（「ふらんす」一九九三年四月号―九四年二月号）

あとがき

人は自分の書いたものをひんぱんに読み返すものだろうか。人さまざまであろうが、私は、めったに読み返さないで、この年齢（七六歳）まで生きてきた。その時その時の問題に応えるのにせいいっぱいだったのか。また、あまり後を振り返らないほうであろうか。山道を登るようにあと一歩とかその出っ張りまでとか自分を励ましてきたが、この文庫化ですこし来し方をただす機会を与えられたような気がする。

おそらくはその時々の問いや求めに答えてきただけだろう。それなのに、著作集があり、エッセイ集があるのは、私の書いたものを保存してくれていた人が出版社に提供するか、あるいは編集者がファイルしておいてくれたからである。

今度、ちくま学芸文庫に収まることになった『精神科医がものを書くとき』と『隣の病い』の二冊の原本は、それらの著作集やエッセイ集からも漏れた、辞典項目や全集本の折り込みや雑誌の特集号や何やかやである。兵庫県の精神科医へのレクチャーが同人雑誌に載ったのもある。その第二分冊の表題になっている「隣の病い」も、どうしたことか短い。この文庫でも二ページほどである。

こういうものを、ほとんど一人で広英社という出版社をやってきた岩崎美恵子さんが、どうやって集められたのか。国会図書館まで行かれたように仄聞している。私がほだされたのには、唯一人の社員が病弱なのに、その青年を抱きかかえるようにして出版社をやっておられるということもあった。

種々雑多な短文が一つにまとまって何とか恰好がついているのはどうしたことだろうか。編集の力というものが第一にあると思う。この文庫は、文章の並べ方が岩崎さんによるものとはすっかり変わり、省かれたもの（主に書評）もある。私が別の本かと思うぐらいの、石庭作りに似た編集の力の大きさを感じて、筑摩書房編集部の湯原法史さんに敬意を表する。この本の最後に収めた「現代ギリシャ詩人の肖像」という長いエッセイは、読者の一%が読んでくれるだけでしょうと言ったら、逆に意外な感じがあっていいのではないでしょうか、とのことだった。

さらに以前の、プレオリジナルの編集者たちの姿もその向こう側に揺らめいてみえる。ある時あいつにこれを書かせてやろうと思った方々である。皆さんの夢想と意志とがおのずと集まって、この本にあるまとまりを与えているのであろうか。

二冊の本の解説者の斎藤環さんと藤川洋子さんには、読者への感謝を代わりに受けていただこう。お二人のどちらともいつのまにか長いお付き合いとなった。昔は私が多少肥やしになったこともないではないらしいが、今やお二人に見えていて私には見えないことのほうがうんと多いのはまちがいない。解説を読んで、へえ、ぼくはそんなふうだったのか、そんなことも言っていたのかと驚くことも多い今の私である。

中井久夫

解説　「内地留学」の思い出から

藤川洋子

本書は、『精神科医がものを書くとき』（ちくま学芸文庫）の続編である。一九九六年に広英社から刊行された『精神科医がものを書くときⅠ・Ⅱ』に収録されたエッセイ群が、「どちらかというと硬」「どちらかというと軟」のふたつに編みなおされたうちの後者、と言ってもいいかも知れない。

前者の解説においては、精神科医であり言論人である斎藤環氏が、いわば「鳥瞰図」として、中井久夫の存在意義とその魅力を余すところなく描き出しておられる。しかも斎藤氏をして、「この仕事（本書の解説）を依頼された時ほど心が躍ったことは、久しくありませんでした」とまで言わしめているのである。

続編の解説はなんと、この私にお鉢が回ってきた。はてさてどうしよう、としばし立ちすくむ。しかし、思い返してみれば、中井久夫の言はパラ・メディカル、コ・メディカルにこそ優しく、示唆に富んでいる。医師ではない私が書かせていただくのも、対照の妙ということになるかも知れない、と気を取り直した。

押しかけ弟子に過ぎない私としては、本書が「どちらかというと軟」であることを幸いとして、「虫瞰図」の真似事をするしかないであろうと決意したのである。

ただ実をいうと、「押しかけ弟子」というのも、師からそのように認めてもらったわけではない。それればかりか、最初に私がどこかでそう名乗ったとき、「僕は、弟子など採らんよ」だったか、「僕には、「弟子」は馴染まん」であったか忘れたけれど、少し迷惑げだったのをはっきりと覚えているのだ、悲しいことに。

しかし、そんなことに怯んではいられない。多くの人々が、中井久夫の博覧強記と美しく繊細な文体に魅了されてその愛読者となり、あるいは斎藤環氏のように密かに「私淑」したのとは異なり、私の場合は、ナマの中井久夫とその実用性からスタートしているからである。

＊

はじまりは一九八四年だったと思う。当時の私は恥ずかしいことに、中井久夫の名前しか知らなかった。家庭裁判所調査官を対象とする司法研修所の研修で、たまたま講義を聞くことになったのだ。一時間目は分裂病（統合失調症）。分裂病のはじまりから回復に至る経過が詳細に語られる。聴いていて私には、「この先生は分裂病になったことがあるのだろう」と思えてならなかった。二時間目は躁うつ病。今度は、「この先生は、躁うつ病であったに違いない」と、心の底から思った。

不思議なことに、精神病を語りながらその語り口は明るく、病者に対する尊敬とウィットに満ちていて、ときに講義室がほっとする笑いで包まれるのである。私は魔術にかかったように、中井久夫という人物をポカンと見つめていた。

当時、家裁調査官として十年選手になっていた私は、精神病を理解したいと望んでいたものの、難解な専門用語が頭のなかを堂々巡りするだけであった。そんな私にとって、その日の講義は衝撃としか言いようのないものだった……精神病の患者さんは、私と少しも違わない！　私のなかに精神病はある！

私は、先生の著作をわくわくしながら読みはじめた。古今東西の文化、そこに生きる人々、そして眼前のひとりひとりの患者さんがページのなかで息をしている。こういう風に見てみたらどうだね、と望遠鏡と顕微鏡を手渡されたような気持ちまでしたのであった。「ああ、そういうことだったのか」「今度は、こうしてみよう」

何冊もの著作が、たちまち感嘆符や書き込みでいっぱいになった。そのころ、所属庁での事例検討会に来ていただくことがあって、またも「目からウロコ」の経験をした私は、思い切って手紙を書いた。

「(私を研究員として)受け入れていただくかどうかで、今後、私が家裁調査官として担当する数多の方々の、幸不幸が決まります」

若気の至りと弁解するしかないが、ほとんど脅迫状のような文面だった。

*

一九八六年、念願がかなって家庭裁判所調査官研修所（現・裁判所職員総合研修所）からの実務研究員（いわば内地留学である）として改築中の神戸大学医学部附属病院にうかがった時、精神科の医局は旧館の地下に仮住まいをしていた。同じ地下にあった先生の臨時研究室も、もともとは何の部屋だったのか、何種類もの配管が剝き出しのまま部屋を貫いていて、蔵書の多くはダンボール箱に収まったままだった。しかし、このタイミングで私がうかがえたのは、今から思えば誠にラッキーであった。先生は、症例検討会への出席だけではなく、個人面接の時間までとってくださったのである。

私は、山口直彦助教授（当時）と先生の、掛け合い漫才のようなやりとりを見るのが好きだった。以心伝心におとぼけが少し混ざった柔らかいコミュニケーションである。そして若い医師たちが中井久夫を誇りとし、次第に自信を深めていく様子が傍目にもよくわかった。医局は活気に溢れ、秘書さんも楽しそうであった。

診察が終わった夕刻になると、医局のソファに医師たちが、三人、四人と集まってくる。思い思いの姿勢で先生を囲んではじまる「五月雨レクチャー」は、すでに伝説であろうけれど、語られるひと言ひと言が臨床の知恵そのものであった。

研修所から許された私の研究期間はたったの半年間だったが、このような至福の時間を過ごすことができたのである。私は、「あまりに濃密だったので、喪失感を緩和するために、アフター・ケアが必要です」などという理屈をたて、その後も厚かましく(実を言うと、四半世紀が経とうとする今も)、アフター・ケアというか、メンテナンスをお願いしている次第である。

＊

本書に収録されたエッセイは、一九八六年から一九九六年に執筆されたものである。一九九二年にみすず書房からエッセイ集『記憶の肖像』が、一九九五年には『家族の深淵』が出版されているほか、一九八九年には、現代ギリシャ詩の翻訳によって読売文学賞を、一九九六年には前述の『家族の深淵』によって毎日出版文化賞を受賞されるなど、いよいよ執筆に脂が乗った時期である。

そんな時期に、むしろひっそりと小さな出版社から出されたのが本書に収録されたエッセイたちであった。刊行された時、「残りもんのほうに味がありますなぁと、山口直彦君に言われちゃったよ」と、先生がとても嬉しそうにされていたのが思い出される。

ごらんになっておわかりの通り、テーマはバラエティに富む。さまざまな依頼先からの、さまざまな求めに応じて、読みやすく、しかも格調の高い名文が次々に生み出されている。私には特に、神戸大学医学部附属病院第二病棟「清明寮」の設計とデザインに渾身の力を注がれたこと、阪神・淡路大震災の中心地から心のケアの重要性を発信されたこと、それらについての先生の語りが興味深い。抑えた筆致であるけれど、現場では実際的で戦術に長けた司令官であったことが窺える。

そして、それらとはまったく対照的なギリシャ詩への傾倒。攻略とか戦術を寄せ付けない官能の世界が、ドックドックと心臓の音を立てながらページから浮き上がってくるのだ。中井久夫の文章は要約ができない、とよく言われる。一字一句をもおろそかにしない名文は、目にも耳にも美しく、よく入学試験問題にも取り上げられていると聞く。

*

家庭裁判所調査官研修所の安部剛所長（当時）は、私を研究員として送り出す際、「よく見、よく聞き、よく考え、そして忘れよ」というはなむけの言葉をくださった。もう鬼籍に入ってしまわれたが、無類の読書家で最高裁図書館館長なども歴任された名裁判官である。にわか仕立ての知識で頭がパンパンになっていた私は、「よく忘れよ」という言葉をいただいて、気持ちがほんとうに楽になったのを覚えている。

ご存じだろうか。中井久夫いろは歌留多（『こんなとき私はどうしてきたか』所収　医学書院　二〇〇七年）にも、「わーすれたら、そのままにしよう」というのがある。忘れたら、それでいいじゃない？　忘れるというのも命の働きのひとつです、と添え書きがついている。

先生の何百・何千の箴言は、読んだ人、聞いた人の脳細胞のなかに温かく滲み込んでいく。そして、いつの間にか、自分がそれを思いついたのか、先生から教わったのか、よく分からなくなってしまう。

「それでいいんだよ」と先生は微笑むばかりであるけれど、忘れっぽさだけ合格の、不肖の押しかけ弟子としては、珠玉のエッセイたちが、新たな意匠のもと、息を吹き返してくれたことが、この上なく嬉しい。

本書は一九九六年に広英社から刊行された『精神科医がものを書くとき』（全2冊）に収録された作品をもとに、編み直したものである。

ちくま学芸文庫

隣《となり》の病《やま》い

二〇一〇年三月十日　第一刷発行
二〇二五年九月十日　第四刷発行

著　者　中井久夫（なかい・ひさお）
発行者　増田健史
発行所　株式会社　筑摩書房
東京都台東区蔵前二―五―三　〒一一一―八七五五
電話番号　〇三―五六八七―二六〇一（代表）
装幀者　安野光雅
印刷所　株式会社精興社
製本所　株式会社積信堂

ISBN978-4-480-09266-3 C0111